中医教·学经典备课笔记

黄帝内经

南京中医学院(南京中医药大学)　编著

吴颢昕　审校

上海科学技术出版社

图书在版编目(CIP)数据

黄帝内经 / 南京中医学院(南京中医药大学)编著
—上海:上海科学技术出版社,2018.1
中医教·学经典备课笔记
ISBN 978—7—5478—3829—7

Ⅰ.①黄… Ⅱ.①南… Ⅲ.①《内经》
Ⅳ.①R221

中国版本图书馆 CIP 数据核字(2017)第 288092 号

内容提要

　　本书是南京中医学院(现南京中医药大学)根据《内经辑要》为教本编写而成的。全书分八章,章节次序均按原教本。每章前冠以概言,简略介绍本章内容;章后殿以结语,突出该章内容重点。对每节经文逐次分段讲解,做到说理浅显、文字通俗,多采用综合、归纳、分析、对比等方法,便于学员理解。并于有些经文之后附以"参考资料",以便教员根据教学需要,适当选用。

　　本书是经过集体备课,反复试教,以及多次课堂教学,再次修订而成,可作中医教学参考之用,亦可供中西医自修以及中医学徒自学参考。

黄帝内经
南京中医学院(南京中医药大学)　编著

上海世纪出版(集团)有限公司
上海 科 学 技 术 出 版 社　出版、发行
(上海钦州南路 71 号　邮政编码 200235 www.sstp.cn)

字数:360 千字　　　　印张 22.00
2018 年 1 月第 1 版 2018 年 1 月第 1 次印刷
ISBN 978—7—5478—3829—7 /R·1515
定价:58.00 元

出版说明 ▶

　　20 世纪 50 年代始，我国中医药高等院校相继建立，当时尚无规范统一的教材可供使用，于是南京中医学院（现南京中医药大学）组织了一批造诣精湛、颇孚众望的中医药学专家，将多年来的读书、备课笔记及资料加以整理修改，并听取多方面意见后著成教学参考资料，由上海科学技术出版社等多家出版社相继出版。这批教参的出版创国内中医药院校之先河，亦是此后各类、各版教材的重要参考，含金量颇高。由于时代相隔较长，现在这批经典教参踪迹难觅，很多读者求索无门。

　　基于此，我社组织南京中医药大学相关学科力量和专家学者，重刊此系列教参，并以"中医教·学经典备课笔记"为丛书名出版。本套丛书的主要特点：一是内容精粹，经典实用，原汁原味地再现了 20 世纪五六十年代我国高等中医教学工作实际，同时也反映了老一代中医药大家的学术观点、教学经验，对当今中医后学有极大的参考价值。二是文字简洁精练，条理清晰，书中采用了大量图表的形式将重点进行扼要归纳，便于读者理解和记忆。同时，阅读本书，我们还可以从中领略到中医老校以及老一代中医大家在教学工作中集思广益、学风严谨、治学朴实、精雕细琢的可贵品质，以及为传承中医、编著岁月精品的崇高精神！

　　本次重刊的原则，我们除了以简体字版本呈现，并对原著中少数字词错误或体例不当之处给予——修正，使质量更臻优良之外，基本上保持教参的原貌，不增加或发挥新的知识内容，以彰显原有特色。书中所记载的中药犀角，根据国发（1993）39 号、卫药发（1993）59 号文，属于禁用之列，书中所述相关内容仅作文献参考，在临证处方时请用相应的代用品。

　　我们殷切希望各位读者在阅读本丛书之后，对不足之处给予批评指正，也请给予我们鼓励和支持，我们将在此基础上，加倍努力地将更多、更好的医著整理出来，奉献给广大读者！

上海科学技术出版社

2017 年 8 月

前　　言 ▶

　　这套"教学参考资料"是我院几年来各个教研组教师的备课笔记。先经我院第一期教研班和各期进修班学员，在课堂学习和备课试教的同时，综合了多方面的意见，加以整理修改，油印成册。1958 年，我院第二期教研班也以同样情况进行第二次整理，并由我院各有关教研组加以审阅，作为我院教学上的参考资料。

　　由于去年第一期教学研究班，曾将《内经备课资料》的一部分发表于 1958 年 6 月份《中医杂志》；同年 9 月，本资料又展出于北京"全国医药卫生技术革命展览会"。因此，有很多兄弟院校，一再来函，建议出版，以适应当前中医教学事业蓬勃发展的需要。因而不揣谫陋，匆促付印。由于我们水平有限，教学经验不足，在内容上还可能存在一些缺点和错误。我们诚恳地希望各方面对本资料多多给予批评指正。

　　这套"教学参考资料"，是根据我院编写出版的各种教材编写而成的，在内容方面是按照我院教学大纲决定的。如其他兄弟院校用为教学参考，可以根据实际需要，加以取舍。

南京中医学院

1958 年

目　　录 ▶

第一章

阴 阳 五 行

概　言

一、阴阳的基本概念

中医学中的阴阳五行说，是贯彻在整个医学的各个方面的。它是中医学的思想体系，也是中医学的思想方法。因为中医学的自然观和对人体的生理、病理的认识，以及对诊断、治疗、药物等的理解，无一不以对立统一的阴阳说和相生相克的五行说来加以说明和述理的。中医学中现存最早的一部医学著作——《黄帝内经》（简称《内经》），就是运用阴阳五行来总结当时的医学经验和成就的一部代表性著作。因此我们学习中医学，首先必须明确阴阳五行说在医学上的运用规律和运用价值，然后才能认识中医学，在临床上才能更好地运用中医的理论来指导实践。

（一）阴阳的相对性

阴阳并不是什么具体物质，而是一切物质的属性、变化、发展规律的概括，是反映客观事物矛盾与统一这种规律的机动的代名词。因此，阴阳在应用上具有广泛的物质基础。所谓"相对性"，如天为阳，地为阴；日为阳，月为阴（《素问·阴阳离合论》）；至者为阳，去者为阴（《素问·阴阳别论》）；水为阴，火为阳，阳为气，阴为味（《素问·阴阳应象大论》）；等等。这些都是很明显的例证。由此推演，凡是一切活动的、兴奋的、明显的、在外的、向上的、前进的、无形的、热的、光亮的、刚强的、积极的事物，都属于阳的范畴；一切沉静的、抑制的、隐晦的、在内的、向下的、后退的、有形的、冷的、黑暗的、柔弱的、消极的事物，都属于阴的范畴。因此，阴阳的运用非常广泛，在一定的情况下，或某一特征上，任何事物都含有阴阳的意义。也就是一切事物具有相对的两个方面，都可以阴阳的理论来代表和说明。所以，阴阳是一种与实际事物相联系的"论理工具"。

（二）阴阳在相对基础上的统一和平衡

一切事物的存在，不仅是相对的，而且是相互促进、相互制约的，也就是说，一切事物是在矛盾中发展变化的。所以，古人用水为阴、火为阳，天为阳、地为阴等来说明阴阳的相对性。又用"阴在内，阳之守也；阳在外，阴之使也"（《素问·阴阳应象大论》）"阴者藏精而起亟也；阳者卫外而为固也"（《素问·生气通天论》）等来说明阴生于阳，阳根于阴的互根关系，也就是阴阳的统一性。这种阴阳互根的关系，如果从人体的生理功能方面来看，是建立在阴阳相对平衡的基础上，所以说："阴平阳秘，精神乃治。"（《素问·生气通天论》）相反的，如果阴阳在其发生消长变化的过程中不能恢复其相对的平衡时，便会发生偏胜，而导致"阴胜则阳病，阳胜则阴病；阳胜则热，阴胜则寒"（《素问·阴阳应象大论》）等的病理现象，甚至产生"阴阳离决，精气乃绝"（《素问·生气通天论》）的不良后果。也就是有阳而无阴，或有阴而无阳，势必至"孤阳则不生，独阴则不长"。所以说，阴阳是合之则一，分之则二，对立而又统一的一个整体。

（三）阴阳的消长转变

客观事物是在不断地发展变化。阴阳既可以概括一切事物，那么它就不是固定不移的，而是具有一定的转变性。

例如《素问·金匮真言论》上说："平旦至日中，天之阳，阳中之阳也；日中至黄昏，天之阳，阳中之阴也；合夜至鸡鸣，天之阴，阴中之阴也；鸡鸣至平旦，天之阴，阴中之阳也。"因为昼虽属阳，夜虽属阴，昼夜阴阳的转变，就是阴阳对立的两面发生消长的结果。所谓"阳中之阳、阳中之阴、阴中之阴、阴中之阳"是说明阳长则阴消，阳消则阴长，阴阳相互更迭消长，而出现昼夜的转变。这种转变的过程，又在阴阳互根的基础上发生发展的。故称阴极则阳生，阳极则阴生，也就是寒极会产生热，热极也会产生寒。推之于四季气候，春天温和，夏天炎热，秋天凉爽，冬天寒冷，寒热温凉的更递，实际上也就是阴阳的消长转变。古人从自然界昼夜四时的转变现象，相应地联系到人体，对某些本属于寒，因寒极而产生热的症状，某些本属于热，因热极而产生寒的症状等，同样常常用阴阳的道理来解释。因此，《素问·阴阳应象大论》里有"重阴必阳，重阳必阴"的理论。

综上所述，阴阳是一个有对立面的代名词，也可以说是一种分类方法和论理工具。自然界一切事物的形态、现象和性能，凡是处于相互对立的两个方面，都可以用它来作代表说明。由于宇宙间一切事物都不是静止的，而是在不断地运动和变化的，因此阴阳不仅是对立地存在，并且是相互联系的。正因为阴阳是事物的对立的两个方面，所以其中包含着矛盾因素。因为它们是相互联系的整体，所以既是矛盾的又是统一的。联系与矛盾同时存在，就形成了相互促进、相互制约的关系。因而阴阳必须维持相对的平衡。如果平衡失调，对人体来讲，那就成为病态。所谓对疾病的治疗，亦无非是恢复阴阳的平衡，从而达到健康的目的而已。总的来说，中医学从理论到临床，从辨证到论治，无一不以阴阳为基础。它和五行说不可分割地结合在一起，形成了一个比较完整的理论体系。

二、五行的基本概念

（一）五行的意义

五行即水、火、木、金、土。它是古人观察自然界一切事物所得出的一个朴素的唯物概念，认为水、火、木、金、土是构成宇宙万物的五类物质基础。后来又发展了这种认识，从五者的不同特性，作为一切事物的归类方法，和推演事物间相互联系及其变化的一种论理工具。

由于原始五行说的概念，是从人们日常生活实践中最常接触的五类物质中抽象出来的，因此它是原始的唯物主义宇宙观。

（二）五行说的应用规律

（1）相生规律：所谓"生"含有"资生""助长"的意义。将五行联系起来，具有相互促进、相互依靠的关系，这就称作"相生"。

五行相生的规律是：木生火、火生土、土生金、金生水、水生木（图1-1），循环生化，无有终时。五行彼此间的关系，也可理解为一种推动发展的作用。

五行相生中任何一行，都有"生我""我生"两方面的

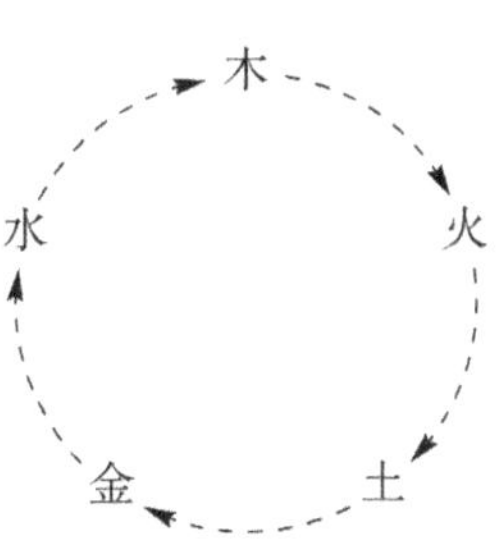

图1-1　五行相生

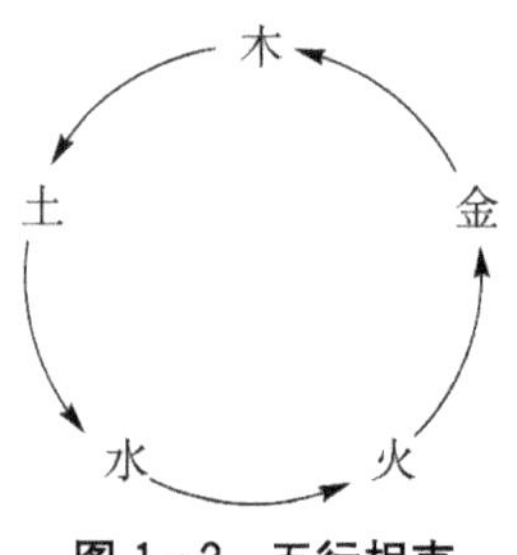

图1-2　五行相克

联系,也就是母子关系。以"木"为例,生我者"水",则水为木之母,我生者"火",则火为木之子。余可类推。

（2）相克规律:所谓"克"含有制、胜的意思。将五行联系起来,具有相互制约、相互克服的关系,这就称作"相克"。

五行相克的规律为:木克土、土克水、水克火、火克金、金克木(图1-2)。如此互相制约,循环不已,无有终时。五行相克中,任何一行都具有"克我""我克"两个方面的联系,也就是《内经》所谓"所胜,所不胜"的关系。以木为例,克我者为金,我克者为土,那么,土就是木之"所胜",金就是木之"所不胜"。余可类推。

五行的相生相克,在正常的情况下,都不会是单独存在的。相生中,必须寓有相克,在相克中,亦必须寓有相生。有相生而无相克,就不能保持相互间的正常平衡状态;有相克而无相生,则万物就不会有生化。所以相生相克的同时存在,是一切事物保持相互平衡的两个不可缺少的条件。

（3）制化规律:"制化"即是"制约生化"的简称,也就是上面所说的相生相克联系在一起,成为五行中相互制约、相互生化、制中有化、化中有制、亦制亦化的正常现象中必须具备的两个条件。正如张景岳说:"造化之机,不可无生,亦不可无制,无生则发育无由,无制则亢而为害,必须生中有制,制中有生,才能运行不息,相反相成。"可见五行的相生相克,就包含了阴阳的矛盾统一,也就是相对基础上的平衡和统一(相反相成)的意义。

五行制化的规律为:木克土、土生金、金克木;火克金、金生水、水克火;土克水、水生木、木克土;金克木、木生火、火克金;水克火、火生土、土克水(图1-3)。

根据制化规律,我们可从以下两个方面来理解五行的制化关系:①木能生火,就是"母来顾子"之意。木之生火,对本身来说,似乎是一种负担,但是木的本身也受水之所生。这在"生我,我生"方面仍然是平衡的,其中水与火之间,又是相

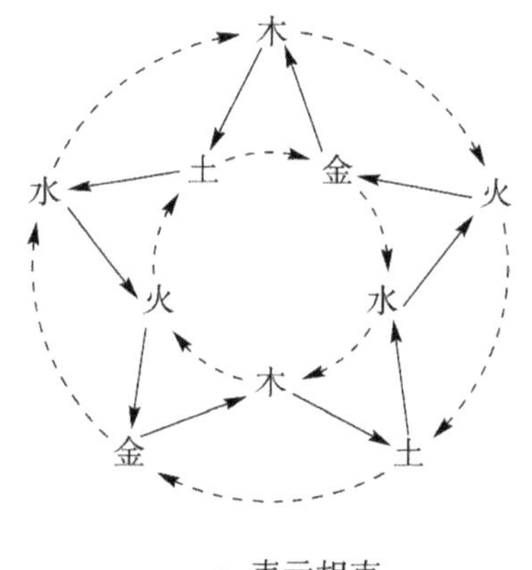

图1-3　五行制化规律

克的关系,所以相生的关系中,又寓有相克的含义,而不是绝对的相生。②木能克土,金也能克木(我克、克我)。而土和金之间又是相生的关系,所以木克土、土生金、金又克木,说明了五行的相克亦不是绝对的,相克之中,必定寓有相生。这是起着制约而维持平衡的作用。如果没有这样相互制约的关系,也就不能保持正常的平衡。《素问·至真要大论》说:"有胜则复,无胜则否。"意味着既有克人的一面(有胜),但反面,又会受到人克的报复(则复),其实也是具有相互制约的含义。后世所谓"子复母仇",也不外是这个道理。

从以上看来,五行在正常情况下,是既能相生,又能相克,因而才有其相互制化的规律。不过再要说明的一点是,在五行相生相克发生太过或不及的时候,那便属于异常变化的范畴。在后面相乘相侮中将专题加以讨论。

五行在制约规律中任何一行,都具有"生我、我生,克我、我克"四个方面的联系。这也就是它的制化关系。这种论理方法,具有机动灵活、发展联系的特点,因此它不是孤立的,也不是固定不变的。

(4) 相乘相侮:"乘"有乘袭之意;"侮"是欺侮之意。一般说相乘与相克的规律相同,其意义却不同,相侮即反克之意,所以又名"反侮"。

一切事物,有其正面,必有其反面,有其正常,亦必有其反常。五行生克的规律,同样如此。上述相生相克五行制化,即正常的现象。此言相乘相侮,就是异常现象(图1-4)。因为任何一行发生太过或不及,则其生与克便失去平衡状态,制约生化的正常规律就被打破,因而产生了相乘相侮的贼害现象。如《素问·五运行大论》说:"气有余则制己所胜,而侮所不胜;其不及,则己所不胜,侮而乘之,己所胜轻而侮之。"这就是有余不及,皆能发生异常变化的道理。仍从太过不及两个方面举例说明之:①如木气有余,则金不能对木加以正常的制约,木便横决而乘土(制己所胜);又由于木之太过,金既不能制木,又反受木侮(侮所不胜)。这是由于太过而导致五行相乘相侮的反常现象。②如木气不及,除了受到金气的乘袭克害而外,本来土受木克,今因木之不足,不能制约土,而土反来侮木。这是由于不及而出现的反常现象。

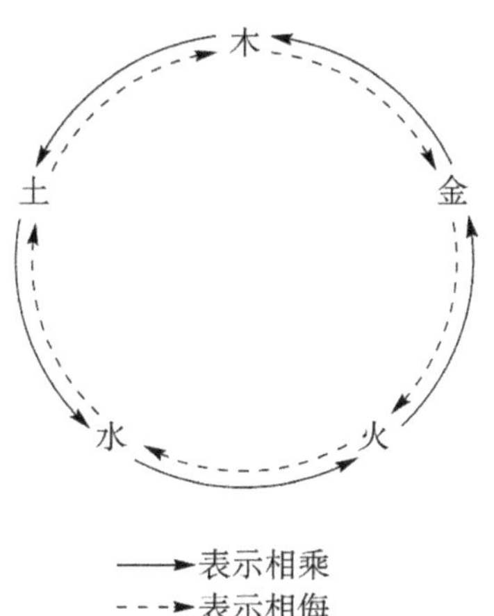

图1-4　五行相乘相侮规律

五行在医学上的用处非常广泛,方式方法也多种多样,而它的基本精神包含着"相生、相克"两个方面,也就是五行学说在理论上的特点。在生与克的基础上,又以制化、乘侮来进一步说明事物的复杂变化,成为说明一切事物内在联系的一种论理工具。

三、五行与阴阳的关系

五行说在医学的运用上和阴阳说有着不可分割的关系,同样是中医学理论体系中的主导思想。不过,阴阳说在运用上是以对立平衡(矛盾统一)为特点,五行说是以生克制化(相互依存、相互制约)为特点。但五行中的"生我、我生""克我、我克",就具有阴阳互根以及矛盾统一的含义。所以论阴阳必须推及五行,论五行同样是不能脱离阴阳的。

五行和阴阳这两种学说结合起来才能相得益彰地把医学上千变万化、错综复杂的问题,加以全面地分析和说明。因而成为一套比较完整的理论体系。

在未讨论《内经》原文之前,我们首先应该了解以上基本概念。

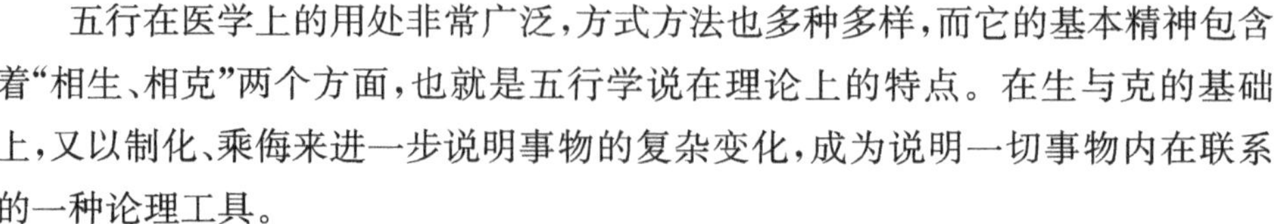

原 文 讲 解

原文　阴阳者,天地之道也,万物之纲纪,变化之父母,生杀之本始,神明之府也。治病必求于本。(《素问·阴阳应象大论》)

[**提示**]　阴阳说总的概念,也是阴阳说的总纲和最基本的论点。

[**词解**]　"生杀之本始":"本",根本也。"始",终始也。王冰:"寒暑之用也。"张景岳:"阳来则物生,阳去则物死。"以上两种说法,当然也不是绝对的机转。这一句的意义,就是说自然界一切事物的生长毁灭,都不离乎阴阳的法则(规律)。

一、以阴阳说明宇宙变化的规律

"阴阳者,天地之道也……神明之府也。"

"阴阳者,天地之道",指出阴阳是宇宙间的一种自然规律。因为万物都具有对立的两个方面,所以阴阳可以作为万物之纲纪;同时也可以用它来说明万物变化的根本原由(变化之父母)。万物必须有阴阳的统一而生,也由于统一的破坏而死(生杀之本始)。所以说,宇宙间一切事物的发生、存在、发展、变化以及死亡、毁灭,都不离乎阴阳对立统一的法则(神明之府也)。

二、运用阴阳说明疾病的本质

"治病必求于本。"

最后一句联系到医学治病方面——"治病必求于本"。所谓"本",就是本于阴阳,说明人体疾病的产生,亦不离乎阴阳的道理。所以掌握阴阳便可以探求疾病的本质,这是临床首先必须解决的一个根本问题。

例如:潮热是一种症状,阴虚(如肺病)、阳盛(如阳明病)均可产生潮热。如何诊断,便在于考虑这个"本"。《素问·阴阳应象大论》有:"善诊者,察色按脉,先别阴阳。"所以在疾病的诊断方面,首先必须辨别其属阴属阳。在治疗上也必须掌握"阴病治阳,阳病治阴"的法则。

三、阴阳说总的概念

为什么要说这一节是阴阳说总的概念,原因是据原文的精神。

(1)"阴阳"是整个自然界存在着的一种自然规律(天地之道)。这种规律的形成,也就是因为阴阳的基本意义是"对立与统一",而自然界任何事物的存在,都是对立的统一。

(2)"阴阳"是一切事物的纲领(万物之纲纪)。

(3)凡一切事物之所以有发展变化(变化之父母,生杀之本始,神明之府也),也正是以阴阳作基础的。所以说本节是阴阳说总的概念,亦可说是阴阳说的总纲。

[参考资料]　张隐庵:"本者,本于阴阳也。人之脏腑,气血、表里、上下,皆本乎阴阳;而外淫之风寒暑湿、四时五行,亦总属阴阳之二气。至于治病之气味,用针之左右,诊别色脉,引越高下,皆不出乎阴阳之理。故曰:治病必求其本。"

小结

总之,古人通过实践、观察,认识到人体和自然界是息息相关的,具有统一性的,所以从自然规律联系到治疗疾病问题。这是古人从"天人相应"的整体观念作出的基本论点。

原文　积阳在天,积阴为地。阴静阳躁。阳生阴长,阳杀阴藏。阳化气,阴成形。(《素问·阴阳应象大论》)

[提示]　运用阴阳来分析事物的现象、性质和功能。

一、运用阴阳说明事物的现象

"积阳为天，积阴为地。"

天是无形之气属阳；地是有形之质属阴。古人有"清经者上为天，浊重者下为地"（《列子·天瑞》篇）"积阳至大而为天，积阴至厚而为地"（张景岳）的说法。也就是"积阳为天，积阴为地"的意义。这是从宇宙的现象来区分的。又如"日为阳，月为阴""白天为阳，黑夜为阴"，是以日夜不同的现象来区分的。因为日间明亮而属阳，夜间黑暗而属阴。

"阳化气，阴成形。"

"气"指气化功能；"形"指一切有形的物质。物质的气化功能，也就是生化能力，是无形的，故属阳；一切物质均为有形，故属阴。所以说"阳化气，阴成形"。

二、运用阴阳表明事物的性质

"阴静阳躁。"

同是有形物质，从其事物运动的动态上来作区别，也就是从它的性质来区分，凡是躁动的属阳，静止的属阴。这是从它的性质比较而来的，所以是相对而非绝对的。例如临床上，区别阴证或阳证时，凡有烦躁不安，喜活动的，名为阳证；如果嗜卧倦怠，喜安静的，名为阴证。当然还必须结合到脉象、舌苔、神色等来作鉴别，才能正确诊断。但在临床上，有时也可见到阳证安静，阴证烦躁的反常现象。这是《素问·阴阳应象大论》所谓"重阴必阳，重阳必阴"的道理。但这也不能越出阴阳的范畴。

三、运用阴阳分析事物的功能

"阳生阴长，阳杀阴藏。"

"阳生阴长"就是说，促进万物生发的功能属阳；供给成长发育的物质属阴。所以《素问·天元纪大论》说："在天为气，在地为形，形气相感，而化生万物。"就是说明阳生阴长之义。反过来说："阳能生万物，亦能杀万物。"例如凡是能使植物枯萎，呈现一种萧条景象的（阳亢）就谓之"阳杀"；凡是能使植物保存根芽，呈现一种像冬天蛰藏景象的就谓之"阴藏"。

总的来说，这两句都是说明阴阳的功能。"阳生阴长"是阴阳的生长功能；"阳杀阴藏"可说是阴阳的变化功能。也就是上面第一节经文中所说的"生杀之本始"的意义。这是从万物变化的影响来具体说明阴阳在代表事物功能上的相对性和统一性。

[**参考资料**]　按："阳生阴长，阴杀阴藏"这两句，诸家说法不同，今摘选数则，以资参考。

张景岳："此即四象之义。阳生阴长，言阳中之阴阳也。阳杀阴藏言阴中之阴阳也。盖阳不独立，必得阴而后成，如发生赖于阳和，而长养由乎雨露，是阳生阴长也。阴不自专，必因阳而后行，如闭藏因于寒冽，而肃杀出乎风霜，是阳杀阴藏也。此于对待之中，而复有互藏之道，所谓独阳不生，独阴不成也。"(《类经》)

李念莪："阳之和者为发育，阴之和者为成实，故曰阳生阴长。此阴阳之治也。阳之亢者为焦枯，阴之凝者为封闭，故曰阳杀阴藏。此阴阳之乱也。"(按：此说本于张景岳)又《素问·天元纪大论》曰："天以阳生阴长，地以阳杀阴藏。夫天为阳，阳主于升，升则向生，故曰天以阳生阴长，阳中有阴也。地为阴，阴主于降，降则向死，故曰地以阳杀阴藏，阴中有阳也。此言岁纪也。上半年为阳升，天气主之，故春生夏长；下半年为阴降，地主之，故秋收冬藏。"(《内经知要》)

林亿："详阴长阳杀之义，或者疑之，按《周易》八卦布四方之义，则可见矣。坤者阴也，位西南隅，时在六七月之交，万物之所盛长也，安谓阴无长之理。乾者阳也，位戌亥之分，时在九月十月之交，万物之所收杀也，熟谓阳无杀之理。"(《素问》新校正本)

小结

　　总的来讲，本节是说明了阴阳的相对统一性。一切事物，不论是现象、性质或功能等，只要是存在相对的两个方面，都可用阴阳来代表说明之。

　　从这节经文，也可以体会到阴阳学说的运用是很机动的。所以可用取类比象的方法，推广演绎运用到医学上来。

原文　天地者，万物之上下也；阴阳者，血气之男女也；左右者，阴阳之道路也；水火者，阴阳之征兆也；阴阳者，万物之能始也。(《素问·阴阳应象大论》)

[**提示**]　举例说明阴阳的意义。

[**词解**]　"左右"：太阳与月亮总是从东方升起，西方落下。古人取象自然，

面南而立，则左东右西。所以说左右是阴阳升降之道路。《素问·方盛衰论》："阳从左，阴从右。"也是这个意义。

"征兆"：亦可作象征解。也就是极明显而容易见到的意思。吴崑："阴阳不可见，水火则其有征而兆见者也。"

一、用事物说明阴阳的相对性和统一性

"天地者万物之上下也……阴阳之征兆也。"

这是用自然现象和人体的气血等举例说明阴阳的相对性和统一性。"天地""上下""血气""男女""左右""水火"等都是相对的事物和现象。这些事物和现象之间是既对立又统一，所以都可用阴阳来代表和说明。其中"水火"是最常见的东西，而水与火的对比，很明显是两相反对的，所谓"水火不相容"。因为水性寒，火性热，所以水属阴，火属阳；而且水火又属五行范围，从而说明了五行与阴阳亦具有不可分割的关系。

二、用阴阳说明万物生成变化的根源

"阴阳者万物之能始也。"

所谓"能始"就是能力变化生成的原始，亦即"变化之父母"的意思。这种生成变化的能力，哪里来的呢？这就是有阴阳在其中起的作用，所说"阴阳为万物之能始"。这和前面第二节"阳生阴长"一句，可以联系起来理解。例如一切动物的生存，必须具备两个基本条件：一为功能活动，一为食物营养（生理功能属阳，营养物质属阴）。这样由于阴阳的互相作用，才能维持生命。如果单有功能而无食物的营养，则功能不能持久；相反的，如果单有食物而无功能加以消化和吸收，则食物亦无以发挥营养的效果。这是一个最普通的例子。

小结

宇宙间一切事物具有相对的两个方面，都可以阴阳代表和说明之，而万物的生长变化，都离不开阴阳对立统一的道理。

原文 天为阳，地为阴；日为阳，月为阴……阴阳者数之可十，推之可百，数之可千，推之可万，万之大，不可胜数，然其要一也……阴阳之变，其在人者，亦数之可数。（《素问·阴阳离合论》）

[提示]　说明自然界和人体运用阴阳的范围。

一、自然界阴阳的范围

"天为阳,地为阴……然其要一也。"

开始以举例来说明自然界阴阳的范围。因为自然界所有的事物或现象,都不是孤立存在的,而是存在着相对的两个方面,所以都可以用阴阳来代表和说明。天为阳,地为阴……就是说明自然界一切事物的相对性。又由于自然界的事物极为复杂和变化多端,因而推演下去,可以由十到百,由千到万,甚至无穷无尽,不可胜数。这就是说明阴阳运用的范围极其广泛。但是只有一个基本原则,就是不外乎事物相对性的两面("然其要一也")。也就是说,一切无穷无尽的事物和变化,不越阴阳这一"相对和统一"的范畴。

二、人身阴阳的范围

"阴阳之变……亦数之可数。"

这是说明人身阴阳的范围。阴阳说的运用,在自然界来说是极其广泛的;而人身阴阳的运用,也和天地的阴阳一样,虽然非常复杂,但亦"数之可数"。因为它也不外乎"对立与统一"这个原则。正如张景岳所说:"知其数,则无不可数矣。数,推测也。"

按:本节经文是摘录《素问·阴阳离合论》。原文是"黄帝问曰:余闻天为阳,地为阴,日为阳,月为阴。大小月三百六十日成一岁。人亦应之。今三阴三阳,不应阴阳,其故何也?"也就是黄帝问人身三阴三阳之气与天地定位、日月成象的阴阳不同,这是什么缘故呢? 岐伯回答的大意是:人身的三阴三阳亦应乎天地四时的阴阳,亦如天地四时阴阳变化的无穷无尽"数之可千,推之可万……不可胜数"的含义相同,所以说"亦数之可数。"这也是在"天人相应"的整体观念上的取类比象的推演方法。

小结

本节总的精神是说明大如宇宙的天地日月、小如人体都可用阴阳这个学说来分析说明。宇宙间的事物是无穷无尽的,但是它们的发生、存在和发展、变化,不外一阴一阳的相对统一性。所以阴阳的推演,可由简而繁,亦可由博返约。

　　原文　清阳为天,浊阴为地。地气上为云,天气下为雨;雨出地气,云出天气。故清阳出上窍,浊阴出下窍;清阳发腠理,浊阴走五藏;清阳实四肢,浊阴归六府。(《素问·阴阳应象大论》)

　　[**提示**]　用取类比象的方法,说明人体的生理现象。

一、从云雨的变化说明阴阳互根的道理

　　"清阳为天……云出天气。"

　　这一段是从自然界云雨的变化来说明"阴阳互根"的道理。所谓"阴阳互根",就是"阴生于阳,阳根于阴"的意义。

　　"清阳为天,浊阴为地"和第二节"积阳为天,积阴为地"的意义相同。就是清阳之气上升为天,浊阴之气下凝为地。

　　从天为阳,地为阴,说到云雨的成因及来源,重点说明了云雨相互转变的关系(图1-5)。

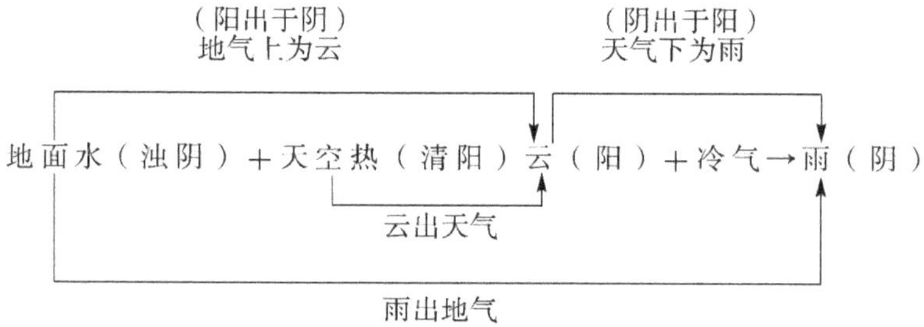

图1-5　云雨相互转变的关系

　　地面上的水,由于天空热力的蒸发,化气上升为云。所以说:"地气上为云""云出天气"。地面的水化为气,上升为云,还必须遇到天气的变化(冷气),才有可能变成雨而降落到地面。所以说"天气下为雨"。推究雨的来源,是由于地面上升的水气。所以说"雨出地气"。这节经文说明了"无阴则阳无以生,无阳则阴无以化"的阴阳互根的道理。

二、从人体清阳浊阴的变化说明正常的生理现象

　　"清阳出上窍……浊阴归六府。"

　　这是以人体内清阳浊阴的变化,来说明正常的生理现象。而这所谓"清阳、浊阴"不是固定指一种物质或功能,它的所指不同。如图1-6。

清阳 ─┬─ 出上窍——声（耳）、色（目）、味（口）、嗅（鼻）
　　　├─ 发腠理——汗液、体温
　　　└─ 实四肢——精力、阳气

浊阴 ─┬─ 出下窍——大小便
　　　├─ 走五脏——和调于五脏的津液
　　　└─ 归六腑——饮食物的精微和残渣

图 1-6　人体清阳浊阴的变化

从这里可以理解两个问题：

（1）同样是"清阳浊阴"，但所指不同。这是阴阳的机动性。所以说，阴阳学说的运用是灵活的。

（2）本节的"浊阴"不完全指的是废物，它是和"清阳"相对而言，含有"混浊"或"浓厚"的意义。《素问·经脉别论》有"食气入胃，浊气归心"的记载（见后藏象章）。此"浊气"和本节的"浊阴"有近似之处。所以我们不能机械地把浊阴一概看作是"废物"。

小结

总的这一节的意义，开始以自然界的变化，就是将云雨作比喻来说明阴阳相互转变及其互根的道理；从而再以取类比象的方法，以天例人，说明人体的生理现象；并且灵活地运用了阴阳学说，以说明生理上的种种问题。

原文　阴中有阴，阳中有阳。平旦至日中，天之阳，阳中之阳也。日中至黄昏，天之阳，阳中之阴也。合夜至鸡鸣，天之阴，阴中之阴也。鸡鸣至平旦，天之阴，阴中之阳也。故人亦应之。（《素问·金匮真言论》）

[提示]　用阴阳说明气候转变的规律性，以及对人体的关系。

一、昼夜阴阳消长转变的过程

这一节经文以昼夜分阴阳，是从一年四季分为阴阳的基础上进一步的分类。一年四季是春夏属阳，秋冬属阴。以昼夜来说，昼为阳，夜为阴。而本文从昼夜的阴阳中，又各分出阴阳。这是以上午、下午、前半夜、后半夜来分的。如

图 1－7。

四季——春夏——阳
　　　——秋冬——阴

一天——昼——阳——平旦至日中——阳中之阳
　　　　　　　　——日中至黄昏——阳中之阴
　　——夜——阴——合夜至鸡鸣——阴中之阴
　　　　　　　　——鸡鸣至平旦——阴中之阳

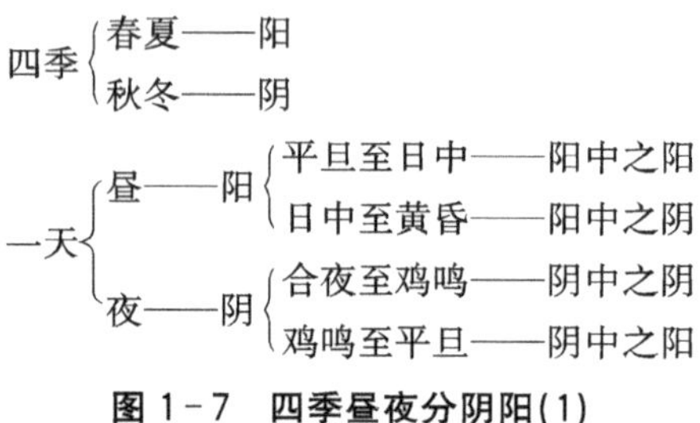

图 1－7　四季昼夜分阴阳(1)

李念莪：“平旦至日中，自卯至午也。日中至黄昏，自午至酉也。合夜至鸡鸣，自酉至子也。鸡鸣至平旦，自子至卯也。则子午当二至，卯酉当二分，日舂为舂，日中为夏，日入为秋，夜半为冬也。”如图 1－8。

后半夜（子·丑·寅·卯）　上午（卯·辰·巳·午）　下午（午·未·申·酉）　前半夜（酉·戌·亥·子）

十二支——子·丑·寅·卯·辰·巳·午·未·申·酉·戌·亥·子

子：鸡鸣（冬至）　卯：平旦（春分）　午：日中（夏至）　酉：黄昏（秋分）

图 1－8　四季昼夜分阴阳(2)

所谓“阳中之阳”“阳中之阴”“阴中之阴”以及“阴中之阳”，其意就是说明阳长则阴消，阳消则阴长。这是盛极则衰，物极则变的自然规律。由于阴阳的互为消长，而出现了昼夜四时的变化。这就是阴阳消长的转变规律。另一方面，也意味着阴阳之中复有阴阳，无论是阴的一面或阳的一面，其内在关系又包含着阴阳的对立面，更表达了事物内在的复杂性。所以阴阳又可作为由简为繁、愈分愈细的推演法则。

二、气候的阴阳转移与人体的关系

“人亦应之。”

张景岳：“人身之阴阳，亦与一日四时之气同。故子后则气升，午后则气降，子后则阳盛，午后则阳衰矣。”这是说，从天之昼夜阴阳的变化，结合到人身之阴阳，同样是顺应着这样的转变。同时人体内脏亦可根据其性能与部位从阴阳中再分阴阳来。

从四时的阴阳来讲，凡四时节气的转移，对疾病是有一定影响的。例如有些慢性病，每逢节气交替的时候就加重，尤其是在大的节气，所谓“二至二分”，每每有很多疾病在这个时候死亡或加剧。还有一些老年人在这个时期感到周身骨节酸痛，也是同样的道理。

再从昼夜转移的小范围来讲，很多疾病有日轻夜重，或者日重夜轻的。从病人死亡的时间来看，大多数死在中午、半夜、早晨，或晚上。这是在气温转变，阴阳交界的时候。又如湿温症，一般在下午比较严重，肺痨病亦多在下午发生潮热。诸如此类例子，总的是说明了不论四时阴阳或昼夜阴阳的变化，对人体是有相当影响的。

《灵枢·顺气一日分为四时》："夫百病者，多以旦慧，昼安，夕加，夜甚，何也？岐伯曰：四时之气使然。黄帝曰：愿闻四时之气。岐伯曰：春生，夏长，秋收，冬藏，是气之常也，人亦应之。以一日分为四时，朝则为春，日中为夏，日入为秋，夜半为冬。朝则人气始生，病气衰，故旦慧；日中人气长，长则胜邪，故安；夕则人气始衰，邪气始生，故加；夜半人气入藏，邪气独居于身，故甚也。"

再从生理方面来说，《素问·生气通天论》："阳气者，一日而主外，平旦人气生，日中而阳气隆，日西而阳气已虚，气门乃闭。"这是说，人身的阳气是随着气温的变化，在体内的部位不同。根据《内经》的意思，人体的阳气，白天活跃在体表，早晨（平旦卯时）阳气渐趋体表；中午为阳气活跃最旺盛的时候，充盛于体表；至太阳偏西（就是下午），阳气则渐向里，体表的阳气渐减，汗孔渐渐闭合了。

总的说，以上两节经文是说明四时或昼夜的变化，对人体生理、病理上，都是有一定影响的。这就是"天人相应"的道理。所谓"天人相应"，也就是"人与自然的关系"。因为人生活在自然界中，一呼一吸都不能离开自然，一切生活的需要都必须依赖于自然。可见人与自然的关系是极其密切。因而自然界的一切变化，必然对人体发生影响。这就是古人所谓"人身一小天地""人亦应之"的道理。

原文　　夫言人之阴阳，则外为阳，内为阴；言人身之阴阳，则背为阳，腹为阴；言人身之藏府中阴阳，则藏者为阴，府者为阳，肝、心、脾、肺、肾五藏皆为阴，胃、胆、大肠、小肠、膀胱、三焦六府皆为阳……故背为阳，阳中之阳心也；背为阳，阳中之阴肺也；腹为阴，阴中之阴肾也；腹为阴，阴中之阳肝也；腹为阴，阴中之至阴脾也。此皆阴阳表里、内外、雌雄相输应也，故以应天之阴阳（《素

问·金匮真言论》）

[**提示**]　以阴阳说明人体的部位及脏腑的性能。这节经文是连接前一节经文说的。

一、以阴阳说明人体的部位

（1）以内外分："外"，指人体的整个躯壳，属阳；"内"，指体内一切脏器，属阴。这是将整个人体以阴阳来区分，所以称"外为阳，内为阴"。

（2）以腹背分："背"向天向上；"腹"向地向下，因此说"背为阳，腹为阴"。张隐庵以经脉的分布来解释，他说："背为阳，腹为阴。督脉循于背，总督一身之阳；任脉循于腹，统任一身之阴也。"

[**参考资料**]　亦有"以背为阴，腹为阳"的说法。如老子："万物负阴而抱阳。"张景岳："老子所言，言天之象；本经之言，言地之象。"

二、以阴阳说明脏腑的性能

（1）以脏腑分：五脏为阴，六腑为阳。《素问·五藏别论》："五藏者，藏精气而不写……六府者，传化物而不藏。"五脏藏而不泻，属阴；六腑泻而不藏，属阳。所以说，这是以阴阳说明脏腑的性能的。

另外，五脏属阴，六腑属阳，以经络来说，亦是如此。六脏（即五脏加心包）——手足六阴经；六腑——手足六阳经。

（2）以部位配合五脏分：膈上为阳，膈下为阴。但心、肺同居膈上，肝、脾、肾同居膈下，而有心为阳中之阳，肺为阳中之阴，肝为阴中之阳的区别。这是除按照部位的阴阳来分外，还结合到五脏的性能来区分。以下王冰的注解可供参考。

"心为阳脏，位处上焦，以阳居阳，故为阳中之阳。肺为阴脏，位处上焦，以阴居阳，故为阳中之阴。肾为阴脏，位处下焦，以阴居阴，故为阴中之阴。肝为阳脏，位处中焦，以阳居阴，故为阴中之阳。脾为阴脏，位处中焦，以太阴居阴，故为阴中之至阴。"

前面谈到"五脏为阴"，但在五脏中再分阴阳，则心、肝为阳脏；肺、肾、脾为阴脏。《灵枢》称心、肝为牡脏；肺、肾、脾为牝脏（见《灵枢·顺气一日分为四时》）。牡者为阳，牝者为阴，也是雌雄的意思。所以在本节经文中说："阴阳表里、内外、雌雄相输应也。"（输应，就是相互联系）说明了人体部位的表里内外与脏腑的阴阳雌雄，虽然是相对的，但也是相互联系而统一的。至于脏腑之间的相互关系，在后面藏象章中介绍。

小 结

　　本节和上节这两节经文的总的精神是说明阴阳对事物的分类是愈分愈细的，可以阴阳中再分出阴阳。因为任何事物的本身，不论是阴的一面，或阳的一面，都可包含有无数的阴阳对立面。所以阴阳的推演，可以由简而繁，愈分愈细；但也可以由繁而简，从博返约。例如前面所说的"阴静阳躁"，在这静与躁之下，就包括了许多的动态。譬如临床上的阴证和阳证，其症状就是复杂多变的，而是用阴阳将其概括成两大类型，便于诊治，这就是由繁而简的归纳方法。

　　同时，古人在"天人相应"整体观念的思想指导下，认为自然界一切变化，都可以影响到人体，而人体是与天地息息相关的。所以说："人亦应之""故以应天之阴阳也"。

　　我们再联系到临床上，这些理论不但可以推演生理现象，同时可以结合病情和病理变化，作为诊断和治疗的依据。

原文　四时之变，寒暑之胜；重阴必阳，重阳必阴。故阴主寒，阳主热。故寒甚则热，热甚则寒。故曰寒生热，热生寒。此阴阳之变也。（《灵枢·论疾诊尺》）

　　[**提示**]　以阴阳的消长转变说明四时寒暑的胜复。

一、阴阳与四时气候转移的关系

　　我们知道，四时季节的转移情况，是春去夏来，秋去冬至。而四时气候的常规是春温、夏热、秋凉、冬寒。这种气候的转变，也就是寒暑胜复的意义。正因四时气候有不同，所以划成春、夏、秋、冬四季。四时之变，虽有春温、夏暑、秋凉、冬寒的不同，但实际上不外"寒暑之胜"的道理。因为温之与暑（热），凉之与寒，不过是程度上的差别。"阳主热，阴主寒"。所以由春之温暖而至夏之炎热，乃是阴气渐消、阳气渐长而发展至极盛的现象，故称春夏为阳。由秋之凉爽而至冬之寒冷，乃是阳气渐消、阴气渐长而发展至极盛的现象，故称秋冬为阴。是故四时寒暑之胜，也就是由于阴阳之气消长更胜的结果。

　　但是正常气候的转变，是一种自然的规律。李念莪说："冬寒之极，将生春夏之热；冬至以后，自复至乾也。夏热之极，将生秋冬之寒；夏至以后，自姤而至坤也。"说明事物发展过程中，是盛极则衰，物极则变。故而四时气候的阴阳变化亦是如此。阴发展到极盛以后，会出现阴消阳长的转变；阳发展到极盛以后，就出现阳消阴长的转变。但是四时阴阳的往复，并不等于事物的循环重复，而正由于阴阳的消长变化而推动着一切事物的发展。所以说，尽管事物是变化多端的，我们掌握了阴阳的规律，自然就有规矩可循了。

二、阴阳寒热的转变在临床上的重要意义

"重阴必阳，重阳必阴"，这种阴阳转变的规律，就是《素问·天元纪大论》所谓"物极谓之变"的道理。这种规律在临床上有极为重要的意义和价值。古人常借以说明真寒假热，或真热假寒的病机——疾病的本质与外象不一致。因其基本机转，也就是本节所说的"寒甚则热，热甚则寒"。我们知道了这一道理，对诊断上大有裨益，不致为假象所迷惑而诊断错误。在治疗上，就可以采取"从治""反佐"等方法加以处理。具体的内容，将在以后诊治章中再进行讨论。

原文 阳气者，若天与日，失其所，则折寿而不彰。故天运当以日光明，是故阳因而上卫外者也（《素问·生气通天论》）

［**提示**］ 以日光比类人体阳气，从而说明阳气在人体的重要性。

本节经文以"取类比象"的方法，从天与太阳的关系，联系到人体与阳气的关系。因而强调了阳气在人身的重要作用。如再分析一下阳气究竟是什么，在人体有哪些重要性。根据《内经》的精神归纳起来有下列三个方面。

一、运行和生化作用

人体血液、津液等运行循环，均需要阳气为之输布运行。而血液、津液等，所以能营养全身而产生精神活动和一切的脏腑功能活动，又需要通过阳气的气化作用，才能生化不息。

二、宣化输送五谷精微

"上焦开发，宣五谷味，熏肤、充身、泽毛，若雾露之溉是谓气。"（《灵枢·决气》）这是说明五谷精微的生成和宣化输送，都需要通过阳气才能温养全身和润泽皮毛。

三、卫外作用

"阳者卫外而为固也。"（《素问·生气通天论》）这是指阳气有防御和抵抗外

邪等卫外功能。

　　从以上的归纳来看,阳气的功能是比较广泛的,有关人体的营养消化,以及保卫身体抵抗外邪等都离不开阳气的功能。因此,古人把它比作天与太阳的关系。如果天空里没有太阳,或失去正常的运行规律,则宇宙间黑暗而不明,万物亦不能生长。所以天的运行,必须要有太阳的光明。而人身的阳气,要调和才能发挥其卫外功能;不然,就会招致病邪的侵袭,而造成夭折寿命的危险。另一方面,没有阳气很好地进行消化运行,则营养的来源缺乏,也可导致身体的衰弱。于此可见,阳气在人体的重要性。但是我们必须注意,此节虽然强调阳气的重要性,并不等于说"阴"的不重要。如《素问·五常政大论》所指出的:"阴精所奉其人寿。"就足以说明阴精的重要性。与此合参,更能证明阴阳二者对于人体是不可偏废的。

　　[参考资料]　李念莪:"天之运行,惟日为本。天无此日,则昼夜不分,四时失序,晦冥幽暗,万物不彰矣。在于人者,亦惟此阳气为要。苟无阳气,孰分清浊、孰布三焦、孰为呼吸、孰为运行,血何由生、食何由化,与天之无日等矣,欲保天年其可得乎?"

　　原文　阴在内,阳之守也;阳在外,阴之使也。(《素问·阴阳应象大论》)

　　[提示]　说明人体内外阴阳相互为用的关系。

　　[词解]　"阴":指体内的有形物质、营养成分、液体等。

　　"阳":指人体无形的气以及由气所产生的生化、运动功能等。

　　"阴在内,阳之守也。"

　　这是说,人体内的营养物质居于内部各组织之间,属于阴,而必须有属于阳的生化运动和卫外功能,才能发挥营养的作用和保证机体的健康。所以马莳认为:"阴指营,阳指卫。"又说:"营者,将之所居在内;卫者,兵之所护在外。"我们认为本节经文的基本精神,在于说明整个人体阴阳两个方面相互依存、相互为用的关系。营卫仅是本文所指的阴阳的一部分,并不等于本文的阴阳单指营卫而言。

　　"阳在外,阴之使也。"

　　这是说,人体属阳的功能,必须要有体内属阴的营养物质的不断支援,才能发挥它在外所起到的保卫等作用。因为属阴的营养物质是属阳的活动功能的原动力,所以称为"阴之使"。例如人们歇一顿不吃饭,工作时就会感到倦乏。这证明营养物对机体活动有密切关系。

按：这一节的"守"，又可作为后备力量的意思。故将"阴在内，阳之守"解释为"内在的阴，是阳在外面活动的后备力量"，亦通。

[**参考资料**]　张景岳："阴性静，故为阳之守；阳性动，故为阴之使。守者守于中，使者运于外。"

小结

从这里可以进一步体会到阴阳所代表的事物，虽然是相对的，但又是相互依赖、相互生成的（阴阳互根）。如果阴阳不能相互维系，对人体来讲，就成病态，即所谓"孤阳不生，独阴不长"。

阴阳互根的道理，可以从人的整体来解释。例如：自饮食物入口，至产生能力这一过程，就是阴阳相互为用的过程，即阴阳互根的道理。

饮食物属阴，至消化变成的营养物质也是属阴。这一过程中的消化功能属阳，至最后产生的活动能力也是属阳。如图1-9。

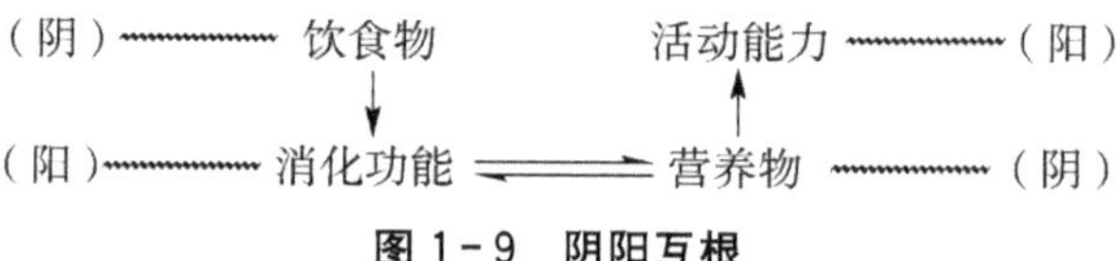

图1-9　阴阳互根

营养物质的来源，主要是靠消化功能（属阴的营养物产生于属阳的消化功能）；而消化功能又需要营养物的供养才能产生能力（属阳的消化功能产生于属阴的营养物质）。这就是"阴生于阳，阳根于阴"，阴阳相互为用的例子。

原文　凡阴阳之要，阳密乃固。两者不和，若春无秋，若冬无夏；因而和之，是谓圣度。故阳强不能密，阴气乃绝；阴平阳秘，精神乃治；阴阳离决，精气乃绝。（《素问·生气通天论》）

[**提示**]　体内阴阳的平衡和协调，是生理正常的基本原则。

一、人体阴阳应该保持平衡和协调

"阴阳之要，阳密乃固。"

"阳密乃固"这一句,不仅谈到阳的一面,同时也包含着阴的一面在内。

李念莪:"阴主内守,阳主外护。阳密于外,则邪不能侵而阴得固于内也。"根据李氏的见解,意思是说,阴精之能固守于内,一定要阳分之卫外周密,从而才能达到"阴阳平衡"的目的。这就是所谓"阳密乃固"的含义。

"两者不和……是谓圣度。"

这是以形容和比喻,指出人体的阴阳不平衡(两者不和),就好像四时气候的反常变化一样。只有春天的气候而无秋,只有冬天的气候而无夏。这就是四时气候中阴阳不和的现象。因为四时的气候应该顺序出现的,如果反常,即对万物不利。因此人体阴阳不平衡,也就会引起病变。

在这种情况下,使阴阳求得平衡协调,是很重要的。故以下指出"因而和之,是谓圣度"。圣度的意义,张隐庵说:"是圣人调养之法度。"李念莪:"泻其太过,补其不足,俾无偏胜,圣人之法度也。"

二、体内阴阳的正常与反常

"故阳强不能密……精气乃绝。"

人在正常情况之下,体内阴阳是相对平衡的。即原文所说"阳密乃固","阴平阳秘,精神乃治",也就是说人体的功能不能过于亢奋或衰退,而是应该保持相对的平衡。

如果过呈亢奋,就是阳盛,过于衰退,则为阳虚;而阳盛则阴成盛,阴虚则阳必亢。这样就造成"阳胜则阴病""阴胜则阳病"的病理现象。从此可见,人体阴阳相对平衡是属于正常的生理现象。

相反的,人体阴阳反常的结果,即原文所说:"阳强不能密,阴气乃绝","阴阳离决,精气乃绝"。(离决即分离不协调之意)这是人体功能不平衡所出现的病变。在这种情况下,就要"调和阴阳",使其达到平衡协调。例如:大出血,或大吐大泻失水的病人,是属于阴不足,但至严重阶段,就会导致阳气虚乏,出现冷汗淋漓,脉微细或空而大,四肢逆冷,甚则导致死亡。这就属于"阴阳离决,精气乃绝"的濒危症象。在治疗方面,应采用"阴阳兼顾"的法则,目的在使阴阳取得协调。如单纯滋阴,阳气又要脱,单纯固阳气,则阴液更伤。因此,必须采用"阴阳兼顾"的方法,始能得到挽救。

又如,暑温白虎加人参汤证,壮热心烦、喘渴、多汗,就是阳强不能密之候。既然阳强,故治以白虎汤,加人参者,在于保护阴气。如果任其阳气太盛,大耗阴气，进一步必至阴气乃绝。

总的说，"阴阳离决""阳强不能密"都是属于阴阳失去平衡的现象，不过程度有轻重不同而已，即前者为重，后者为轻。因而其产生的后果也就不同，前者是"精气乃绝"，后者是"阴气乃绝"。

[参考资料]　王冰："阴气和平，阳气闭密，则精神之用，日益治也。"

李念莪："阴血平静于内，阳气秘密于外。阴能养精，阳能养神，精足精全，命之曰治。"（治，不乱的意思）

小结

通过以上的讨论，我们体会到"阴阳"在这里是作为生理现象、病理机转和诊断治疗的说理工具。同时，本节又必须与第九节经文联系起来看。因为那一节经文专谈阳气，所以虽强调阳气在人体的重要性，而并不意味着"阴分"的不重要。

原文　阴胜则阳病，阳胜则阴病。阳胜则热，阴胜则寒。重寒则热，重热则寒。（《素问·阴阳应象大论》）

[提示]　说明阴阳偏胜，是产生寒热证的病理机转。

一、阴阳偏胜的一般病变

"阴胜则阳病……阴胜则寒。"

"阴胜则阳病"与"阴胜则寒"，"阳胜则阴病"与"阳胜则热"联系起来，其意义是一致的。比如：阴胜则阳病——阴胜则寒——寒证。阳胜则阴病——阳胜则热——热证。（《甲乙经》：阴胜则寒，阳胜则热。作阴病则寒，阳病则热。）

由于阴的一方面偏胜，使阳的一方面发生病变，因而产生寒证；阳的一方面偏胜，使阴的一方面发生病变，因而产生热证。如《素问·调经论》说："阳虚则外寒，阴虚则内热；阳盛则外热，阴盛则内寒。"其详细的病理机转，在后面病能章中作介绍。

这一节经文也必须与上一节联系起来看。因为人体的阴阳是应该保持平衡的，如失却了此种平衡，就会产生疾病。在临床上的实际病例，确是这样。

（1）阴胜则阳病，阴胜则寒的病例：如《伤寒论》少阴病寒化证，在症状上表现有脉微细（欲绝），但欲寐，下利清谷，四肢厥冷，背恶寒等。这均是阴盛而导致阳虚的现象。治疗时，宜用逐寒回阳，以消阴霾，阴霾消，则阳气自复，如附子汤、四逆汤之类。

（2）阳胜则阴病，阳胜则热的病例：如《伤寒论》阳明病，不管是经证或腑证，都是阳胜的结果。在大热、大渴，大汗、便秘的情况下，阴液必然受损。而在治疗时，并不以滋阴为主，仍是用白虎之类清热、承气之类泻实为主。采取这种"清热、泻实以存阴"的治疗方法，以期达到阴阳平均的目的。

［参考资料］　汪昂："阴何以病，由于阳胜则太热也；阳何以病？由于阴胜则太寒也。"

二、阴阳偏胜的严重病变

"重寒则热，重热则寒。"

重寒则热（重阴必阳，阴极似阳）——真寒假热。乃阴盛格阳、内真寒而外假热。例如，《伤寒论》："少阴病，下利清谷，里寒外热……身反不恶寒，其人面色赤……或咽……通脉四逆汤主之。"（《伤寒论》第 317 条）

重热则寒（重阳必阴，阳积似阴）——真热假寒。此乃阳盛格阴，内真热而外假寒。

例如："伤寒脉滑而厥者，里有热也，白虎汤主之。"（《伤寒论》第 350 条）

张景岳："此即上文寒极生热，热极生寒之义。盖阴阳之气，水极则似火，火极则似水，阳盛则格阴，阴盛则格阳。故有真寒假热，真热假寒之辨。此而错误，则死生反掌。"

小结

本节总的说明了阴阳偏胜的病变，亦有一般的与反常的两个方面。从阴阳偏胜的病理机转上，可以进一步理解到阴阳相互间的转变关系。

原文　阴味出下窍，阳气出上窍。味厚者为阴，薄为阴之阳；气厚者为阳，薄为阳之阴；味厚则泄，薄则通；气薄则发泄，厚则发热。（《素问·阴阳应象大论》）

［提示］　用阴阳的原理，来分析药物、饮食物中气和味的性能。从这一节经文的分析，可以理解到药物的功用。

一、阴味出下窍、阳气出上窍

阴味，指饮食物的五味（酸、苦、甘、辛、咸），味厚而沉降，属阴。阳气，指药物、饮食物的五气（臊、焦、香、腥、腐），气薄而升浮，属阳。王冰注："味有质，故下流于便泻之窍；气无形，故上出于呼吸之门。"张景岳："味为阴，故降；气为阳，故升。"

本节所谓阴味、阳气，与第五节原文清阳、浊阴的含义不同。第五节是说明人体正常的生理现象；本节是指饮食物中的气和味对人体的不同作用。

二、饮食物气味的性能

"味厚者为阴……厚则发热。"

（1）味：味分厚薄，味厚的属纯阴；味薄的属阴中之阳（也是愈分愈细，从阴阳中再分出阴阳来），这是它的性质。味厚的有泄下作用；味薄的有通利作用，这是它的功能。

（2）气：气亦有厚薄之分，气厚的属纯阳；气薄的为阳中之阴，这是它的性质。气厚的能助长阳气，发生热力的作用；气薄的有发散作用，这是它的功能。如图 1 - 10。

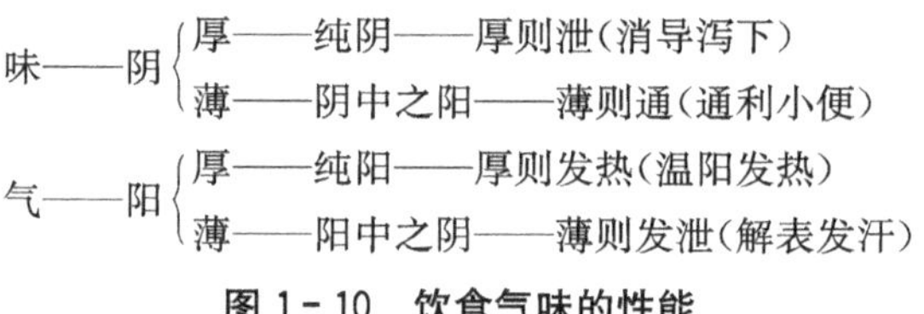

图 1 - 10　饮食气味的性能

三、药物气味性能的区分

从食物气味的功能，联系到药物的性味功能，以及从气味阴阳推演到药物的四气五味，升降浮沉等作用，是为药物气味分类的理论根据和渊源所在。例如，马莳对这节的注解说："推味之厚者为纯阴，所以用之则泄泻其物于下。如大黄气大寒，味极厚，为阴中之阴，主于泄泻……味之薄者为阴中之阳，所以用之则流通，不至于泄泻也。如木通、泽泻，为阴中之阳，主于流通……气之薄者为阳中之阴，所以用之则发其汗于上。如麻黄为气之薄者，阳也升也，故能发表为汗……气之厚者为纯阳，所以用之则发热，不止于发汗也。如附子则大热之类……"如图 1 - 11。

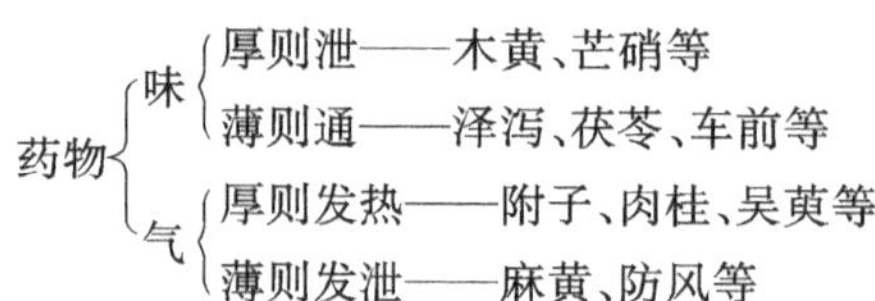

图 1 - 11　药物气味性能的区分

原文　所谓阴阳者，去者为阴，至者为阳，静者为阴，动者为阳。（《素问·阴阳别论》）

［**提示**］　以阴阳区别脉搏的性状。

本节以阴阳说，提纲挈领地说明了脉搏之阴阳两大类，并分别说明了脉搏的波动、性质、至数等三个方面。

一、脉搏的波动

脉搏的波动有起伏，伏时称"去"，起时称"至"。脉伏属阴，脉起属阳。如图1-12。

二、脉搏的性质

脉之动静，是脉搏的性质，动之与静是相对的，亦是比较而得。"动"是躁动数急，属阳。"静"是平静和缓，属阴。脉有动静，如《伤寒论》："伤寒一日太阳受之，脉若静者为不传；颇欲吐，若躁烦，脉数急（躁动）者为传也。"（《伤寒论》第4条）如图1-13。

三、脉搏的至数

脉转一息三至为迟；一息六至为数。迟为阴，数为阳。如图1-14。

$$\text{脉搏波动}\begin{cases}\text{去（伏）——阴}\\\text{至（起）——阳}\end{cases}\qquad \text{脉搏性质}\begin{cases}\text{动（躁动数急）——阳}\\\text{静（平静和缓）——阴}\end{cases}\qquad \text{脉搏至数}\begin{cases}\text{迟——阴}\\\text{数——阳}\end{cases}$$

图1-12　脉搏的波动　　　　图1-13　脉搏的性质　　　　图1-14　脉搏的至数

小结

在脉诊上，相对脉象虽然很多，如浮与沉相对，滑与涩相对，洪大与细小相对，但是总的不外乎属阴属阳两大类，所以均可以阴阳来归类。例如，凡是浮、数、滑、洪大的都属阳，沉、迟、细小的都属阴。

原文　天有四时五行，以生、长、收、藏，以生寒、暑、燥、湿、风。人有五藏化五气，以生喜、怒、悲、忧、恐。（《素问·阴阳应象大论》）

［**提示**］　以五行联系说明天地万物，以及人体各方面的变化。

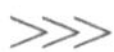

一、以五行说明自然现象的变化

"天有四时五行，以生、长、收、藏，以生寒、暑、燥、湿、风。"

"天"是指整个宇宙而言。"四时"是春、夏、秋、冬四季，形成每岁的春温、夏热、秋凉、冬寒。四时的五行，即是春木、夏火、秋金、冬水。剩下一个土，因为土居中央，故配以长夏，长夏在夏末秋初，农历六月，正当一岁之中。从《素问·天元纪大论》"天有五行御五位"来看，土也是在中央。

"生、长、收、藏"，是由于时序的转移，气候变化的影响，而形成一切生物的生长发展规律，即春生、夏长、秋收、冬藏（长夏在《素问·天元纪大论》中配以"化"）。

"寒、暑、燥、湿、风"，是每季不同气候的名称，也就是四季的主气。春主风、夏主暑、秋主燥、冬主寒、长夏主湿。

这一段经文，是用五行归类推演的法则，联系说明四时和生物的生化规律，以及每季的不同气候。如果和"天有五行御五位"结合起来，就成为东方木，主春生，气候为风；南方火，主夏令长，气候为暑；中央土，主长夏化，气候为湿；西方金，主秋收，气候为燥；北方水，主冬藏，气候为寒。

二、五脏和五志的关系

"人有五藏化五气……以生喜、怒、悲、忧、恐。"

"五藏"是心、肝、脾、肺、肾。"化五气"，正是指的五脏藏精化气的作用而言，也就是五脏的气化作用。因此这里的五脏就不是单指心、肝、脾、肺、肾的实质脏器，而是包括了它的功能作用和精神情志活动。

"喜、怒、悲、忧、恐"，正是五脏的气化作用和精神情志活动的表现。分属五脏，即是心主喜、肝主怒、肺主忧、肾主恐。而脾之志为思，本文之"悲"系"思"字之误。《素问·天元纪大论》说："人有五脏化五气，以生喜、怒、思、忧、恐。"与此相同。又说："脾在志为思……思伤脾。"在《素问·阴阳应象大论》内也有同样的说法。后世学说的七情内因为"喜、怒、忧、思、悲、恐、惊"，一般也是思属脾。因此，这里可以作脾主思。

按：《素问·玉机真藏论》："悲则肺气乘矣。"《素问·宣明五气》："精气并于肺则悲。"《甲乙经》："言悲者悲能胜怒，取五志迭相胜而言也。举思者，以思为脾志也。"可证明悲为肺志，而脾之志为思。

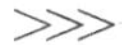

小结

　　本节以五行为中心，联系四时气候的变化，生物的生化规律，人体的五脏五志。这种精神，我们认为是要把五行说作为医学上的说理工具。因此，这种配合也就成为我们应有的常识。

　　原文　帝曰：何谓所胜？岐伯曰：春胜长夏，长夏胜冬，冬胜夏，夏胜秋，秋胜春。所谓得五行时之胜，各以气命其藏。（《素问·六节藏象论》）

　　[**提示**]　用五行相克规律说明四时相胜与五脏的影响。

一、以五行相克的规律说明四时相胜

　　本节借五行相克的规律说明四时相胜。所以马莳说："此明胜之为义，不必太过不及，而皆有所胜也。所谓胜者，即五行相克之谓。如春属木、夏属火、长夏属土、秋属金、冬属水，故春胜长夏，木克土也；长夏胜冬，土克水也；冬胜夏，水克火也；夏胜秋，火克金也；秋胜春，金克木也。"

　　时令气候的相胜，是属于气候的反常现象，可以用五行相克的原理来加以说明。

二、气候相胜对内脏的影响

　　人身似一小天地，与天地息息相关。宇宙间气候的相胜变化，必然会对内脏发生影响的。所谓"春胜长夏"，在气候来说，是春气至而太过，因此人体受其影响则肝木得胜气之助而偏胜，因而去克脾土。"长夏胜冬"，是长夏气至而太过，使脾土得胜气之助而克肾水。余可依此类推。所谓"得五行时之胜，各以气命其藏"的义大概如此。

小结

　　本节总的精神是说明四时气候的相胜，不越乎五行相克的规律。而人体内脏的相互影响，亦是如此。这些都是以五行理论为指导的，在临床上有着重要的意义。

原文　心合脉也,其荣色也,其主肾也;肺之合皮也,其荣毛也,其主心也;肝之合筋也,其荣爪也,其主肺也;脾之合肉也,其荣唇也,其主肝也;肾之合骨也,其荣发也,其主脾也。(《素问·五藏生成》)

[**提示**]　说明五脏与外在肢体的联系,及其相互制约的关系。

下面的讨论是以五行制约为重点,说明五脏的相互关系。在五脏与肢体联系方面仅作简单的介绍,因为这个问题在藏象章还要具体讨论。

[**词解**]　"主":就是制约和监督的意义。马莳:"犹君主,乃下人所畏,故即以主名之。"

一、五脏与所属组织的联系

(1)"心之合脉也,其荣色也"。张景岳:"心生血,血行脉中,故合于脉,血华在貌故荣于色。"

(2)"肺之合肉也,其荣毛也"。张隐庵:"肺主气,气主表,故合于皮……毛附于皮,气长则毛荣。"

(3)"肝之合筋也,其荣爪也"。张隐庵:"肝生筋,故所合在筋。"王冰:"爪者筋之余,故外荣也。"

(4)"脾之合皮也,其荣唇也"。张隐庵:"脾主中央土,乃仓廪之官,主运化水谷之精微,以生养肌肉。脾开窍于口,故荣在唇。"

(5)"肾之合骨也,其荣发也"。王冰:"脑为髓海,肾气主之,故外荣发也。"

以上是论述血脉、皮肤、筋、骨、肌肉和内脏的联系。这种联系是古人从正常的生理功能和病变情况下体验而得出的结论。

二、五脏相互制约的关系

这种制约关系不是病变的克制,而是在正常情况下,五脏之间就存在这种相互制约的关系。它是按照五行相制的规律来说明的。

(1)"心其主肾也"。心属火,肾属水,水能制火。故在生理功能上,心要受肾的制约。

(2)"肺其主心也"。肺属金,心属火,火制金。故在生理功能上,肺要受心的制约。

(3)"肝其主肺也"。肝属木,肺属金,金制木。故在生理功能上,肝要受肺的制约。

(4)"脾其主肝也"。脾属土,肝属木,木制土。故在生理功能上,脾要受肝的制约。

（5）"肾其主脾也"。肾属水，脾属土，土制水。故在生理功能上，肾要受脾的制约。

以上是以五行"相生相克，生克制化"的规律，说明人体五脏的正常生理功能，特别是说明相制即所以相成。高士宗说："外合外荣者藏之成，主者藏之生；五行之理，制而后生。主者生之谓也，火受水制，则水有余而木气旺，木旺则能生火，制之乃所以生之。"就是说明了这个问题。

小结

本节总的精神：第一，是论述血脉、皮肤、筋、骨、肌肉和内在五脏的联系；第二，是把内在五脏的脏与脏之间，作出相互制约的理论。这种相互制约的理论，同样是从人体内脏的正常活动与病理变化中体验而得，是以五行制约的理论作核心的。

原文　亢则害，承乃制，制则生化。（《素问·六微旨大论》）

[**提示**]　论述五行生克制化的基本机制。

[**词解**]　"制"：抑制、制服之意。张景岳："因其极而抑之也。"

生克制化是五行说的基本精神。五行说比阴阳复杂，也就在此。因为阴阳是相对的两个方面，五行是相互依存，相互约制的五个方面。

任何事物的运动发展，不会绝对的平衡，而是在矛盾的基础上，互相运动发展的。所以有生必有克，有胜必有复。《素问·六节藏象论》："五气更立，各有所胜。"《素问·至真要大论》："有胜则复，无胜则否。"（复：报复；否：不通）这就是说明了事物的发展，不能是平静的；胜复是事物发展的必然现象，是个规律。"亢则害，承乃制"也就是这个运动的规律。惟其有"制"必有生化，所以说"制则生化"。有生化后产生万物，所以《素问·六微旨大论》说："物之生，从于化。"五行承制生化之理，试以木为例说明如下。

木亢则害土，但土生金，金可制木，是为"子复母仇"；木承金之制，其亢遂平，乃能生化（生火）。

　　如果不亢不害，是否存在这个规律呢？肯定地说，不亢则仅是无过分的害，而生克的规律仍然存在，生克中就存在了承制这一机转。王安道说："所承者，其不亢则随之而已，故虽承而不见，既亢则克胜以平云，承斯见矣。"由此可见，人体五脏正常气化活动，就存在亢害承制的这种机转。

　　按：本节是摘录《素问·六微旨大论》"相火之下，水气承之，水位之下，土气承之……"一节经文之后，主要是说明五行的承制生化的基本原理。

　　原文　东方生风，风生木，木生酸，酸生肝，肝生筋，筋生心，肝主目；其在天为玄，在人为道，在地为化，化生五味，道生智，玄生神；神在天为风，在地为木，在体为筋，在藏为肝，在色为苍，在音为角，在声为呼，在变动为握，在窍为目，在味为酸，在志为怒；怒伤肝，悲胜怒，风伤筋，燥胜酸，酸伤筋，辛胜酸。

　　南方生热，热生火，火生苦，苦生心，心生血，血生脾，心主舌；其在天为热，在地为火，在体为脉，在藏为心，在色为赤，在音为徵，在声为笑，在变动为忧，在窍为舌，在味为苦，在志为喜；喜伤心，恐胜喜，热伤气，寒生热，苦伤气，咸胜苦。

　　中央生湿，湿生土，土生甘，甘生脾，脾生肉，肉生肺，脾主口；其在天为湿，在地为土，在体为肉，在藏为脾，在色为黄，在音为宫，在声为歌，在变动为哕，在窍为口，在味为甘，在志为思；思伤脾，怒胜思，湿伤肉，风胜湿，甘伤肉，酸胜甘。

　　西方胜燥，燥生金，金生辛，辛生肺，肺生皮毛，皮毛生肾，肺主鼻；其在天为燥，在地为金，在体为皮毛，在藏为肺，在色为白，在音为商，在声为哭，在变动为咳，在窍为鼻，在味为辛，在志为忧；忧伤肺，苦胜忧，热伤皮毛，寒胜热，辛伤皮毛，苦胜辛。

　　北方生寒，寒生水，水生咸，咸生肾，肾生骨髓，髓生肝，肾主耳；其在天为寒，在地为水，在体为骨，在藏为肾，在色为黑，在音为羽，在声为呻，在变动为慄，在窍为耳，在味为咸，在志为恐；恐伤肾，思胜恐，寒伤血，燥胜寒，风伤血，甘胜咸。（《素问·阴阳应象大论》）

　　[提示]　以五行归类说明自然现象和人体生理、病理治疗等问题。

一、东方生风……辛胜酸

　　[词解]　"风"：在这里的"风"字，是意味着春天风和日暖的气候，是日初东升的温和象征。

　　"生"：本文生字不能绝对作为某物能生某物解说，是含有相互促进、相互生化有机联系的意思。

"玄"：是深奥玄妙无穷的意思。张景岳："玄，深微也。天道无窍……故曰玄。"

"道"：是指天地万物生长发展变化之规律，也就是阴阳之道。

这段经文主要精神可分以下两个方面。

1. 自然界与人体肝的关系

（1）以五行中的"木行"为中心说明自然界事物的相互关系。"东方生风"，这句话说明春天的气候。应该同下面的四段经文的"南方生热""中央生湿"等联系起来看。因为气候是随着季节推移而变动的。东方与春天联系起来，说明了春天的气候是风和日暖。所谓"东风解冻"，则东风也意味着春天温和的气象。所以说，东方、春天、风是有密切联系的。

又古人认为天体之运行（实际是地球在旋转）是由东而南，而西，而北的。它是按太阳的升降，面南而立，则为左东右西，天南地北。因此方位以东为首，四时以春为首，气候以风为首，五行以木为首。这是古人仰观天象，俯察地理，按自然景象的实际情况而建立起来的认识。

"风生木，木生酸"，这是在"东方生风"的基础上进一步的联系到木和五味的酸，王冰说："风鼓木荣，则风生木也。"这里又以五行的"木"来概括自然界一切的植物，说明植物到春天，风和日暖的气候都出现了蓬勃的生发现象。另一方面，木类植物多是酸味。

本节经文，以"东方生风，风生木，木生酸"三句，说明了自然界方位、四时气候、植物五味之间的有机联系。

关于"木生酸"的说法，兹举《素问识》内的一段引文，以供参考。

《尚书·洪范》："曲直作酸。"郑玄注："木实之性，《礼记·月令》云，木生子实，其味多酸，五果之味虽殊，其为酸一也，是木实之性然也。"

（2）外在环境与人体内在脏腑组织的联系。"酸生肝"，这是说明五味的酸与人体肝脏的联系，也就是说，自然界的东方、春季、风、酸等，与人体内脏的肝是有密切的联系性。《素问·至真要大论》说："五味各归所喜，故酸先入肝，苦先入心……"说明五脏对五味各有其选择性。因此，五味进入人体，趋向的重点也就不同。

"肝生筋，筋生心"，这是说明肝脏与心脏和筋的相互联系。《素问·六节藏

到情志的疾病,药石是难以治疗的。所谓"心病心药医",故情志变动的疾病,仍当以转移情志活动为治疗的原则(以下四节之意义相同)。燥气属金,辛味属金,故燥能胜风,辛能胜酸。这都是以"金能克木"的规律来指导治疗。按:燥胜风、辛胜酸,都是指药物治疗而言。以下四节,其意亦同。

小结

　　本节经文前后贯彻了阴阳五行说的理论方法,以五行中的木为核心,从自然界的东方、春季、风、木、酸联系到人体的肝、筋、目、怒和呼、握等生理、病理变化,以及治疗法则等,充分表达出"天人相应"的整体观念。至于有关生理、病理上的具体问题,待今后在藏象、病能各章中详细讨论。总之,这些事物的联系并不是偶然凑合,而是通过古人长期观察实践,以人体生理现象和病理变化为基础,运用阴阳五行的思想方法,进行经验总结和提升到理论上来的。以下四节,与本节是相并列的。其内容、精神实质亦与本节相同。

二、南方生热……咸胜苦

　　[词解] "热":在这里是指夏天炎热的气候。张景岳说:"阳极于夏,夏旺于南,故南方生热。"就是说夏季阳气大盛,故天气炎热。

　　1. 自然界与人体心的关系

　　(1) 以五行中的火行为中心,说明自然界事物的相互联系。"南方生热",古人观察到南方热、北方寒,凡是风从南方来,气候便转热;而以方位来说,南方主夏令,夏天气候炎热。

　　"热生火,火生苦",一般说火能生热,反之热极亦可生火,火与热是互为因果的。"火生苦"是说明热、火、苦是有联系的。凡食物炒焦,皆呈苦味。在人体来说,发热容易引起口苦等情况。

　　所以,《礼记·月令》说:"火性炎上,焚物则焦,焦是苦气。"

　　《尚书·洪范》说:"火曰炎上,炎上作苦。"

　　(2) 说明外在环境与人体内在脏腑组织的联系。"苦生心""苦味先入心",故苦与心有联系,也说明五行的火与心的关系。

　　"心生血,血生脾",是说明心与脾和血的关系。心是主宰血液循环,故称"心生血”。“血生脾”是间接说明心与脾有火土相生的子母关系，在功能上心主血、脾统血，两者是有相互依存、相互促进的作用。

“心主舌”，心开窍于舌，说明心与舌在生理上有连带关系，故后世称“舌为心之苗”。

“其在天为热，在地为火”，说明在天则（夏天）出现炎热的气候，在地则有五行的火（其意义见东方生风节解说）。

这样，自然界的南方、夏季、热、火、苦联系到人体的心、血、舌，形成了以“火行”为中心的系统；说明了人体内外环境的相互联系。

2. 以五行的理论说明了心的生理、病理和治疗　从“在体为脉”至“咸胜苦”是环绕着“心”为中心，从心的生理、病理、治疗结合到五色、五音、五味等，运用五行的生克规律，说明彼此间的内在联系。

（1）心在生理上的内在联系。“在体为脉，在藏为心，在窍为舌，在志为喜”，说明了心与血脉、舌以及情志活动的“喜”在生理功能上密切联系。

（2）心与五色五音五味的关系。“在色为赤”，这个赤色当结合夏天、热、火、人体的血等来理解。赤色是阳光、火、热、血等象征；在生理上心血旺盛则面色红润，在病理上心热则面赤、舌赤等。

“在音为徵”，心主徵音。

“在味为苦”，说明苦味与心的关系。在药物治疗上，如芩、连、栀等苦味药多有清心火的功能。

（3）心的病理和治疗。“在声为笑，在变动为忧”，喜与笑和忧是相联系的。《素问·调经论》说：“心藏神，神有余则笑，不足则忧。”这是心气有余与不足的两种不同变化，因而也产生了精神病态上喜笑和忧郁的不同表现。

“喜伤心，恐胜喜；热伤气，寒胜热；苦伤气，咸胜苦。”说明喜乐太过会伤及心气；夏天炎热的气候最易伤及心气（如汗为心液，汗出过多则伤心气和人身之真气阳气，故有汗出亡阳之说法）；多食苦味能引起心气偏颇。而治疗法则也可运用五行的生克规律。恐为肾志，属水；喜为心志，属火。水能克火，故称恐胜喜。寒主冬令，属水；咸味入肾，属水。故寒胜热，咸胜苦，都是水能胜火的意思（其实质精神与前节同）。

三、中央生湿……酸胜甘

[词解]　“湿”：指在长夏季节湿润的气候。

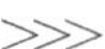

1. 自然界与人体脾的关系

（1）以五行中的"土行"为中心，说明自然事物的联系。"中央生湿"，张景岳说："土旺中央，其气化湿。"这是以方位来说中央属土，以季节来说则土旺于长夏，长夏的气候是多湿的。

"湿生土，土生甘"，《尚书·洪范》说："稼穑作甘。"这里的甘，又意味着一切庄稼五谷之物，其味多甘。而长夏湿润的气候与土壤，均是与庄稼的生长、结实有密切的关系。

（2）说明外在环境与人体内在脏腑组织的联系。"甘生脾""甘先入脾"，说明甘味与脾的关系。凡甘味药物都有健脾作用，同时也意味着五行的土与脾的关系。

"脾生肉，肉生肺"，这是指脾与肉和肺脏的关系。脾主输布水谷精微以荣养全身，使人肌肉丰满，故有脾主肌肉的说法。

"肉生肺"，间接说明脾肺有土金相生的子母关系。在治疗上常用的培土生金法，即是由于脾肺有相互依存、相互资生的关系。

"脾主口"，即脾开窍于口的意思。

"其在天为湿，在地为土"，说明天地阴阳的变化，在长夏为气候潮湿，在大地则为五行的土。

这样以自然界的中央、长夏、湿、土、甘味联系到人体的脾、肉、口，构成以"土行"为中心的系统，以说明人体内外环境的统一性。

2. 以五行理论说明脾的生理、病理及治疗　从"在体为肉"至"酸胜甘"，是环绕着五行的土行为中心，从脾的生理、病理、治疗联系到五色、五音、五味等，并以五行生克规律，说明彼此间的内在联系。

（1）脾在生理上的内在联系。"在体为肉，在脏为脾，在窍为口，在志为思"，说明脾与肉、口以及情志的思在生理上的有机联系。

（2）脾与五色、五音、五味的关系。"在色为黄"，黄色当与土相联系来理解。土色属黄，故脾与黄色有关，如脾病多呈萎黄之色。

"在音为宫"，脾主宫音。

"在味为甘"，即甘生脾之意。

（3）脾的病理和治疗。"在声为歌，在变动为哕"。胃家实证往往出现登高而歌之病理现象。所谓"哕"即呃逆之意，呃逆也是胃气上逆之证。因脾胃为表里,故脾胃常相提并论的。

"思伤脾,怒胜思;湿伤肉,风胜湿;甘伤肉,酸胜甘。"思虑过甚则伤脾。"脾恶湿",故湿伤脾(伤脾则伤肉,如湿困脾土则四肤肌肉无力)。过多食甘味之品亦伤脾。在治疗上,怒为肝志,属木,木克土,故怒能转移思的情志变动。风属木,故风能胜湿。酸味属木,故酸能胜甘。

四、西方生燥……苦胜辛

[词解]　"燥":是指秋天干燥的气候。

1. 自然界与人体肺的联系

(1) 以五行中的"金行"为中心,说明自然界事物的联系。"西方生燥",张景岳说:"金旺西方,其气化燥。"联系到季节来说,西方主秋令,秋天气候为凉爽干燥。

"燥生金,金生辛",秋天为肃杀之令,万物萧条,故主"金"。而五行的辛味又为燥,和金有联系,辛味药多燥,而金属多有辛味,故辛味属"金"。

(2) 说明外在环境与人体内在脏腑组织的联系。"辛生肺""辛味先入肺",故辛与肺有联系。同时也说明了秋天、燥、金与肺有联系。

"肺生皮毛,皮毛生肾",肺主皮毛,故肺与皮毛相联系,肺肾有金水子母相生的关系,在生理上,肾主水,水道的通利是与肺的气化作用密切有关,故肺肾有互相资生、互相依存的关系。

"肺主鼻",肺开窍于鼻,肺气通于鼻。所以肺病可以影响鼻气的通利;鼻气的通利更会影响肺的呼吸与健康。

"其在天为燥,在地为金",说明天地阴阳的变化,在秋天出现燥气,在大地有五行的金。

这样又以自然界的西方、秋、燥、金、辛联系到人体的肺、皮毛、鼻构成以金行为中心的系统,说明人体内外环境的统一性。

2. 以五行理论说明肺的生理、病理和治疗　从"在体为皮毛"至"苦胜辛",是以五行中的"金行"为中心,联系到人体的肺脏;又以人的肺脏为主题,联系到五色、五音、五味等;并以五行的生克规律来说明彼此间的相互联系。

(1) 肺在生理上的联系。"在体为皮毛,在脏为肺,在窍为鼻,在志为忧",说明肺与皮毛、鼻、情志活动的"忧"有密切的关系。

(2) 肺与五色、五音、五味的联系。"在色为白",白色属金,故肺和白色有联系。

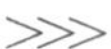

　　"在音为商",这是五音与五脏的配合,肺主商音。

　　"在味为辛",辛味先入肺,此是肺与五味的配合。

　　(3) 肺的病理和治疗。"在声为哭,在变动为咳",由于肺的情志为"忧",哭与忧是有联系的,故称肺与哭有关。咳为肺脏有病的主症。哭与咳都与肺主气、肺主呼吸有关,如号哭、咳嗽皆为肺气向外发泄的变动。

　　"忧伤肺,喜胜忧,热伤皮毛,寒胜热;辛伤皮毛,苦胜辛。"忧为肺志,故过度的忧则伤肺;在治疗上,喜为心志,属火,火克金,故喜能转移忧的情志变动。热为夏天气候,属火,火来刑金,故伤皮毛;在治疗上,寒属水,故寒能胜热。过食辛味能伤肺气,肺气则皮毛憔悴;在治疗上,苦味属火,故苦能胜辛。

五、北方生寒……苦胜咸

　　[词解] "寒":指冬天寒冷的气候。

　　1. 自然界与人体肾的联系

　　(1) 以五行中的"水行"为中心说明自然界事物的相互联系。"北方生寒",张景岳:"水旺北方,其气生寒。"如联系到四时季节来说,北方主冬令,气候寒冷。

　　"寒生水,水生咸",水性寒,故水与寒有联系。按:盐出于海水,故水又与咸有密切的关系。

　　(2) 说明人体外在环境与内在脏器组织的联系。"咸生肾",这是以自然界的北方、冬季、寒、咸,联系到人体的肾脏。咸味先入肾,故称咸生肾。

　　"肾生骨髓,髓生肝",这是说明肾与骨髓和肝脏的关系。肾与肝乃是水木相生的子母关系。在病理上常见到肾水不足,而引起肝阳上亢,即水不涵木的关系。

　　"肾主耳",肾开窍于耳。《灵枢·决气》:"精脱者耳聋。"凡慢性耳鸣、耳聋等症多属肾虚,治当以补肾为主。

　　"其在天者为寒,在地者为水",天地阴阳的变化,在天则冬天出现寒冷气候,在地则化生五行的水。

　　这样又以五行中的"水行"为中心,从自然界的北方、冬季、寒、水、咸,联系到人体的肾脏、骨髓、耳等,构成以"水行"为中心的系统,说明人体内外环境的联系。

　　2. 以五行理论说明肾脏的生理、病理和治疗　　从"在体为骨"至"甘胜咸",是以肾为中心,从生理、病理、治疗结合到五色、五音、五味等,以五行的生克规律说明彼此间的内在联系。

（1）肾在生理上的内在联系。"在体为骨，在脏为肾，在窍为耳，在志为恐"。这就说明了肾与骨髓、耳窍以及情志活动的"恐"有密切的联系。

（2）肾与五色、五音、五味的关系。"在色为黑"，肾与黑色有联系，一般说肾病面部多呈现黑色。

"在音为羽"，这是肾与五音的配合。

"在味为咸"，咸味先入肾，故在药物作用上，咸味药多入肾。

（3）肾的病理和治疗。"在声为呻，在变动为栗"，呻吟之声多见久病之人。栗者战栗之意，王冰说："栗者甚寒太恐悉有之。"总的说明呻与栗的病理现象是与肾有关。

"恐伤肾，思胜恐；寒伤血，燥胜寒；咸伤血，甘胜咸。"《灵枢·本神》说："恐惧不解则伤精，精伤则骨酸痿厥，精时自下。"即是恐伤肾的缘故，治疗上当以"思"来转移情志的变化。思为脾志属土，土胜水，故称思胜恐。

王冰说："寒则血凝，伤可知也。"故寒伤血。燥即含有热的意思，故燥能胜寒。实际上，燥性药如桂、附等，皆有驱寒的作用。

《灵枢·五味论》："咸走血，多食令人渴。"故多食咸味能伤及血液。而治疗上，甘能胜咸。因甘味属土，土能胜水，故甘胜咸。

小结

　　以上五节经文是运用五行的归类推演法则，具体地说明人与自然的关系。所谓归类推演法则，是以天人相应为思想指导，以五行为中心，采取取类比象的方法，将自然界的事物和人体脏腑组织器官、生理现象，以及病理变化，按照五行的属性进行分析归纳而成为五大系统。如五节中的：

东方生风，风生木，木生酸，酸生肝。

南方生热，热生火，火生苦，苦生心。

中央生湿，湿生土，土生甘，甘生脾。

西方生燥，燥生金，金生辛，辛生肺。

北方生寒，寒生水，水生咸，咸生肾。

　　这就说明了四时的气候不同，结合到人体的五脏，进而再以五脏为核心联系到各组织器官以及五色、五音、五志、五声、五变动等，说明了人体内在

> 的有机联系。
>
> 　　在每节经文的最后六句话，更进一步说明了五脏及其组织的发病因素和治疗法则。特别是"悲胜怒""恐胜喜"等，后世便作为精神治疗的理论根据。因为精神活动的相互制约、相互转化的论证，只有采用了五行学说，才能使人更清楚地去理解它。

原文　　五藏受气于其所生，传之于其所胜。气舍于其所生，死于其所不胜。病之且死，必先传行，至其所不胜，病乃死。此言气之逆行也，故死。(《素问·至机真藏论》)

[**提示**]　说明五脏受病的逆传情况。

一、五脏受病的传变

（1）"五脏受气于其所生"：肝受气于心，心受气于脾，脾受气于肺，肺受气于肾，肾受气于肝，都是母受病气于所生之子。王冰："受气于所生者，谓受病气于已之所生者也。"也可以叫作"子来乘母"，是受病气的逆行。

"母子相生"，在正常情况下，本是相互生长；但在病变情况下，便是病气逆传，子来乘母。

（2）"传之于其所胜"：肝传之于脾，心传之于肺，脾传之于肾，肺传之于肝，肾传之于心，都是传之于己所胜。也就是相乘，亦叫贼克相传。这都是有害的一面。

（3）"气舍于其所生"：这里的所生，是指所生己的母脏而言，与上文"所生"意义有所不同。王冰："气舍所生者，谓舍于生己者也。"如肝之气舍于肾，心之气舍于肝，脾之气舍于心，肺之气舍于脾，肾之气舍于肺，都是留舍于所生之母脏。

气舍于母脏，不是好现象，因为是病气逆行，仍属子乘母之意。

（4）"死于其所不胜"：如肝之死在肺，心之死在肾，脾之死在肝，肺之死在心，肾之死在脾，所死都在贼克之脏气。这就是病气一直逆行而不返，所以要死于其所不胜之脏气。这里也可与季节、时间结合。

二、五脏传变的预后判断

"病之且死，必先传行，至其所不胜病乃死。此言气之逆行也，故死。"

这一段主要说明病之逆传情况，最后传到克己之脏气，可以作为预后的判断。例如：肝病受气于心（子乘母），传之于脾（木克土）；土克水，水克火，火克金，最后金克木。因为是逆传，所以传行到所不胜而死。其余四脏类推。

不过这是给我们一种规矩，当然，病情是非常错综而复杂的，病人病变不可能完全依这样的规律出现。这里所讨论，仅是一个掌握的方法，也不是刻板而不变的，治病者只有掌握了规矩，从规矩中辨识其变化，始能洞察病情，不致为病变多端而惑乱。

原文　黄帝曰：人生有形，不离阴阳。天地合气，别为九野，分为四时，月有大小，日有短长。万物并至，不可胜量，虚实呿吟，敢问其方？岐伯曰：木得金而伐，火得水而灭，土得木而达，金得火而缺，水得土而绝。万物尽然，不可胜竭。（《素问·宝命全形》）

［**提示**］　从天人相应的观念，说明五行相制的规律，是临床治疗的基本原则。

"人生有形，不离阴阳。"人的生命之所以有这样一个形体，不能脱离阴阳的道理。

"天地合气，别为九野，分为四时，月有大小，日有短长。"这几句经文，总的是讲，宇宙空间、时间都有不同的变异，都是在动的，天气地气交合而有九野之别。"九野"这个名词，在《素问·六节藏象论》和《素问·三部九候论》里，是以大地之九野以应人身之九脏。而《吕氏春秋》所谓九野，是八方之天加中央。在这里我们认为，是指空间而言，也可以说，天地有方位的差异（别为九野），四时有温热暑凉寒的不同（分为四时），月有大小建的区别（月有大小），日有昼夜长短的变更（日有短长）。

"万物并至，不可胜量。"这是说，天地间一切都在变动，而万物的变动，又是不可能全面测量，也就是说，天地间一切事物的复杂性。

"虚实呿吟，敢问其方。"这才是本节所谈的主题内容。因为以前那几句，可以说是一种借宾定主法。当然，是天人相应的观念。不过这里是以人体的虚实关系为主体，因为人在天地间，也是时时在变动不息的生活着，体质脏气是有虚有实的。所谓"呿吟"，是气的虚实之表现。"张口曰呿，闭口曰吟"，形容呼吸的样子。从临床病人来体会，开口呼吸者，我们认为是"中气不足"，能闭口呻吟者，多有痛苦处，属气不虚。这一段的问法，主要是说，人有虚实变化的不同，作如何处理，在治疗上采取什么方法。

"木得金而伐……水得土而绝。"这一段是五行相制的具体写实，说明五种物质的属性和相互制约的道理。金属伐木、水能灭火、火能融化金属、土能阻止水流，这都是自然现象，人所共知的。土得木而达的解释，王冰说："达，通也。"木有疏通土的意思。

"万物尽然，不可胜竭。"是说万物都是遵循着这样一个规律。"不可胜竭"，是无穷无尽的意思。所以说，五行相制的道理，是从自然实际情况而建立的。

小结

总的说，万物都依照五行相制的规律发生发展着，没有什么穷尽的。那么，在治疗疾病时也应该按照这个规律作为基本原则。不过，本节是黄帝和岐伯讨论用针法的问题。张景岳说："天地阴阳之间，五行尽之，万物虽多，不能外此五者。知五行相制之道，则针法约而知矣。"我们把它引用到一般治疗上，也很相宜。实际我们在临床治疗上也常运用这个原理。

原文 黄帝问曰：合人形以法四时、五行而治，何如而从，何如而逆，得失之意，顾闻其事？ 岐伯对曰：五行者，金、木、水、火、土也，更贵更贱，以知死生，以决成败，而定五藏之气。间甚之时，死生之期也。（《素问·藏气法时论》）

［**提示**］ 讨论疾病预后善恶的基本道理。

自"黄帝问曰……愿闻其事"一段，是黄帝的问语。意思就是在临床治疗疾病的时候，必须注意人的形体和四时五行的关系；并提出问题：为什么有的病好转，有的病恶化？（何如而从，何如而逆）其中成败（得失之意）的道理在哪里，下面就是岐伯答的话，说明了疾病预后善恶的基本道理。

一、治疗疾病为什么要合人形、法四时五行

（1）"合人形"：就是结合病人的形体情况，然后决定施治方法。因为人的体质情况有肥胖、清瘦、壮实、虚弱等。所以在有病时，又有气血虚实等不同的变化，在临床治疗时必须采取不同的措施。《灵枢·阴阳二十五人》："其肥而泽者，血气有余；肥而不泽者，气有余而血不足；瘦而不泽者，气血不足，审察其形气有

余不足而调之,可以知逆顺矣。"

（2）"法四时五行"："法"是效法的意思。也就是说,治疗疾病除结合人的形体情况而外,还必须按照四时气候变化以及五行相生相克的法则,因为同一疾病在不同的季节里,不同的环境中,我们采取的治法,就应当不同。拿治疗一般的外感疾病来说,其解表法则在四时之中就有不同:冬天宜用麻黄、桂枝辛温之剂;春天宜用桑叶、薄荷、荆芥、牛蒡等辛平、辛凉之剂;在夏天就宜用香薷、藿香、佩兰等芳香化浊之品;秋天燥气主时,则辛平、辛凉解表之中,又当注意润燥。

结合到五行来讲,认识疾病的发生和发展,必须要掌握五行的规律,才能够执简驭繁地辨别五脏之间病气传变的情况。在治疗上,如《金匮要略》上的"见肝之病,知肝传脾,当先实脾"、后世的"抑肝扶脾"等治疗法则,就是在《内经》的"法五行而治"的理论基础上发展起来的。总的说来,法四时五行而治,是临床工作必须具备的知识。

二、疾病预后善恶的关系

（1）"更贵更贱"：是五行衰旺的道理。张景岳："五行之道,当其王者为贵,当其衰者为贱。"

（2）"间甚之时"：指预后善恶的时间。张景岳："间甚则轻重之谓。"张隐庵："间者将愈之时,甚者加甚之时。"意义无甚距离。总的说,是掌握五行的更贵更贱的法则,可以决成败,知死生。

根据原文精神归纳于下:五行当旺（更贵）与疾病有利——生、成、间。五行当衰（更贱）与疾病不利——死、败、甚。

所谓"更贵更贱",即五行的衰旺问题。要明确衰旺的机制,必须要以五行学说来结合四时、五脏当旺等关系来理解。结合季节来说,如肝旺于春（贵）而衰于秋（贱）。总的都是说明气候和季节的不同变化对疾病的影响。

（3）"死生之期"：这个"期"字,是预期的意思,并不是说死生的期日。如果我们能掌握疾病的情况,是能预计疾病的治疗成败和最后的得失的。

原文　因不知合之四时、五行,因加相胜,释邪攻正,绝人寿命。（《素问·离合真邪论》）

［**提示**］　指出四时五行在诊断治疗上的重要性。

本节上文是讨论针治不得其宜,以致造成真散邪留,绝人寿命的后果,是由于不知道三部九候的缘故。本文是进一步说明若仅知道三部九候的脉诊仍然是不够的，还必须结合四时五行来详细诊察疾病和治疗疾病。否则便会犯"因加相胜，释邪攻正"的医疗错误。

关于结合四时五行的道理，前面已经讨论过，这里不作重复。现在讨论"因加相胜，释邪改正"的意义。

所谓"因加相胜"，丹波元简说："盖谓不知五胜之理反补之，此则加相胜者，乃释邪攻正也。"意思就是说，不知抑制相胜，反而加强了相胜的一面，即是不知病气之盛衰道理，而犯虚虚实实的错误。因为外界四时的气候，是不断变化的，气候的转变与内脏的功能活动是有密切关系。例如前面所讨论的，夏天人体阳气盛；冬天人体阳气潜藏；肝旺于春、心旺于夏、肺旺于秋、肾旺于冬、脾旺于长夏等。所以五脏疾病的传变，往往与时令之气的胜复有关。五脏有病，往往传于其所胜之脏，甚则反侮其所不胜。就是四时五行影响人体的一般规律。所以在治疗上必须合四时五行而治，泻其有余，补其不足。

例如：在夏天，天气炎热，虽然遇到风寒之症，须用发汗解表之剂，但是应当注意到在夏天人体的气阴本虚，用药便不能用辛热之剂，再伤气阴，即使用芳透解表之药，亦不能用之过度。反之，如果在冬天遇到外感疾病，就应考虑到用辛温之剂，以驱逐寒邪。如果使用辛凉之剂，既不能驱邪外达，反以使邪气深入，更伤人体的阳气，而致疾病严重。

又如，脾胃运化功能不足，发生食欲不振、腹胀便泄之症，而又发生在春天，春天为肝旺之令，因此，就得考虑到脾虚肝旺会发生木来乘土的变端。在治疗方法上，就须在健脾理胃之中参以平肝泄肝，始可收到较好的疗效。如果忽视了平肝泄肝，往往会脾胃之病未愈，而又发生肝木乘脾土，出现腹痛呕吐等变端；反之，如果反去补肝，则更足以导致木横克土犯金（肺），使疾病转重。所以说，治病必须结合四时五行。如果忽视了这个问题，就会辨不清邪正虚实，而致犯"释邪攻正"的错误，甚则发生医疗事故，而致"绝人寿命"。

原文　夫邪之客于身也，以胜相加，至其所生而愈，至其所不胜而甚。至于所生而持，自得其位而起，必先定五藏之脉，乃可言间甚之时，死生之期也。（《素问·藏气法时论》）

[**提示**]　以五行生克，结合四时脉象，测定疾病的预后。

一、病邪和时间的关系

（1）"夫邪气之客于身也，以胜相加"："邪气"，指致病因素。王冰："邪者不正之目，风寒暑湿，饥饱劳逸，皆是邪也，非唯鬼毒疫疠也。"按：此说本于陶弘景《本草》序例。

"以胜相加"：即胜己之时序。指四季，也可用于日期。

张隐庵："如肝病加于庚辛；心病加于壬癸，所胜之处，加临而病益重也。"所以这里的胜，是指时间胜于疾病。

在这里我们要体会一个问题，就是说不论外感内伤，不正之气，都能伤人脏气，而有的发病，有的不发病，其原因主要决定于五脏正气的强弱。所谓"邪之所凑，其气必虚"（《素问·评热病论》），而五脏正气之强弱，又与五脏之间的生克制化有密切关系。如五脏之间制化的平衡有所失常，即容易招致邪气的侵袭。另一方面，由于邪气的侵袭，而引起发病以后，又受着时日转移的影响而出现不同的变化。这种变化的机制是与邪气和五脏的正气之间有所胜和所不胜有密切的关系。

（2）"至其所生而愈"："所生"，是我所生之时序。马莳："如肝病愈于夏；心病愈于长夏；脾病愈于秋；肺病愈于冬；肾病愈于春，皆我之所生也。"以此推演，如肝病愈于丙丁日、巳午时等，此皆木能生火之意。

（3）"至其所不胜而甚"：遇到克己的时日，病就要加重，就是与病不利。如"肝病甚于秋甚于庚辛、申酉；心病甚于冬，甚于壬癸、亥子"等，乃金克木、水克火之故。王冰说："谓至克己之气也。"

（4）"至于所生而持"："持"，即持续之意。汪机："犹言无加无减而平定也。"

这个"所生"是生己之时日。如肝病"持于冬""持于壬癸、亥子"；心病"持于春""持于甲乙、寅卯"等，此为"水生木、木生火"相生之气。

（5）"自得其位而起"："位"，即本位之意。王冰："居所王处，谓自得其位也。""起"，即病愈，起色之谓。

如肝病"起于春""起于甲子、平旦（寅卯）"等。即是说，凡是遇到自己（本脏）当旺的时日，疾病就有起色。这里要和上一句联系起来看。例如说：肝病在冬季相持，那么冬季过去就是春季，肝病到春季就可痊愈了。

二、结合五脏脉象测定预后

（1）"必先定五脏之脉"：五脏四时的平脉是，肝脉弦应春，心脉钩应夏，脾脉代应长夏,肺脉毛应秋,肾脉石应冬。这种所谓平脉,关键在于有无胃气(脉之有无胃气,在脉诊中还要详细讨论)。本节所说"必先定五脏之脉",就是测定五脏平脉,结合四时的五行生克,其中就在于有无胃气。这是测定疾病预后善恶的先决条件。所谓"胃气",即是脉来和缓均匀的意思。

(2)"乃可言间甚之时,死生之期也":这就是承接上文而作预后的判断。意义在前面已讨论过,不再重赘。

小结

本节主要是运用五行的生克理论,来说明四时气候影响与疾病的死生关系。但是,上述测定疾病预后的理论,并不是每一种疾病都是按照这样规律推算的,亦不是仅凭推算无须辨证论治,而是仍须以辨证为主,结合四时气候的转变来推算,以达到预测某些复杂的发病过程及其预后。因此,本文指出了"必先定五脏之脉"的原则。如果放弃了辨证方法,孤立地研究本文,是不合古人意旨的。

结　语

一、阴阳

(一) 阴阳的意义

(1) 宇宙间所有事物的存在和生长发展变化以及毁灭的过程,都具有相对和统一的规律。所以医学上诊治疾病,也必须明确阴阳的道理。

(2) 阴阳是个机动的代名词,凡相对性的事物都可用阴阳来代表说明。

(二) 阴阳运用的范围

阴阳不仅可以作为归纳万物的纲领,同时亦为推演万物的说理工具,可以从简到繁,由博返约。它的运用范围非常广泛,可以无穷无尽,不可胜数;然其要则不外乎一阴一阳。同时,阴阳不仅是相对性,而且有一定的转变性。

（三）以阴阳取类比象

在天人相应整体观念的思想指导下，用取类比象的归类推演法则，借天例人，从自然界的阴阳，相应地联系到人体的阴阳，从而应用阴阳学说来推广演绎说明更复杂的问题。

（四）阴阳在医学上的运用

阴阳说在医学上的运用，亦是相当广泛的，就本章选载的有关经文，可归纳于下。

（1）生理病理方面：①人体内外脏器组织的部位和性能以及功能的相互为用，都具有阴阳的意义。②人体内的阴阳在正常的情况下是相对平衡的。③疾病的发生由于"阴阳失调"，而疾病的机转是不越乎"阴阳的偏盛偏衰"。

（2）诊断治疗方面：因为疾病的发生和发展，是由于阴阳的失调，所以根据症状或脉象的不同，可以用阴阳作归类，从而推测疾病的好坏转归。在治疗上，亦不外乎"阴病治阳，阳病治阴"的原则，运用药物气味的阴阳，来协调人体的阴阳，达到"阴平阳秘"的治疗目的。

二、五行

五行说的基本精神以及医学上的应用，根据本章的内容，大致可归纳于下。

（1）用五行说明宇宙间一切事物的内在联系和发展变化的规律（相互促进、相互约制），并联系到人体脏气变化以及意志活动，从而作为"辨证论治"的依据。

（2）五行的基本规律是相生相克。这种关系是一切事物的内在联系和维持相对平衡的两个不可或缺的条件。若相生或相克有了太过或不及，这都是不正常的现象，对人体来说，就是病变。

（3）五行说的归类推演，首先是从观察自然现象开始，从自然界的现象和变化，相应地联系到人体各方面，从而说明人体的生理现象、病理变化。

（4）五行在医学上的运用是广泛的，方式是多种多样的。例如：①以五行为中心，结合方位、时间、气候的变化，联系人体疾病的产生、病情的转变，从而作为说明发病机制和治疗原则（包括精神疗法）的依据。②以五行为中心，配合五色、五音、五味和人体五脏所发生的关系，用五行生克相制，以观察疾病的转化和预后的善恶。③四时气候的变迁，会影响疾病的好转或恶化。这些方面的理论，在天人相应的思想指导下，可以通过五行学说来说明。

总之，五行生克相制的规律运用在医学上，关键就在于"制、胜"，也就在于"损有余，补不足"。因为一切事物的变化都是如此，治病亦不能越出这个规律。就是从具体病人的脏气和气候、时间各方面联系起来辨认其太过不及，在治疗上才能制其胜、扶其衰。所以五行生克相制的基本精神，亦不外乎阴阳的对立统一和平衡的意义。

中医学和哲学有紧密的关系，任继愈同志（近代哲学家）在1956年6月《历史研究》上发表的《中国古代医学和哲学的关系——从〈黄帝内经〉来看中国古代医学科学成就》一文中，对阴阳五行学说有过这样一段话："如果没有秦汉之际的阴阳五行的唯物主义学说，就没有《内经》这部光辉的经典著作。"因此，我们认为研究《内经》和中医学的同时，首先对阴阳五行这个学说，要有一个全面而正确的认识。

第二章

摄　生

概　言

一、篇名的说明

"摄生"这个名词，早在隋代已有，如杨上善撰注的《黄帝内经太素》卷二的标题下，有"摄生之二"字样。以后到了明代张景岳编著的《类经》，以后清代薛生白注的《医经原旨》，都沿用了"摄生"作为篇名。但到明代李念莪纂《内经知要》时，则不用"摄生"而取名"道生"（这与"此其道生"句经文相同）。而"摄生"与"道生"命名的涵义没有两样。所以，本章命名"摄生"，也是根据前人的意旨提出来的。

二、摄生的意义

"摄生"又名"道生"，也就是"养生"。简而言之，就是保持生命，讲究卫生的意思。

古人对于"摄生"方面，有两个基本观念，即是：

（1）天人相应的整体观念。

（2）"正气存内，邪不可干"（内因决定外因）。

古人认识到人与自然界有不可分割的联系，人的机体是个统一的整体，这就是整体观念。同时，通过了"正气存内，邪不可干"的认识，从而建立了预防思想体系,来作为养生的实践指导。古人这样的养生方法,虽着重于个人方面,但从今天来看,是有其积极预防意义的。

三、摄生的内容

本章摄生的内容,可归纳为下列四个方面。

（1）精神的保养。

（2）四时环境的适应。

（3）饮食起居的调节。

（4）身体的锻炼。

四、学习摄生章的目的与要求

我们学习本章的目的和要求是什么？大体地说,应该注意下面几点。

（1）了解古人在摄生方面强调注意哪些问题。

（2）知道疾病发生、寿命长短与摄生的关系。

（3）明确摄生学说在预防医学上的价值。

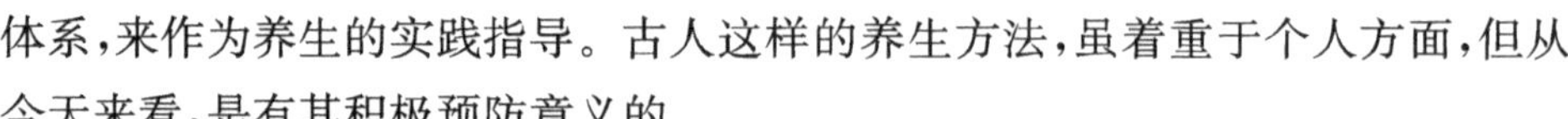

原 文 讲 解

原文 余闻上古之人,春秋皆度百岁,而动作不衰;今时之人,年半百而动作皆衰者,时世异耶？人将失之耶？岐伯对曰:上古之人,其知道者,法于阴阳,和于术数,食饮有节,起居有常,不妄作劳,故能形与神俱,而尽终其天年,度百岁乃去。今时之人不然也,以酒为浆,以妄为常,醉以入房,以欲竭其精,以耗散其真,不知持满,不时御神,务快其心,逆于生乐,起居无节,故半百而衰也。（《素问·上古天真论》）

［**提示**］ 说明长寿和早衰的基本原因。

［**词解**］ "天年":指天赋的年龄,也就是指自然寿命（终其天年而不夭折的意思）。

"道":在本节经文中是指养生方面而言,可以说是养生法则。

一、保持长寿的主要方法

"其知道者,法于阴阳……度百岁乃去。"如图 2 - 1。

$$\text{知道者}\begin{cases}1.\ \text{法于阴阳——适应四时环境}\\2.\ \text{和于术数——锻炼身体}\\3.\ \text{食饮有节——定时定量}\\4.\ \text{起居有常——作息有常规}\\5.\ \text{不妄作劳——劳动(体力、脑力)有限度}\end{cases}\text{形与神俱,度百岁乃去}$$

图 2-1　保持长寿的主要方法

（1）"法于阴阳"："法"，是"取法""适应"或"摹仿"的意思。"阴阳"，是指自然界阴阳变化的规律。

这句话的意思是说取法于自然界的阴阳变化规律，来调节人体的阴阳，也就是说"春夏养阳，秋冬养阴"的意思。关于这方面，以后再作交代。

（2）"和于术数"："和"，调和。

"术数"，就是指养生的技术方法。

所说"和于术数"，就是指修身养性的方法。如古代道家的导引、吐纳和近代的"静坐法"及"气功疗法"等都属于这一类。

（3）"食饮有节"：食物是人体不可缺少的养料，但如果暴饮暴食或食无定时，那就伤害脾胃，所以古人强调指出饮食要有定时和定量的节制。

（4）"起居有常"：就是说在作息的时间上要有一定的常规。

（5）"不妄作劳"："妄"，指不正常。

此句意思就是说无论脑力劳动或体力劳动，都要有一定的限度，而不要过度疲劳。

由于古人做到了以上这些养生方法，所以形体健康、精神健旺，身体和精神都均衡相称，因而能活到一百岁以上的寿命。

二、导致早衰的基本原因

"今时之人不然也，以酒为浆……故半百而衰也。"

不懂得养生方法的人，也可以归纳为五个方面，如图 2-2。

$$\text{不知道者}\begin{cases}1.\ \text{以酒为浆——饮食不节}\\2.\ \text{起居无节——以妄为常}\\3.\ \text{醉以入房——以欲竭其精}\\4.\ \text{逆于生乐——务快其心}\\5.\ \text{不知持满——不时御神}\end{cases}\text{耗散其真,半百而衰}$$

图 2-2　导致早衰的基本原因

（1）"以酒为浆"："浆"，是一种流汁的饮料。古人对汤粥一类饮食物都叫"浆"。

意思是说，把富有刺激性的酒，竟当作日常生活的汤浆一样，且恣饮无度，致伤害身体的健康。

（2）"起居无节，以妄为常"：就是说，把没有规律的生活方式竟作为经常性的生活。总的是指违反常规的生活。

（3）"醉以入房"：意思是指出酒醉后会促使性欲过度的冲动，酒后行房，嗜酒纵欲，因而导致精气的衰竭。

（4）"逆于生乐，务快其心"：就是说只贪图一时的快乐而不顾身体的健康，务快其心的做法，是违反人们正常生活的真正乐趣。

（5）"不知持满，不时御神"："持"，指持守、执持的意思。

"满"，指精力的充满。

"御"，指御用或使用的意思。

"神"，指精神、精力。

就是说，不能够正常使用精神，结果不能保持精力的充满。

以上五个方面的做法，都能损伤身体，耗散真气，当然就不能达到长寿，所以到五十岁左右便衰老了。

[**参考资料**] "上古天真论"是《素问》第一篇的篇名，它指出古代养生的方法，主要提出保养先天真气，所以叫作"上古天真论"。

小 结

本节经文是指出"知道者"则可免受疾病的戕贼，达到自然衰老，享天赋的年龄；"不知道者"则耗散精气，故半百而衰。

简单地说，就是人的寿命，本来都可以活到一百岁，而所以导致早衰，是由于不注意养生的缘故。

原文 风雨寒热，不得虚，邪不能独伤人；卒然逢疾风暴雨而不病者，盖无虚。故邪不能独伤人，此必因虚邪之风，与其身形，两虚相得，乃客其形。（《灵枢·百病始生》）

[**提示**] 说明形成疾病的基本机制是"两虚相得"。

本节与上两节经文，有类似意义，说明正常的风雨寒热，因它不属虚邪，是不会影响人体健康的，唯有非时而至的反常气候足以侵害人体。但是人体的正气壮盛，即使突然遇到疾风暴雨，也不致发生疾病。所以要注意摄生以增强人体正气，从而达到防病保健的目的。本节的主要内容有以下两个方面。

一、不病的主要原因

这里所说"卒然逢疾风暴雨而不病者，盖无虚。故邪不能独伤人"。就是指出，突然遇到了疾风暴雨，人体处在这种恶劣气候中，而能保持不生病的，就是因为人的正气不虚（无虚），所以有邪气亦不至于伤人。这也就是"正气存内，邪不可干"的道理。

二、发病的主要原因

就是经文所说的"两虚相得"。"两虚"，指人体正气虚和虚邪。"两虚相得"，指人体正气虚弱的时候遇到了虚邪的侵害。

凡是疾病的形成，必须要有自然界的虚邪加上人体正气的亏虚，两虚相得，才能生病。

小　结

本节经文总的精神是强调人的正气要经常保持"无虚"。不虚就是保持健康的主要条件，也就是养生的具体要求。

原文　夫上古圣人之教下也，皆谓之虚邪贼风，避之有时，恬憺虚无，真气从之，精神内守，病安从来。是以志闲而少欲，心安而不惧，形劳而不倦。（《素问·上古天真论》）

[提示]　说明避免外邪侵袭和防止精神刺激的重要性。

一、预防外邪的侵袭

"虚邪贼风，避之有时。"如图 2-3。

气候 {正常——春温、夏热、秋凉、冬寒——正气（当令之气）
反常——应热反冷，应凉反温——邪气（非时之气）

图 2-3　正常、反常的气候

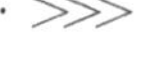

我们知道，外界的正常气候，如春温、夏热等，叫作正气，即当令之气。如出现应热反冷，反凉反温等气候，就叫作反常气候，属邪气（非时之气）。一般称为"六淫"。

王冰说："邪乘虚入，谓之虚邪，窍害中和，谓之贼风。"也就是指出这种"虚邪贼风"为非时之气，是外界的致病因素。所以提出要"避之有时"（及时趋避）。如图 2 - 4。

$$
非时之气
\begin{cases}
乘人体正气虚弱而入人体谓之"虚邪" \\
乘人体防卫不密而侵袭人体谓之"贼风"
\end{cases}
外因
$$

图 2 - 4　非时之气

虚邪贼风，是属非时之气。它乘人体正气之虚弱而危害人体，所以叫"虚邪"；它乘防卫不密而侵袭人体，所以叫"贼风"；都是外界的致病因素。

二、防止精神刺激因素的产生

"恬惔虚无，真气从之……"

什么叫作真气，《灵枢·刺节真邪》说："真气者所受于天，与谷气并而充身者也。"真气一名"元气"，是产生人体一切功能活动和抵抗外邪力量的物质基础。对邪气言，则真气即人体之"正气"。

天空之气、水谷之气——真气——产生人体一切功能活动和抵抗外邪力量的物质基础。

内在的刺激因素，不外乎"七情"，即喜、怒、忧、思、悲、恐、惊七种精神上的刺激因素。善于精神的修养，是消除内在刺激因素的有效办法，怎样才能消除这种刺激因素呢？经文已经指出"恬惔虚无，真气从之"。

"恬惔"：即安静愉快的意思。

"虚无"：指没有什么妄想与贪求。

总的意思是说：要防止内在刺激因素的产生，必须做到思想上"清心寡欲""乐观愉快"。唯有这样，人体的真气才能和顺而保持充满。真气既和顺，精神又保持充满，疾病哪里还会发生！

经文后段又指出："是以志闲而少欲，心安而不惧，形劳而不倦。"这三句经文就是反复地告诉我们，如果实际做到了以上内在、外在的预防条件，则不但意志上能够清静，没有过分的贪求，心里安定没有什么不必要的顾虑，而且，即使经常劳动，也不会感到什么疲倦。

小　结

　　这一节是"养生"的重要法则，主要环绕在内因和外因两方面，教导人们对外在的"虚邪贼风"必须及时回避；对内在的精神调养，要做到"恬憺虚无"，使真气和顺，疾病便不会发生。

　　总的说来，虽然分两方面，实际是内因决定外因。因为真气可以防止外因病邪的侵袭和内因病变的产生。

　　原文　春三月，此谓发陈，天地俱生，万物以荣。夜卧早起，广步于庭，被发缓形，以使志生，生而勿杀，予而勿夺，赏而勿罚，此春气之应，养生之道也。逆之则伤肝，夏为寒变，奉长者少。

　　夏三月，此谓蕃秀，天地气交，万物华实。夜卧早起，无厌于日，使志无怒，使华英成秀，使气得泄，若所爱在外，此夏气之应，养长之道也。逆之则伤心，秋为痎疟，奉收者少，冬至重病。

　　秋三月，此谓容平，天气以急，地气以明。早卧早起，与鸡俱兴，使志安宁，以缓秋刑，收敛神气，使秋气平，无外其志，使肺气清，此秋气之应，养收之道也。逆之则伤肺，冬为飧泄，奉藏者少。

　　冬三月，此谓闭藏，水冰地坼，无扰乎阳。早卧晚起，必待日光，使志若伏若匿，若有私意，若已有得，去寒就温，无泄皮肤，使气极夺。此冬气之应，养藏之道也。逆之则伤肾，春为痿厥，奉生者少。（《素问·四气调神大论》）

　　[**提示**]　适应四时气候的不同养生方法。

　　本节是指出养生的方法必须适应四时气候的变化规律。现分作三个方面来讨论。

一、四时自然现象的特点

　　春——天地俱生，万物以荣——发陈（生）。

　　夏——天地气交，万物华实——蕃秀（长）。

　　秋——天气以急，地气以明——容平（收）。

　　冬——水冰地坼，无扰于阳——闭藏（藏）。

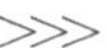

  春，在春天的季节里，天地间的生气发动，万物都有欣欣向荣的趋势；气候转暖，大自然以萧条的景色，一变而为蓬蓬勃勃的新的气象。这种气候的转变，好像推陈出新一样，所以叫"发陈"。所谓"生"，就是说这个季节的特点是一切生物都是生机蓬勃。

  夏，在夏天的季节里，天气下降，地气上升，天地之气相交，万物都开花结果，所以叫作"蕃秀"，指繁荣秀丽的意见。所谓"长"，是形容这个季节的特点，是一切生物都生长茂盛。

  秋，在秋天的季节里，天气又转趋于劲急，地气清肃。一般果实已经到了收成的时候，万物的形态，大都由秀丽而结实，平定下来，所以叫"容平"。所谓"收"，是形容这个季节的特点是果实成熟待收的阶段。

  冬，在冬天的季节里，水因寒而冰冻，地因寒而坼裂（坼——指地面裂缝），万物的生机都潜伏起来；一般的昆虫都已进入冬眠状态，所以叫作"闭藏"。所谓"藏"，也就是说这个季节的特点是"潜藏"的意思。

二、养生方面的要求

这一段分三个方面来谈。

（1）起居适应：如下。

春——夜卧早起，广步于庭，被发缓形。

夏——夜卧早起，无厌于日。

秋——早卧早起，与鸡俱兴。

冬——早卧晚起，必待日光，去寒就温，无泄皮肤。

  春，在生气蓬勃的春季，早晨该早点起床，散开了头发。松缓了腰带，在庭院里从容不迫地漫步，以适应春天的气候。

  夏，在茂盛秀丽的夏季，应该早些起床，晚一点睡觉；不要只图凉快而厌恶日光，应该每天适当地接受阳光的煦照，使体内阳气能正常布散。

  秋，秋天气候已由酷热的夏天转入秋凉，应该比夏天早些睡，早晨起床不要过早。所谓"与鸡俱兴"，是指起床和睡觉的时间，与鸡的起眠时间相似，不要过早（古代没有钟表，故以鸡为喻）。

  冬，在严寒的冬季，晚上睡觉应早于秋天，早晨可晚一点起床，回避那冬寒气候。同时，在避寒取暖时，注意不要使腠理过度开泄，勿使潜藏的阳气向外发散。

（2）精神调摄：如下。

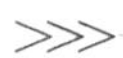

春——生而勿杀，与而勿夺，赏而勿罚。

夏——若所爱在外。

秋——收敛神气，无外其志。

冬——若有私意，若已有得。

春，在精神方面，同样充满了像春天一样活泼的生气。"生而勿杀……"等三句话，是类比。像新生万物一样，只应让它生长，不应杀害；只应给养，而不应攫夺；只应赏心乐事，而不应诛罚生气。也就是说，要心情舒畅，不要扼杀生机。

夏，所谓"若所爱在外"，是形容精神焕发的情形，好比人们的一种爱好情绪，从心灵深处，直接表达到外面一样。

秋，秋天要使神气内敛含蓄，不让自己的意志外驰。

冬，在冬天的精神要含蓄，不要向外显露，务使情绪好像有件心里事没有告诉人一样；同时又好像自己得到了一件意外的收获而怡然自得。

（3）目的要求：如下。

春——使志生（养生）。

夏——使志无怒，使华英成秀，使气得泄（养长）。

秋——使志安宁，使秋气平，使肺气清（养收）。

冬——使志若伏若匿（养藏）。

春，要求使思想意识活泼地充满生机，以适应培养春生之气。

夏，要戒急戒躁，使精力充沛、精神饱满得好像花朵一样秀丽，以适应夏季"养长"的规律。

秋，要求意志安逸宁静，不要烦忧浮躁。这样才能够缓和秋令的肃杀之气，才能适应"养收"的规律。

冬，使精神潜藏伏匿，以适应冬令"养藏"的规律。

三、失常的后果

（1）对脏器的影响：如下。

春——伤肝。

夏——伤心。

秋——伤肺。

冬——伤肾。

（2）间接影响：如下。

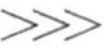

春——奉长者少，夏为寒变。

夏——奉收者少，秋为痎疟，冬至重病。

秋——奉藏者少，冬为飧泄。

冬——奉生者少，春为痿厥。

说明不注意四时养生之道，会内伤五脏精气，而失去适应气候变化的功能。因此，当气候转变之际，会发生寒变、痎疟、飧泄、痿厥等疾病。但这些疾病仅是举例而已，不能机械看待。至于其病机，待病能篇里再讨论，这里不多介绍。

小结

本节主要说明四时气候有春温、夏热、秋凉、冬寒的不同。自然界的一切植物，受了四时气候变化的影响，于是形成了春生、夏长、秋收、冬藏的自然规律。古人在日常生活实践中体会到自然界的气候变化，对人体有密切关系。所以在"天人相应"整体观念的基础上创立了这种养生理论和法则。

兹将本节经文归纳列表如下（表2-1）。

表2-1　四气调神

四时	自然界		养生方法				失常后果	
	现象	特点	起居适应	精神调摄	要求	目的	伤脏	间接影响
春三月	天地俱生 万物以荣	发陈（生）	夜卧早起 广步于庭 被发缓形	生而勿杀 予而勿夺 赏而勿罚	使志生	养生养	伤肝	奉长者少 夏为寒变
夏三月	天地气交 万物华实	蕃秀（长）	夜卧早起 无厌于日	若所爱在外	使志无怒 使华英成秀 使气得泄	阳养长	伤心	奉收者少 秋为痎疟 冬至重病
秋三月	天气以急 地气以明	容平（收）	早卧早起 与鸡俱兴	收敛神气 无外其志	使志安宁 使秋气平 使肺气清	养收养	伤肺	奉藏者少 冬为飧泄
冬三月	水冰地坼	闭藏（藏）	早卧晚起 必待日光 去寒就温 无泄皮肤	若有私意 若已有得	使志若伏 若匿	阴养藏	伤肾	奉生者少 春为痿厥

原文　夫四时阴阳者，万物之根本也。所以圣人春夏养阳，秋冬养阴，以从其根，故与万物沉浮于生长之门；逆其根则伐其本、坏其真矣。故阴阳四时者，万物之终始也，死生之本也。逆之则灾害生，从之则苛疾不起，是谓得道。（《素问·四气调神大论》）

[**提示**]　说明"春夏养阳、秋冬养阴"的重要意义。

本节是紧接前节作进一步的阐述。现分两个方面来讨论。

[**词解**]　"生长之门"："生长"是一切生物发展规律（生、长、化、收、藏）的简称。"门"是门户，犹言路径。这句话是说：生、长、化、收、藏是一切事物发展的自然规律（路径）。

"苛疾"：是指比较严重的疾病。王冰说："苛者重也。"

"得道"：是说懂得养生的道理。

一、适应四时阴阳的重要性

什么叫"四时阴阳"呢？我们知道，四时的气候是春温、夏热、秋凉、冬寒，虽然四时气候变化不同，但归纳起来，总的不外乎阴阳——春夏为阳、秋冬为阴。所以说："四时阴阳"就是指春夏秋冬四时的转移，是阴阳消长变化的过程。而四时阴阳的变化，促使万物发生"生、长、化、收、藏"的变化。换句话说，万物的整个发展过程，也就是阴阳消长变化的自然规律。所以说，"四时阴阳者，万物之根本也"；又是"万物之终始也，死生之本也"。

人是万物之一，当然不能脱离自然界而孤立存在。人的生活起居、精神活动，应该与四时自然环境相适应。那就必须采取"春夏养阳、秋冬养阴"的摄生方法，以顺应万物生长发展的自然规律。所谓"春夏养阳、秋冬养阴"也即是上节所说的养生、养长、养收、养藏的意义。另一方面，从人的生理来说，春夏阳气充沛。所以要从事养生、养长的摄生方法，像万物一样地充满着蓬勃的生长之气。但是也得注意阳气的保养，防止过度活动而阳气发泄太过，影响了人体的生长之气。人体在秋冬是阳气潜藏，阴气转盛。所以要从事养收、养藏的摄生方法，像万物一样地保持闭藏的现象，那就得注意保养人生的阴气，防止"起居无节""醉以入房"等断伤精气的反常生活，做到"阴平阳秘、精神乃治"。只有阴气充满和平，阳气才能闭藏。所以古人反复地指出"春夏养阳，秋冬养阴"，唯有这样才能和自然界的万物一样地适应生、长、收、藏的自然发展规律。

二、不适应四时环境的危害性

"逆其根则伐其本、坏其真矣。"

就是说，如果违反了以上所说的这个养生原则，就会损伤人体的本元、真气，引起不良的后果。因为阴阳失于平衡，而就有偏胜现象，偏胜则病，这是发病的根本机制。所以说"从之则苛疾不起，是谓得道"。

小结

这一节总的精神是说四时阴阳的变化和人体有密切关系。因此，人类的生活方式和思想活动都要和外界取得协调，以适应四时阴阳的变化。

原文 贼风数至，暴雨数起，天地四时不相保，与道相失，则未央绝灭。惟圣人从之，故身无奇病，万物不失，生气不竭。(《素问·四气调神大论》)

[**提示**] 从恶劣的气候中显示出摄生的优越性。

前面已讨论过，在正常的自然环境下，人们怎样适应的问题。故本节则假设一个恶劣的自然环境来说明"摄生"的优越性和重要意义。现将本节经文分两个方面讨论。

一、恶劣的自然环境对万物的影响

"贼风数至……则未央灭绝。"

本来，风雨是一般生物所必须的，如古人所说：五日一风、十日一雨。也就是说：如果风调雨顺，植物便会生长茂盛。反之，风雨超过正常限度，就会对植物起破坏作用，促使生物的毁灭。下面我们就经文来谈谈贼风暴雨的影响。

连续不断地刮大风、下大雨，自然界四时的气候不能保持正常，紊乱了生长收藏的秩序，破坏了万物生长的规律，万物在这种恶劣的影响下，就不能得到正常生长发育，往往中途便死亡了。这是天道失常的例子。

二、显示出摄生的优越性

"惟圣人从之，故身无奇病，万物不失，生气不竭。"

这是说，外界的环境虽然这么恶劣，但懂得摄生，通达事理的人，能够顺从这种气候的变化(能够适应和趋避，当然本身有一定的抵抗力和适应力)，所以不会有什么病。这是由于他没有违反万物的自然发展规律，而他的生机不会断绝。像这种情况，我们在生活中是屡见不鲜的。例如很多人生活在一起，突然遭到气候的剧烈变化影响，在这种情况下，可能有少数会因是而发病。其所以发生疾病的原因，不外乎两个方面：一是人体正气（抵抗力）的强弱关系；二是对气候的变化能否防护回避的关系。这可以说是发病与否的关键。

小结

本节总的精神是指出人们如果懂得摄生，即使处在恶劣的自然环境中，也能够保持身体的正常。

原文　风者，百病之始也。清静则肉腠闭拒，虽有大风苛毒，弗之能害。此四时之序也。（《素问·生气通天论》）

［**提示**］　说明精神和形体的活动与健康有关。

［**词解**］　"清静"：包括两个内容，形体活动方面，要求不妄作劳；思想活动方面，要求恬憺虚无。故王冰说："夫嗜欲不能劳其目，淫邪不能惑其心，不妄作劳是谓清静。"如图 2-5。

$$清静\begin{cases}形体活动——不妄作劳\\思想活动——恬憺虚无\end{cases}指善于保养身体$$

图 2-5　清静的内容

"肉腠"：指肌肉和腠理。腠理即是汗孔。

"闭拒"：可理解为肌肉和腠理能及时开阖，抗拒外邪的作用。

"大风"：剧烈、厉害的风。

"苛毒"：剧烈的致病因素。

"大风苛毒"合起来说，就是指外界剧烈致病因素。

本节原文第一句指出"风者，百病之始也"，说它善行而数变。这也就是指外界能致人于病的因素。

这一节总的精神就是说：如果善于保养身体，做到志意清静适当劳动的人，则元气充足，肌肉结实，腠理致密，皮肤有了坚强的抵抗力，虽然外界有剧烈的致病因素，也不会受到什么影响。

小结

本节是强调保养身体的重要性，通过这一节的讨论，更进一步地认识到"正气存内，邪不可干"的理论的正确。

原文　阳气者，一日而主外，平旦人气生，日中而阳气隆，日西而阳气已虚，气门乃闭。是故暮而收拒，无扰筋骨，无见雾露。反此三时，形乃困薄。（《素问·生气通天论》）

［**提示**］　说明阳气在昼夜活动的情况，并指出保养的方法。

一、阳气在人体活动的一般情况

这里所谓"阳气"，是仅指卫气而言。它有营养肌肤、产生体温和抵抗外邪的功能。《灵枢·营卫生会》说："卫气行于阴二十五度，行于阳二十五度，分为昼夜。"（这留待以后讨论藏象时再作详细讨论）现在我们首先知道阳气在人体的活动，不只限于白昼，而是昼夜都在人体周流循环、运行不息。所以本文"一日而主外，平旦人气生，日中而阳气隆，日西而阳气已虚"，这一段原文是指出人体在白昼时体表阳气的变化。至于阳气在人体内部活动的情况，本文虽没有谈到，但我们并不能因此而认为阳气在人体内部就不活动了。因为阳气是周流不息，循环于人体的内外，有体表的活动，必有其体内的活动。

阳气在人体表面为什么"平旦""日中""日西"三个不同时间含有"生""隆""虚"三种不同的活动变化呢？这主要是由于中医学的理论具有天人相应的观点。例如言天地间昼夜的阴阳变化，在《素问·金匮真言论》说："平旦至日中，天之阳，阳中之阳也；日中至黄昏，天之阳，阳中之阴也；合夜至鸡鸣，天之阴，阴中之阴也；鸡鸣至平旦，天之阴，阴中之阳也。故人亦应之。"

从这节经文来看，天地间的阳气，是以日中为最盛；"平旦"是阳从阴生；"黄昏"是阳渐虚而阴渐长。人体功能在正常情况下是和周围环境保持平衡、统一的。因此，人体的卫外阳气，也要随着环境的阴阳消长而消长。但又须明确，晚上人体体表阳气衰，并不是说整体的阳气衰，乃由于阳气闭藏于内的关系。这种适应环境的盛衰,是人体阳气正常的活动现象。

二、阳气的保养方法

阳气卫外而为固的功能,在上面已经讨论。因此,我们知道阳气和周围环境是应该取得平衡和协调的。简单地说:就是唯有平衡和协调的情况下,才能不病。所以要"阳气"能经常保持平衡和协调,那就必须注意保养的方法。

经文告诉我们:"气门乃闭,是故暮而收拒,无扰筋骨,无见雾露。"这就是说,人体阳气,在薄暮时间已趋向内移,内移后,而体表的阳气活动已呈收敛、闭拒的状态。在这个时候就应该无扰筋骨,无见雾露。浅显地说,就是白昼的一切活动,到了晚上就该休息,使阳气能够收敛,皮肤能够闭拒,不要碰到雾露。为什么呢? 因为这时人体的阳气已经闭藏,不宜再过分活动以发泄阳气,影响阳气的闭藏;同时,由于体表阳气衰微,很容易遭受雾露等阴寒之邪侵袭而影响人体的健康。这就是强调,违反了"适应阴阳消长"的生活规律(如晨昏颠倒等),形体就会困疲衰弱。

《素问·生气通天论》有这样一段话:"阳气者,若天与日,失其所则折寿而不彰。"从阳气好比自然界的天和日光的精神来看,可知古人对人体阳气的保养是非常重视的。阳气的运行正常与否,是决定寿命长短的主要一环(这仅就本章而言,当然也不是绝对的)。所以失于保养,便会招致病邪的侵袭而发生疾病。

小结

　　这是从自然界中阳气消长的关系,指出人体体表阳气的隆盛与衰微。从而说明人的生活作息,一定要适应外界气候的变化。

　　通过这一节的讨论,使我们认识到古人这种养生方法的细致,指出人们在适应自然变化上,不仅要顺四时之序,即使在一日之中,亦应该保持平衡与协调。这也就是"法于阴阳"的具体说明。

原文　　五劳所伤,久视伤血,久卧伤气,久坐伤肉,久立伤骨,久行伤筋,是谓五劳所伤。(《素问·宣明五气》)

[提示]　说明作息要有适当的调节。

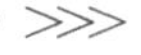

本节经文是对第一节"起居有常，不妄作劳"的句子中，作了一个具体的说明。现分劳动、休息两个方面来讨论。

一、劳动方面

[词解] "劳"：指太过的意思，凡是生活中有太过的话皆可称劳。

"久"：指过度而言。

古人要求"形劳而不倦"，体力劳动与脑力劳动都应该有一定的限度。如违反了正常规律的活动，对身体都会产生不良的影响。本文即是指出在生活上，不注意调节对人体的危害性。

（1）"久视伤血"：视物是眼的功能。眼睛能视物，是依靠精气血液的营养；眼睛所以能辨黑白长短，反映客观形形色色的事物，则又主要是心主神的作用。张景岳说："久视则劳神，故伤血。"《灵枢·营卫生会》说："血者神气也。"从而可知久视伤血，是先伤及心神的关系，而血之循环，神之活动，皆主宰于心，故又意味着影响心脏的功能。

（2）"久行伤筋"：这是由于过度行走，使两腿上的筋过度活动，从而导致筋伤。而筋的一切活动又关系到肝的功能，所以久行伤筋，又包含着伤及肝脏的意义。

（3）"久立伤骨"：张隐庵说："久立则伤腰肾膝胫，故伤骨。""肾主骨"（《素问·宣明五气》），就是指出由于久立而导致肾功能失常，从而影响了骨骼组织的健康。

伤筋与伤骨是互有关系的，我们不该把它截然分开。由此，我们体会到人是要活动的，但不能没有规律，正如华佗所说："人体欲得劳动，但不当使极耳。"

二、休息方面

休息，本来是消除疲劳、调节身心的最好方法，但过度和不正常的休息，也会引起机体活动能力的减退。

（1）"久卧伤气"：睡卧时间过长会伤肺气。因为肺主一身之气，过度卧床，易使肺缺乏新鲜空气的调节，肺的功能不强健，所以人体的"气"也因此而受伤。

（2）"久坐伤肉"：运动能够使人体气血运行通畅，气血运行通畅，可以温养肌肉，所以经常运动的人，肌肉发达，身体强健。相反的，如果终日埋头几案，不事运动，则气血流行不畅，影响肌肉健康。所以张景岳说："久坐则血脉滞于四肢，故伤肉。"另一方面，人体缺少运动，对脾胃的消化亦有影响。脾不能为胃输布精气，以营养全身，亦足以伤及肌肉。由于脾与肌肉有密切关系，故久坐伤肉，又意味着伤及脾运的功能。

小结

　　总的来说，本节经文从视、卧、坐、立、行五种太过能伤及血、气、筋、肉、骨，以及五脏功能，以示人在日常生活中，不仅要有规律，而且要很好地调节，任何方面太过或不及，都能致人于疾病。同时，启示我们要注意经常性的体力劳动锻炼，有了经常锻炼，就是多劳动，也不致那么容易疲劳。

　　原文　阴之所生，本在五味；阴之五宫，伤在五味。是故味过于酸，肝气以津，脾气乃绝；味过于咸，大骨气劳，短肌，心气抑；味过于甘，心气喘满，色黑，肾气不衡；味过于苦，脾气不濡，胃气乃厚；味过于辛，筋脉沮弛，精神乃央。是故谨和五味，骨正筋柔，血气以流，腠理以密，如是则骨气以精，谨道如法，长有天命。（《素问·生气通天论》）

　　［**提示**］　指出五味偏嗜对健康的影响。

　　本节经文首先指出："阴之所生，本在五味；阴之五宫，伤在五味。"这就是说，人的形体的生长所需要的营养物质，如精血、津液等，是来源于饮食物的五味，但五脏（五宫）功能的伤害，又可导源于五味。对其中的机制，分别讨论如下。

一、五味偏嗜的病理机转

（1）"味过于酸"："味过于酸，肝气以津，脾气乃绝。"

　　［**词解**］　"津"：指太盛，又溢也。张景岳说："津，溢也。"

　　酸味本来是有滋养肝的作用，但食酸太过，反能伤肝，引起肝气偏胜；肝气偏胜势必克害脾土，而致脾运失常；水谷精气的来源因而不足。所以说"肝气以津，脾气乃绝"。《素问·五藏生成》说："多食酸则肉胝胎而唇揭。"亦说明了酸味能伤及脾脏运化精微的功能，而致肌肉失于营养，产生肉胝胎而唇揭的病理变化（按：肉胝胎而唇揭，是指皮肉变厚而皱缩，口唇也会掀起外露的意思）。

　　（2）"味过于咸"："味过于咸，大骨气劳，短气，心气抑。"

　　［**词解**］　"劳"：劳伤的意思。

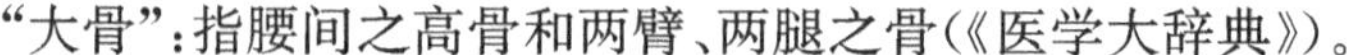

"大骨"：指腰间之高骨和两臂、两腿之骨(《医学大辞典》)。

咸味先入肾,肾主骨,故多食咸味则伤肾,肾伤则骨亦伤。所谓"短肌",指肌肉萎缩。"心气抑",是心气被抑遏的意思。这是由肾病而克害心脏,肾水渍心,以及反侮脾土(脾主肌肉)的关系。

(3)"味过于甘"："味过于甘,心气喘满,色黑,肾气不衡。"

甘本入脾,故过食甘味可伤脾胃之气,便可引起心下(胃脘)胀满,而气逆不舒。故《素问·奇病论》说："甘者令人中满。"脾土太过,克害肾水,以致肾气失去平衡而发生疾病。肾病则面黑,与《金匮要略》"甘入脾,脾能伤胃"的说法是相一致的。

(4)"味过于苦"："味过于苦,脾气不濡,胃气乃厚。"

[**词解**] "厚"：张景岳说："脾气不濡,则胃气留滞,故曰乃厚。厚者胀满之谓。"根据张氏所言,此"厚"字不是说胃气盛,而是形容胃功能之呆滞。

苦味先入心,过食苦味可伤及心气;心脾有火土相生的子母关系,故心病别脾气不运。脾不能为胃行其津液,故胃气呆滞,而致发生消化不良和胀满等证状。此又说明母病及子的意义。

(5)"味过于辛"："味过于辛,筋脉沮弛,精神乃央。"

[**词解**] "沮弛"：张隐庵说："沮,遏抑也。弛,松缓也。"总的说,"筋脉沮弛"是指筋脉发生阻滞不便利和松缓等失常的现象。

辛味入肺,过食辛味则伤肺;肺气太过则克害肝木,而引起筋脉失去正常的功能。辛能伤气,气伤则神伤,故发生精神衰弱等现象。

以上是说明五味偏嗜太过的危害性,运用五行的生克规律,说明其发病的机制。但是,我们必须明确五味所伤,并不是这样千篇一律的。这仅是古人举例来说明饮食必须要调和五味。同时,五味的性能亦有所不同,例如同一苦味有苦寒、苦温之别。因此,对人体的影响来说,亦就各有不同。

二、调和五味的重要性

古人认为饮食物需要调和五味,才能对人有益,如果有偏嗜的习惯,那就能引起内脏的偏胜而致病。

所以注意饮食五味的调和,是养生的一个重要环节。只有这样,才能使机体保持正常的健康,使骨骼坚固、筋脉柔和、气血流通、腠理固密,享有天赋的寿命。

小结

　　本节总的精神是指出饮食五味的失调，能引起各方面的病变。所以指出人的养生法则是"谨和五味"，也就是要求"食饮有节"。

　　原文　圣人不治已病治未病，不治已乱治未乱。夫病已成而后药之，乱已成而后治之，譬犹渴而穿井，斗而铸兵，不亦晚乎。（《素问·四气调神大论》）

　　［**提示**］　指出治未病的意义及其重要性。

本节经文，我们主要讨论一下什么叫作治未病和治未病的重要意义。

一、防止疾病的发生

　　关于这一点，在前几节里都有提及，如四时环境的适应，精神的保养，体格的锻炼，生活有规律等，都是属于预防疾病的范畴。

　　如《素问·阴阳应象大论》说："圣人为无为之事，乐恬憺之能，从欲快志于虚无之守，故寿命无穷，与天地终。"这就是指出聪明能干、明达事理的人，主张清静愉快，用适应自然的方法来增长寿命（这方面的道理，不多重复了）。

二、治疗过程中预防疾病的传变

　　我们知道，临床上对疾病的治疗中，必须注意防止疾病的传变和并发病的发生。如《金匮要略》说："夫治未病者，见肝之病，知肝传脾，当先实脾。"就是说，为了预防疾病的传变，抑止病情的发展，如肝将要传脾（即肝木克脾土的道理），就须先去补脾，使脾土健旺，中气充足，肝木就不能克伐了。《素问·刺热》说："病虽未发，见赤色者刺之，名曰治未病。"这个治未病，即指早期治疗的意思。"赤"：病色。"刺之"：指治疗，古人多用刺法治病。

小结

　　这一节总的精神就是说预防重于治疗。这和现代的"预防为主"的基本精神是一致的。

　　古人为了强调预防的重要性，更引用了"渴而穿井，斗而铸兵"这两个比喻来警惕大家。也就是说，有了病才去治疗，好像渴了才去凿井，发生了战斗才去铸兵器，那就已经晚了。由此可见，古人对预防医学的重视。

结　语

在本章经文中，首先指出了长寿和早衰的原因，而关键在于能否注意摄生。如果能懂得"法于阴阳""和于术数""食饮有节""起居有常""精神内守"等摄生法则，就能"度百岁乃去"；如不注意养生的人，就半百而衰。这种明显的对比，对人们的启发是很大的。

古人认为人与自然界有不可分割的联系，人的机体是个统一的整体，因而提出了人们要适应四时的自然规律。另一方面，古人还体会到疾病的发生，虽然和外在的病邪有关，但一定要在人体正气不足的情况下才能生病。假若正气充足，那么，虽有致病因素的存在，亦不一定会生病。所以古人对摄生的基本论点：一是天人相应的整体观念；二是"正气存内，邪不可干"，内因决定外因的观念。

本章经文中所论摄生的方法，有下列四个方面。

一、精神的保养

（1）要保持思想活动正常和精神愉快。所以说能够做到"恬憺虚无"，才能达到"真气从之，精神内守，病安从来"的目的。

（2）精神的活动一定要适应外在的环境，特别是四时气候的变化。所以春三月要"生而勿杀，予而勿夺，赏而勿罚"；夏三月要"使志无怒"；秋三月要"使志安宁"；冬三月要"使志若伏若匿……"；等等。

二、体格的锻炼

要求经常注意体格锻炼。所以第一节中即指出了要"和于术数"。至于具体的方法，如《素问·遗篇刺法》叙述了"咽气吞津"的方法，也是导引术的一种，与现代气功疗法相似，也属于"和于术数"的范畴。

三、饮食起居的调节

指出了日常生活中，应当"食饮有节""起居有常""不妄作劳"，且批判了那些"以酒为浆，以妄为常"的反常生活习惯。在作息的时间上，春夏应该"夜卧早起"，秋季要"早卧早起"，冬季要"早卧晚起"，在劳动休息方面也要有调节。相反，如久视、久行、久立以及久卧、久坐等都能影响身体健康。在饮食方面也具体地指出了饮食五味的摄取应调和，如果偏嗜或过食，均能伤害五脏，影响身体健康。

四、适应周围环境

如《素问·四气调神大论》所说的春三月、夏三月等，其主要是反复说明如何适应四时气候和周围环境变化的方法，也正是"法于阴阳"以及"春夏养阳，秋冬养阴"的具体说明。同时，更细致地指出了人体的适应能力不只是随着四时气候的转变而变化，即使在一日之中，亦同样有所变化。所以，周围环境的一切变化，对机体都会发生影响。而我们在生活作息方面，又必须要适应这种变化的能力，才能维持健康。另一方面，在日常生活中又必须要避免外邪的侵袭。所谓"虚邪贼风，避之有时"，这一句话正是说明了这一问题。

古人为了进一步说明养生的效果，更指出了养生有素的人，由于身体抵抗力增强，即使在比较恶劣的环境中，也能保持健康。所以，古人强调了要从"摄生"来预防疾病。这种"不治已病治未病"的预防精神，是符合"预防为主"的原则的。

第三章

藏　象

概　言

一、藏象命名含义

"藏"，是指内脏，主要是五脏六腑。因它居于人体内部，所以称之为"藏"。"象"，是指脏腑的形态，以及表现在体表的生理现象。考"藏象"二字，始见于《素问·六节藏象论》"帝曰：藏象何如？岐伯曰：心者，生之本，神之处也，其华在面，其充在血脉，为阳中之太阳，通于夏气……肺者，气之本……"等记载。藏象的意义，概括如下（图 3-1）。

脏——藏也——藏居于内
象——形象——形见于外 } 故称藏象

图 3-1　藏象的意义

古人对于脏腑的认识，是建立在"阴阳五行"和人与自然相应的理论基础上的。所以张隐庵解释说："论脏腑之形象，以应天地之阴阳也。"就是认为内在的脏腑功能活动，是和天地之间的阴阳相适应的，说明人体内脏和外界环境有着密切的关系。

二、藏象的范围和内容

（一）藏象的范围

它包含着广义的和狭义的两方面。广义的，指的是五脏（心、肝、脾、肺、肾）、六腑（胆、胃、大、小肠、三焦、膀胱）、奇恒之腑（脑髓、骨、脉、胆、女子胞）、营

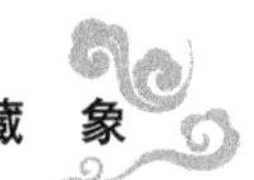

卫气血、精气津液等形态和生理功能，以及内脏与外在组织器官之间的关系等。狭义的，单指五脏、六腑而言。所以对于脏腑总的概念，是包含着以下的两个方面。

（1）脏腑的形态——实质器官的形态、大小、部位等。

（2）脏腑的生理——各脏腑的功能活动和脏腑之间，脏腑与组织器官之间，以及脏腑与外在环境的关系等。

本章的内容，限于篇幅和讲课时间，所以主要是着重讨论脏腑的生理方面，而对于脏腑的形态方面则从略。

（二）本章的主要内容

本章主要内容是：介绍内脏的生理功能，和内脏与外在组织器官之间的相互关系；他如营卫气血、精气津液的生成和功能及其循行；以及人的生长衰老死亡过程中的发展变化等。这些内容，都是和脏腑的生理功能分不开的。因此也在本章中作重点讨论。至于经络，也是属于藏象的范畴，但它另具有一套独特的完整的理论体系，故另列在经络章内讨论。

三、脏腑的基本概念

古人对于脏腑的认识，是以"阴阳五行""人与自然相适应"作为思想指导，认为人体复杂的生命活动，都是起源于内脏的功能，内而消化、循环，外而视听、言行，无一不是内脏功能活动的表现，所以内脏的活动，实质上就是人体整个生命的活动。因此，把人体看作是一个统一的整体。认为脏腑的功能活动，不是孤立进行的，而是相互制约、相互依存的。具体地说，就是脏与脏，脏与腑，腑与腑，内脏与体表组织，人体内脏与外界环境，都有密切的有机联系。

（一）脏与脏的关系

这是在五脏生理功能的基础上，运用五行相生相克的理论，来说明脏与脏之间的相互依存、相互制约关系。例如，《素问·阴阳应象大论》说："肝生筋，筋生心"；"心生血，血生脾"；"脾生肉，肉生肺"；"肺生皮毛，皮毛生肾"；"肾生骨髓，髓生肝"。这就是说木（肝）能生火（心），火能生土（脾），土能生金（肺），金能生水（肾），水能生木的相互资生关系，又如《素问·五藏生成》说："心之合脉也……其主肾也；肺之合皮也……其主心也；肝之合筋也……其主肺也；脾之合肉也……其主肝也；肾之合骨也……其主脾也。"所谓"主"，在这里即制约之意。就是说，

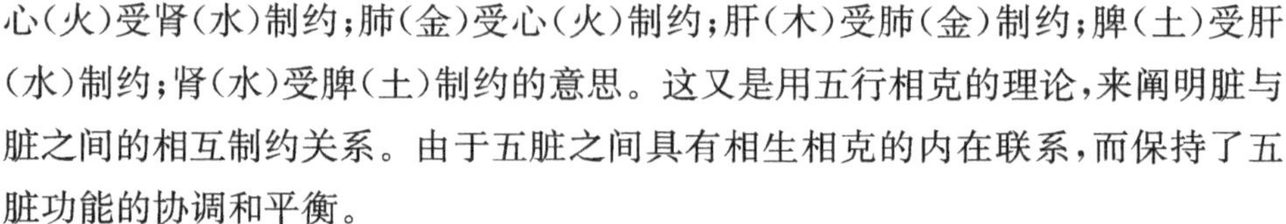

心（火）受肾（水）制约；肺（金）受心（火）制约；肝（木）受肺（金）制约；脾（土）受肝（木）制约；肾（水）受脾（土）制约的意思。这又是用五行相克的理论，来阐明脏与脏之间的相互制约关系。由于五脏之间具有相生相克的内在联系，而保持了五脏功能的协调和平衡。

（二）脏与腑的关系

这种关系，是运用阴阳对立统一法则来说明脏与腑的表里关系。例如，《灵枢·本输》："肺合大肠……心合小肠……肝合胆……脾合胃……肾合膀胱……"五脏功能主藏精气，故属阴；六腑功能主消化和排泄，故属阳。阴主里，阳主表。这样就形成了阴阳表里相合的关系。然而脾合胃，肝合胆，肾合膀胱，它们在解剖部位上，生理功能上，以及经络的循行上，是有显著的配合关系。而心合小肠，肺合大肠，则心肺在膈上，大小肠在膈下，何以能相配合呢？但事实告诉我们，它们不但在经络的循行上，而且在生理上也有着相合关系，这种关系，可以从病理表现和治疗效果上得到证实。例如：肺气喘满壅塞，往往可以引起大肠的壅塞不通；大肠的便闭不通等疾，也可导致肺气不利。在治疗上，往往可以宣通肺气而治愈大肠的壅塞；反之，通利大便，也可以解除肺气的喘满闭塞。这种现象在临床上是屡见不鲜的。由于如此，我们在临床上诊断和治疗疾病的时候，就得考虑到脏腑表里阴阳的关系，才能够完整地、全面地了解疾病的本质。所以说，脏腑的配合，是古人通过观察人体的生理现象和病理变化所体验出来的，并不是凭空想象出来的东西。

（三）腑与腑的关系

腑与腑有共同协作进行传化水谷功能的联系。我们知道，胃主受纳水谷，小肠主济泌别汁，大肠主传导糟粕，膀胱主水道排泄，三焦主气化。水谷入胃以后须要经过上述主要器官的通力协作，才能化生精微，传化糟粕，完成整个消化排泄的使命。这是腑与腑之间在功能上的密切联系。

（四）内脏与体表组织的联系

脏腑虽然深藏在体内，但是它和外在组织器官都有着密切的联系。《素问·五藏生成》说："心之合脉也，其荣色也；肺之合皮也，其荣毛也；肝之合筋也，其荣爪也；脾之肉也，其荣唇也；肾之合骨也，其荣发也。"《素问·阴阳应象大论》："肝……在窍为目。心……在窍为舌。脾……在窍为口。肺……在窍为鼻。肾……在窍为耳。"这些经文都是说明内脏与体表组织器官的关系。掌握了这些理论，更可以体验到人体的完整统一性。

（五）人体内脏与外界气候的关系

人生活在大自然界里，与自然界的气候以及周围环境的变迁是息息相关的。因为人体内脏功能活动的结果，才能适应这些外在经常变迁的自然环境。因此人体内脏功能活动，和外界自然气候也有着密切的联系。这种理论我们在前面阴阳五行、摄生两章中已经讲得很多，在这里不必再赘述了。

总之，《内经》认为人体脏腑的功能活动，绝不是孤立的，是具有整体的统一性。苏联华格拉克教授 1957 年在中华医学会等五个学会全国代表大会上说："在中医的概念中，认为脏器不单是形态学上的一个单位，而且是一个功能单位。这个认识肯定是进步的。"因此我们学习藏象时，不能以机械的眼光来对待每一个脏腑的生理功能；同时也必须同前面的阴阳五行和后面的经络、病能等章联系起来，相互参照，始可得到全面的理解。

原 文 讲 解

原文　黄帝问曰：愿闻十二官之相使，贵贱何如？岐伯对曰：悉乎哉问也！请遂言之。心者，君主之官也，神明出焉。肺者，相傅之官，治节出焉。肝者，将军之官，谋虑出焉。胆者，中正之官，决断出焉。膻中者，臣使之官，喜乐出焉。脾胃者，仓廪之官，五味出焉。大肠者，传道之官，变化出焉。小肠者，受盛之官，化物出焉。肾者，作强之官，伎巧出焉。三焦者，决渎之官，水道出焉。膀胱者，州都之官，津液藏焉，气化则能出矣。凡此十二官者，不得相失也。故主明则下安，以此养生则寿，殁世不殆，以为天下则大昌；主不明则十二官危，使道闭塞而不通，形乃大伤，以此养生则殃，以为天下者，其宗大危。戒之戒之！（《素问·灵兰秘典论》）

［**提示**］　本节经文以取类比象方法来阐明内脏十二官的功能和心的领导作用。

本节分两大段来解释：第一段从"心者，君主之官……气化则能出矣"，主要是说明十二官的功能；第二段从"凡此十二官者……戒之戒之！"主要说明心在十二官中的领导作用。

［**词解**］ "相使"：是相互联系的意思。

"贵贱"：是有主有次的意思。

"官"：是旧时代职务的称号。唐容川："官为所司之事也，无病则各守其职，有病则自失所司。"本节是以取类比象来说明内脏的不同功能，所以这个"官"字就是指"功能"而言。

一、十二官功能的讨论

（1）心："心者，君主之官，神明出焉。"

［**词解**］ "君主"：是封建王朝最高权力的统治者。古人认为心是人体生命活动的主宰，在脏腑中居领导地位，所以称之为"君主"。

"神明"：它的意义很广泛，这里是指心的功能表现。以现代语汇来讲，即是人的精神活动和思想意识的表现，称之为"神明"。

《内经》认为心的生理功能有两个方面，如图 3－2。

$$心\begin{cases}1.\ 主血脉——血脉循环\\2.\ 藏神——思想意识和精神活动\end{cases}为一身之主导$$

图 3－2　心的生理功能

例如，《素问·痿论》："心主血脉。"《素问·五藏生成》："诸血者皆属于心。"本节："神明出焉。"《素问·调经论》："心脏神。"都是说明心脏有主血和主神明两个方面的生理功能。

心为君主之官，是内脏十二官功能活动的领导，人的一切精神意识和生理功能活动，都是心的功能活动体现。《灵枢·邪客》说："心者五藏六府之大主，精神之所舍。"徐灵胎说："心为一身之主，脏腑百骸皆听命于心，故为君主；心藏神，故为神明之用。"

根据经文含义以及古人解释，对"君主"和"神明"这两个名词可以进一步理解：心为一切精神意识活动的主宰，有领导全身功能活动的作用，故称为"神明"（所谓"神明"，乃有灵敏不昧之意）。

（2）肺："肺者，相傅之官，治节出焉。"

［**词解**］ "相傅"：傅同辅，有辅佐、协助的意思。就是说肺对心有协助作用。

"治节"：治理调节的意思，是指肺对其他内脏以及营卫气血有一定的调节功能。张景岳说："肺与心皆居膈上，位高近君，犹之宰辅。肺主气，气调则营、卫、脏、腑无所不治。"就是说，肺主一身之气机，肺气调和则气机通畅，脏腑、营卫气血始能有正常的活动。如图 3 - 3。

$$肺主治节\begin{cases}肺司呼吸——呼吸精气以充养全身\\肺朝百脉——通调气血,内溉脏腑,外营皮毛\end{cases}$$

图 3 - 3　肺主治节

说明肺主气,司呼吸,又受朝于百脉,与心同居膈上,好像宰相辅助君主一样,治理全身。这是以比象方法说明肺的功能,以及和心的相互关系。

(3) 肝:"肝者,将军之官,谋虑出焉。"

[**词解**] "将军":武官名。古代武官性多刚强急躁,好动而不好静。古人用取类比象方法,以将军性格来比喻肝脏的性能。如吴崑说:"肝气急而志怒,故为将军之官。"这是因为古人在临床实践中观察到有些人因为大怒,往往影响到肝的正常功能活动,所以说:"大怒伤肝。"在临床上有许多肝阳偏旺的人,性情大多急躁,这是肝气急而志怒的特性。

"谋虑":是深谋远虑,筹划对策之意。《灵枢·师傅》说:"肝者,主为将,使之候外。"意思是说,肝脏有深谋远虑、筹划策略、防御外侮的功能。因此,我们可以体会到"将军"和"谋虑",都是形容肝的特性和肝的功能活动。"谋虑"又是属于精神意识范畴,但是肝的谋虑还需要胆作出决断。

(4) 胆:"胆者,中正之官,决断出焉。"

[**词解**] "中正":是处理事物不偏不倚,正确的意思。

"决断":决定判断,对事物作出最后的处理。王冰说:"刚正果决,故官为中正,直而不疑,故决断出焉。"张景岳说:"胆禀刚果之气,故为中正之官而决断所出。胆附于肝,相为表里,肝气虽强,非胆不断,肝胆相济,勇敢乃成,故曰决断出焉。"

根据这两家的注释,我们可以理解到肝主谋虑,胆主决断。肝胆在脏腑关系上是互为表里,只有肝所主的"谋虑"和胆所主的"决断",二者相互结合、相互为用,人的精神意识才有正常的表现。如果二者功能不协调,或者胆气虚,则会产生病变现象。如《素问·奇病论》所说:"肝者中之将,取决于胆。"又说:"此人者,数谋虑不决,故胆虚,气上逆而口为之苦。"这不仅说明了肝胆的相互关系,同时,也指出了因胆病而引起的"谋虑不决"的证象,便是胆失去"决断"本能的具体表现。

(5) 膻中:"膻中者,臣使之官,喜乐出焉。"

［**词解**］　"臣使"：表达君主命令、意志的官员。在这里是指膻中保卫心脏，代心行令的意思。

"喜乐"：喜为心志，膻中能代心行令，所以说，喜乐由膻中传出。

膻中的意义，在《内经》中包括两种：①气海——胸中部位，以两乳间膻中穴立名。②心包络——为心脏外围之络膜。

膻中，一指气海，如王冰说："膻中者，在胸中两乳间，为气之海。"一指包络，如《灵枢·胀论》说："膻中者，心主之宫城也。"由此可知，膻中实包括"气海"和"包络"两个意义。关于包络，又有三种名称：一为包络；一为心主；一为膻中。滑寿说："以'用'言则为心主，以'经'言则为包络。"根据滑氏的见解，我们也可以这样理解：以部位言则称为膻中。三者实为一体。本节的"膻中"是指"包络"，而非指"气海"。

膻中贴近君主，好似君主的臣使，能代心行令，心志为喜，心所喜乐，必然由膻中传出，所以经文说："喜乐出焉。"并非膻中本身发出"喜乐"，而是膻中传出心的"喜乐"；膻中的另一种功能，就是它居于心之外围，有保护心脏和代替心脏受邪作用。如《灵枢·邪客》："心者，五藏六府之大主也……邪弗能容也，容之则心伤，心伤则神去，神去则死矣。故诸邪之在于心者，皆在于心之包络。"所以后世温病学说中，如叶天士所说的"温邪上受，首先犯肺，逆传心包……"等学说，也是从这个理论基础上发展而来的。

（6）脾胃："脾胃者，仓廪之官，五味出焉。"

［**词解**］　"仓廪"：《荀子·富国》杨惊注："谷藏曰仓，米藏曰廪。"总的意思是指脾胃有贮藏和消化饮食物的功能。

"五味"：是酸、苦、甘、辛、咸，指饮食物都要经过脾胃消化吸收，为营养成分的来源，所以说"五味出焉"。

脾和胃在功能上有着极为密切的联系，故本节经文把它们合并在一起讨论。

脾和胃是受纳、消化水谷，运输精微的主要器官。饮食入胃后，经过胃的腐熟、消化，然后再经过脾的运化，其中精微的部分输送于全身各部，为后天营养的泉源。归纳如下（图3－4）。

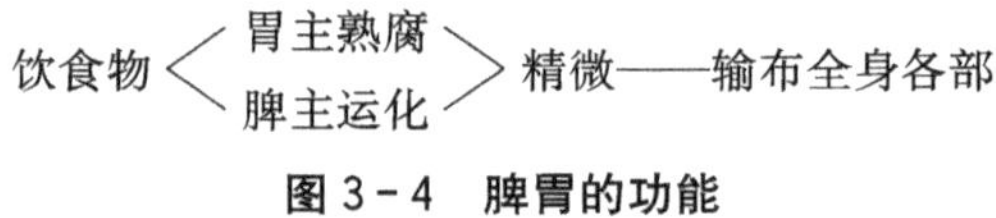

图3－4　脾胃的功能

张景岳说："脾主运化,胃主受纳,通主水谷,故皆为仓廪之官。五味入胃,由脾布散,故曰五味出焉。"

《灵枢·玉版》说："人受气者谷也;谷之所注胃也;胃者水谷血气之海也。"

《素问·太阴阳明论》:"脾为胃行其津液也。"

这都是说,水谷必经过脾胃的共同合作,才能不断地消化水谷,运化精微,维持全身的营养。所以后世学者往往把它和肾脏的功能相提并论,而有"肾为先天之根,脾胃为后天之本"的说法。可见脾胃功能在人体的重要性。

脾的另一功能是运化水湿。如果脾气虚弱,失却了运化水湿的能力,即会发生水肿疾病。《素问·至真要大论》说："诸湿肿满,皆属于脾。"因此,治疗这类疾病时,采取健脾利湿的方法,常收到良好的效果。

古人对于胃的功能也很重要,因为胃气的强弱,关系到人的生命。如《素问·玉机真藏论》说："五藏者,皆禀气于胃;胃者五藏之本也。"《素问·平人气象论》说："平人之常气禀于胃,胃者平人之常气也。人无胃气曰逆,逆者死。"因此,在诊断疾病中,往往以胃气有无作临床判断预后凶吉的依据,即"有胃气则生,无胃气则死"。

总的来说,胃主腐熟水谷,脾主运化精微,二者分工合作,共同完成后天营养任务。它们之间不论任何一方有了障碍,就会影响另一方面的工作,因而整个给养任务,就不能很好地完成。也就是说,脾病能影响到胃,胃病也能影响到脾,不论脾病或胃病,都能造成后天供养的不同。

(7) 大肠、小肠

1) 小肠主化物而分清浊:"小肠者,受盛之官,化物出焉。"

[词解] "受盛":是承受的意思,是说小肠居于胃下而接受胃中之水谷。

"化物":消化饮食物,分别清浊之意。

小肠主要功能是承接胃所腐熟水谷,再经过一次消化和分别清浊的作用,使精华部分营养全身,糟粕归于大肠,水液归于膀胱,完成它的化物任务。

2) 大肠主传导糟粕:"大肠者,传道之官,变化出焉。"

[词解] "传道":道,同"导"。是传导输送的意思。

"变化":指排出的粪便不同于摄入的饮食。

就是说,大肠主要的功能,是接受小肠移下来的食物废料,定时的从肛门排出体外。饮食物的消化过程，至大肠已为最后一个阶段，所以传导糟粕排出体外，是大肠的基本功能。

兹将小肠和大肠功能示意如下（图 3-5）。

$$\text{大肠、小肠分别清浊（化物）}\begin{cases}\text{精华营养全身各部}\\\text{水液归膀胱排出为尿}\\\text{糟粕移于大肠排出为粪}\end{cases}$$

图 3-5　大肠、小肠分别清浊

（8）肾："肾者，作强之官，伎巧出焉。"

[**词解**]　"作强"：精力充沛，强于作用。

"伎巧"：伎，同"技"，是精巧多能的意思。

关于"肾者，作强之官，伎巧出焉"的理解，我们首先要了解肾脏的基本功能。

1）肾主藏精。所谓藏精，有两种意义：一为藏"五脏六腑之精"，即水谷之精华转化为五脏六腑的精气，贮藏于肾脏。一为通过肾气的功能和天癸的作用所产生的精，藏于肾，这是人类生育繁殖的物质，即男女媾合的精气。

2）"肾主骨"，"肾生骨髓"，"髓通于脑"，"脑为髓海"。这一系列说明，肾主宰骨骼而生骨髓，肾气旺盛，骨髓充盈，则骨骼坚壮有力，相应的脑髓强健聪明而多智慧。

总的说来，人的精力充沛和聪明智慧，皆是与肾的生理功能有密切关系。因为肾主藏精又主骨，精气充盈，骨骼坚强，这是作强的主要依据；肾生骨髓，髓通于脑，髓海充盈是产生智慧、"伎巧"的根本。所以在临床上，我们可以看到有很多肾虚病人，多表现头昏健忘，智力迟钝早衰等虚弱证候；用补肾益精之药物，多能收到良好的治疗效果。

（9）三焦："三焦者，决渎之官，水道出焉。"

[**词解**]　"决"：是通的意思。

"渎"：是水道。

"三焦"是人体内主气化而通行水道的一个器官。按其部位可分上、中、下三部：上部自咽至胃上口，包括心肺二脏，而称为上焦；中部自胃上口至胃下口，包括了脾胃称为中焦；下部自胃下口至二阴部分，包括了肝、肾、膀胱、大小肠等，称为下焦。

三焦主要的功能可分为二：一为通调全身水道；一为运化水谷精微。如《灵

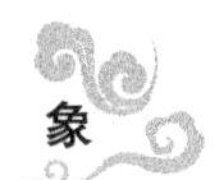

枢·本输》："三焦者,中渎之府,水道出焉。"《难经》："三焦者,水谷之道路,气之所终始也。"如果以部位而分,它的功能又可归纳为三种,即上焦主纳,中焦主化,下焦主出。兹将三焦的划分以及功能示意如下(图3-6)。

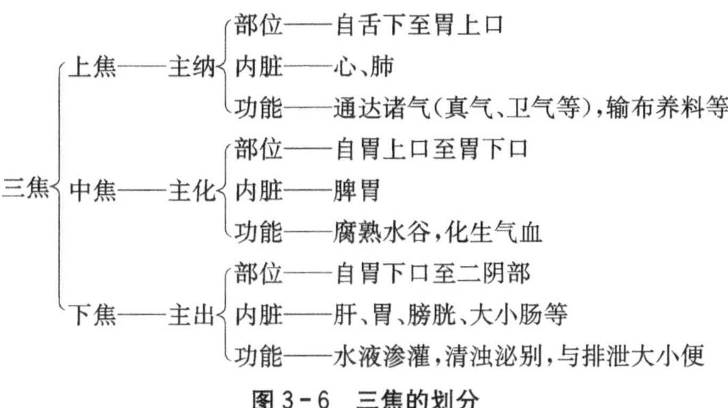

图3-6　三焦的划分

三焦的功能与内脏的功能是密切联系的。若离开内脏是无法说明三焦的功能的。在临床上也是这样,所以秦伯未说："若离开内脏来专治三焦,是没有办法的。"因此对于理解三焦的功能,我们必须要和内脏的功能相互合参,不能孤立起来认识三焦。

关于历代医家对于三焦的认识,各有不同的见解;但是归纳起来,不外两个方面:一种是认为三焦有名无形;一种是认为三焦有名有形。

1) 认为有名而无形的,如《难经·二十五难》："心主与三焦为表里,俱有名无形。"以后王叔和、华元化、孙思邈、李梃等,皆同意《难经》这一见解,而认为三焦是有名无形的。

2) 认为有名有形的,如陈无择："三焦者,有脂膜如掌大。"张景岳："三焦者,确有一腑,盖脏腑之外,躯体之内,包罗诸脏,一腔之大腑也。"李念莪也同意这种见解。

现在我们的看法,认为第二个见解较为正确,因为三焦为六腑之一,既然有一定的功能活动,当然就有一定的物质基础,功能活动是不能离开物质基础的。不过三焦的物质基础是什么,还有待于今后作进一步的探讨。

(10) 膀胱："膀胱者,州都之官,津液藏焉,气化则能出矣。"

[词解] "州都":积水之处。

"津液":此处系指水液而言。

"气化"：阳气对水液的蒸化作用。

膀胱是水液贮存的地方。水液之所以能排出体外，主要是依靠体内阳气的蒸化作用。《巢氏病源》上说："津液之余者，入胞则为小便。"所以体内水液通过阳气的蒸化，出于肌表则为汗，出于前阴则为小便。因此津液与汗及小便是互为消长的。如大汗大泄之后，体内津液耗伤，小便就会短少；若小便过多，则有体内津液减少，口渴引饮的现象。本文所谓"津液藏焉"，把小便称为津液，就是由于水液和津液的关系是非常密切的。如下图（图 3-7）。

饮料——津液（经过气化）
在体内——和合精气滋养全身
出于皮肤——则为汗
出于膀胱——为小便

图 3-7　水液和津液的关系

关于"气化"的意义，凡是一切物质在人体发生运动转变，都要通过气化的作用。这就是真气的功能。饮料进入人体，就必须要经过"气化"的过程转变为津液。津液之能够发挥营养作用以及发泄皮肤为汗，下输于膀胱为尿，同样都是靠气化作用。例如小便的形成，看来似乎由于小肠的分别清浊和肾脏主水的功能，以及膀胱的排泄功能等一系列的作用，这一系列的脏腑功能亦无非都是"气化"作用的具体表现，故称"气化则能出矣"。

张仲景《伤寒论》中治太阳病口渴、小便不利，用五苓散。其中的桂枝以温化阳气，就是因为膀胱之"气化"无能为力所致。由此可知，津液的升腾和膀胱小便的通利与否，是决定于"气化"作用的。

二、十二官相互关系以及心脏的领导作用

"凡此十二官者，不得相失也。"

"主明则下安……主不明则十二官危。"

[**词解**]　"殁世"：犹言终身。

"殆"：危殆，犹言危险。

"使道"：脏腑间相使的道路。这里是指气血流通的道路。

"殃"：灾害，指疾病。

上面所讨论的是十二官的各个功能。本节主要讨论心在十二官中的主导作用。我们应该了解，五脏六腑虽各有不同的功能，但是必须在心的统一领导下，各个脏器才能分工合作，相互协调，有条不紊地进行着生理功能活

动。所以说："主明则下安……主不明则十二官危。"心的主导作用如下图（图3-8）。

心的主导作用 { 主明（心的功能正常）下安（十二官功能正常）——以此养生则寿
主不明（心的功能异常）十二官危（十二官功能紊乱）——形乃大伤

图3-8　心的主导作用

按：心的功能正常，则下属各脏腑的功能彼此调协，气血通畅，人体阴阳就会平衡，这样才能达到健康长寿。反之心的功能不正常，则下属脏腑就不能各司其职，因而影响正常的生理功能活动，而产生病理的现象。

[**参考资料**]　张景岳："脏腑百骸，惟所是命，聪明智慧莫不由之，故曰神明出焉。"

徐灵胎："心为一身之主，脏腑百骸皆听命于心，故为君主；心藏神，为主神明之用。"

李士材："肺主气，气调则脏腑诸官听其气制无所不治，故曰治节出焉。"

薛生白："肺主气，气调则管卫及脏腑无所不治，故曰治节出焉。"

王冰："勇而能断，故曰将军，潜而未萌，故谋虑出焉。"

张景岳："肝属风木，性动而急，故为将军之官；木主发生，故为谋虑所出。"

《灵枢·邪客》："包络者，心主之脉也。"

李念莪："十二脏内有膻中而无包络，十二经内有包络而无膻中，乃知膻中即包络也。"又说："胀论云，膻中者心主之宫城也。贴近君主，故称臣使。脏腑之官莫非王臣，此独泛言臣又言使者，使令之臣，如内侍也。"又说："胃司受纳，脾主运化。"

王冰："包容五谷，是为仓廪，营养四旁，故曰五味出焉。"

张隐庵："脾胃运纳水谷，故为仓廪之官。五味入胃脾为转输，以养五脏气，故五味出焉。"

《素问·刺法论》："脾者，谏议之官，知周出焉。"

《灵枢·玉版》："胃者五藏六府之海也，水谷皆入于胃，五藏六府皆禀气于胃。"

张隐庵："大肠居小肠之下，小肠受盛者赖以传导，济泌别汁，变化糟粕，从是出焉。"

张景岳："小肠居之下，受盛胃中水谷，而分别清浊，水液由此而渗入前，糟粕由此而归于后。脾气化而上升,小肠化而下降,故化物由此出焉。"

吴崑:"伎音技。作强,作用强力也。伎,多能也。巧,精巧也。"

张景岳:"肾属水而藏精,精为有形之本,精盛形成,则作用强,故为作强之官。水能化生万物,精妙莫测,故曰伎巧出焉。"

张景岳:"决,通也。渎,水道也。上焦不治,则水泛高原;中焦不治,则水留中脘;下焦不治,则水乱二便。三焦气治,则脉络通而水道利,故曰决渎之官。"

《吴医汇讲》:"夫三焦者,即胸膈腹内之空处也。"

《灵枢·营卫生会》:"上焦出于胃上口,并咽以上,贯膈而布胸中,走腋,循太阴之分而行,还至阳明,上至舌下……""中焦亦并胃中,出上焦之后,此所受气者,泌糟粕,蒸津液,化其精微,上注于肺脉……""下焦者,别回肠,注于膀胱而渗入焉。故水谷者,常并于胃中,成糟粕而俱下于大肠,而成下焦,渗而俱下,济泌别汁,循下而渗入膀胱焉。"又曰:"上焦如雾,中焦如沤,下焦如渎。"

孙思邈:"三焦者,合而为一,有名无形。"

《医学正传》:"三焦者,指腔子而言,包涵于肠胃之总司也。"

王冰:"得气海之气化,则溲便注泄;气海之气化不及,则闭隐不通,故曰气化则能出矣。"

张隐庵:"膀胱水府,乃水液都会之处,故为州都之官。水谷入胃,济泌别汁,循下焦而渗入膀胱,故为津液之所藏,气化则水运而下出焉。"

原文　帝曰:藏象何如?岐伯曰:心者,生之本,神之变也;其华在面,其充在血脉;为阳中之太阳,通于夏气。肺者,气之本,魄之处也;其华在毛,其充在皮;为阳中之太阴,通于秋气。肾者,主蛰,封藏之本,精之处也;其华在发,其充在骨,为阴中之少阴,通于冬气。肝者,罢极之本,魂之居也;其华在爪,其充在筋,以生血气;其味酸,其色苍;此为阳中之少阳,通于春气。脾、胃、大肠、小肠、三焦、膀胱者,仓廪之本,营之居也,名曰器;能化糟粕,转味而入出者也;其华在唇四白,其充在肌;其味甘,其色黄,通于土气。凡十一藏,取决于胆也。(《素问·六节藏象论》)

[**提示**]　本节说明内脏与精神活动,体表组织以及四时气候的关系。

一、内在脏腑与精神活动的联系

（一）心与神

"心者，生之本，神之变也。"本节的"神"主要是指人的思想意识精神活动，以及一切生命活动的体现。再者"神之变也"，《黄帝内经太素》作"神之处也"，与《素问·宣明五气》"心藏神"是相一致的。说明神藏于心，心是一切精神意识、生命活动的主宰。而心又是主持着人体血液的周流循环。《灵枢·本藏》说："人之血气精神者，所以奉生而周于性命者也。"正由于血气精神是奉养和主持人体生命活动的物质基础和生命动力，所以心是生命的根本，也不言可知了。

（二）肺与魄

"肺者，气之本，魄之处也。""魄"，也是属于精神活动的一部分。《素问·宣明五气》："肺藏魄。"《灵枢·本神》："并精而出入者谓之魄。"《孔颖达正义》："人之生也，始变化为形，形之灵曰魄。初生之时，耳目心识，手足运动，此魄之灵也。"从以上记载，我们可以看到，古人对魄的认识，主要是指人体形成之后，而附于形体的一个灵感。当人出生之后，耳目的感觉，手足的运动和啼哭成声等都是魄的作用。

"魄"是随着精气而出入的。若把它和"随神而往来者谓之魂"相对而言，那么魄又是属阴。它是由外在刺激而引起内在精神活动的动作表现，所以后人对工作有能力，或精力充沛的人，称作有"魄力""气魄"的名称。又如《灵枢·天年》："八十岁肺气虚，故言善误。"这又是从病理上，说明肺与魄的关系，也指出了魄是精神活动的一部分。

关于"肺者，气之本"的意义，主要的是因为肺主气，调节一身之气，肺又受朝于百脉（可参考第一节）。

（三）肾与精

"肾者，主蛰，封藏之本，精之处也。"

[**词解**]　"封藏"：闭藏贮藏之意。

"蛰"：伏藏的意思。

本节主要说明肾脏有贮藏精气的功能，以自然界在冬季万物蛰藏的现象，比喻肾脏贮藏精气的作用。肾所贮藏精气，包括两个方面：①五脏六腑的精气；②生殖功能的精液。

1. 肾藏五脏六腑之精　如《素问·上古天真论》:"肾者主水,受五藏六府之精而藏之。"就是说:五脏六腑之精气盛,就贮藏于肾。肾的精气旺盛时,又可促进五脏六腑精气旺盛。当五脏六腑需要精气给养时,肾所藏之精又可输出给养五脏六腑。这样不断地贮藏,不断地输出,循环往复,生生不已。

2. 藏生殖之精　如《素问·本神》:"生之来谓之精。"是指男女媾合之精气。是生育繁殖的基本物质。这种精,是通过肾气和天癸的作用产生的,藏之于肾。张景岳说:"命门为精之海,脾胃为水谷之海,均为脏腑之本。然命门为元气之根,为水火之宅,五脏之阴气非此不能济,五脏之阳气非此不能发。"所以后世有"肾为坎水""命门为相火""水中有火""命门为性命之根"等说法。总的都是说明肾藏精的功能和其重要性。

（四）肝与魂

"肝者,罢极之本,魂之处也。"

[词解]　"罢极":罢,同"疲"。张景岳说:"人之运动,由乎筋力,运动过劳,筋必罢极。"故"罢极之本"就是说明产生人体运动的根本。

"罢极之本"属于肝的功能,即是说明肝脏为人体运动能的发源地。这又必须从"肝藏血""肝主筋"等联系起来理解。因为运动是与气血、筋骨,特别是"筋"的功能分不开的。所以《素问·上古天真论》说:"七八,肝气衰,筋不能动。"说明老年人由于肝气衰,筋的运动力也减退了。至于肝与魂的关系,《素问·宣明五气》说:"肝藏魂。"《灵枢·本神》:"随神而往来者谓之魂。"张景岳:"魂之为言,如梦寐恍惚,变幻游行之境皆是也。魂随于神,故神昏则魂荡。"我们从上面记载看来,古人对于"魂"的认识,主要是指由于内在思维意识的一部分。如果与"并精而出入者谓之魄"相对而言,那么魂又属于阳,同样是属于精神活动的范畴。肝主谋虑,本文"魂"的精神活动就包括了"谋虑"在内。同时"魂"与"神"又有密切关系,如张景岳:"神藏于心,故心静则神清,魂随乎神,故神昏则魂荡。"这又说明"心神""肝魂",在精神活动中的相互关系。

（五）脾、胃、大肠、小肠、三焦、膀胱的联系

"脾、胃、大肠、小肠、三焦、膀胱者,仓廪之本,营之居也。"

[词解]　"营":是营气。《素问·痹论》:"营者水谷之精气也。"

"器":即工具之意。《素问·六微旨大论》:"器者化生之宇。"

水谷进入人体后,必须经过有关脏腑的通力协作,才能化生精微,营养全身。

如腐熟水谷（胃），运化精微（脾），受气取汁为血（中焦），济泌别汁（小肠），传化水谷糟粕（大肠），通利州都（膀胱）等功能。它们的功能，看来虽然有所不同，但是却有着共同的目的，就是化生精微，供养全身。所以说："仓廪之本，营之居也。"又因为一切精神活动，必须要"营"来作为它的物质基础，才能发挥作用。反过来说，如果没有"营"的物质基础，就不可能有精神活动的产生，所以合并在一起讨论。

另外，所谓"转味而入出者也"，就是说上述的脏器有转化水谷，化生精微，排泄糟粕的作用。

二、内脏与体表组织的联系

（一）心，其华在面，其充在血脉

［词解］　"华"：是精之外华，即脏腑精气表现于外的意思。

"充"：是脏腑精气对各部组织充养的意思。

我们根据《素问·五藏生成》"心之合脉也"，《素问·脉要精微论》"脉者，血之府也"的记载，就可以理解到，心主血脉，为一身血脉循行之枢纽。因为血脉的盛衰，与心脏有密切关系。所以观察面部的色泽，可以测知血脉的盛衰。如下图（图 3 - 9）。

$$心，其华在面 \begin{cases} 血脉旺盛——颜面色泽红润饱满 \\ 血脉衰少——颜面色泽苍白憔悴 \end{cases}$$

图 3 - 9　心，其华在面

（二）肺，其华在毛，其充在皮

《素问·五藏生成》说："肺之合皮也，其荣毛也。"《素问·经脉别论》说："肺朝百脉……输精于皮毛。"都是说明肺与皮毛的关系。在临床上也常可以体验到肺与皮毛的关系，如皮毛疏泄，则易于感受风寒而致咳嗽等。

（三）肾，其华在发，其充在骨

《素问·五藏生成》说："肾之合骨也，其荣发也。"《素问·上古天真论》说："女子七岁肾气盛，齿更发长。"因为肾主藏精，精血充足，则发泽荣润；又主骨，"齿为骨之余"，肾气盛，骨骼坚壮则齿长。如老年人肾气衰，则齿脱落。所以古人认为"肾藏精，精生髓，髓生骨。"说明肾与发和骨，有着密切关系。

（四）肝，其华在爪，其充在筋

《素问·五藏生成》："肝之合筋也，其荣爪也。"《素问·上古天真论》："肝气衰,筋不能动。"

这是说:筋为肝之外合,筋可束骨系关系,肝气充足则筋力劲强,关节屈伸有力。"爪为筋之余",肝血充盈爪甲就光泽红润;肝血不足,则爪甲干枯无华泽。

（五）脾,其华在唇四白,其充在肌

［**词解**］ "唇四白":这个意思是说在唇四周明白可辨的地方。李东垣:"当为唇四红。"

这是说脾气的盛衰,可以从肌肉和口唇上来测知。如脾气旺盛的人,则食欲增进、肌肉丰满、口唇红润;若脾气衰的人,则不思饮食,甚则肌肉消瘦、口唇苍白。所以说:"其华在唇四白,其充在肌。"

三、五脏与四时的联系

机体内脏活动,和自然界气候转移是息息相关的。因此内脏活动,必须与外界自然气候相适应,保持一定的平衡;不然的话,就会变生疾病。如《素问·生气通天论》:"四时之气,更伤五藏。"就是说明四时之气对五脏的影响。如下表（表3-1）。

表 3-1　五脏与四时的联系

五 脏	四 时	阴 阳
心	通夏气	阳中之太阳
肺	通秋气	阳中之少阴
肾	通冬气	阴中之太阴
肝	通春气	阴中之少阳
脾	通长夏气	至阴

这与十二经所说的不同,主要是以胸腹和五脏所在部位而分阴阳的。如《素问·金匮真言论》:"背为阳,阳中之阳,心也;背为阳,阳中之阴,肺也……"本节可参考阴阳五行章,不再重复。

四、十一脏取决于胆的认识

李东垣:"胆者少阳春生之气,春气升则万物化安,故胆气升则余脏从之,所以十一脏取决于胆。"

程杏轩引《医参》云:"勇者气行则止,怯者着留为病,经言最宜旁通。凡人之所畏者皆是也,遇大风不畏则不为风伤,遇大寒大热不畏,则不为寒热中,饱餐非出于勉强,则必无留滞之患,气以胆壮,邪不可干,故曰十一脏取决于胆。"

根据上面经文记载:胆的功能,对人的意识思维起到果敢决断的作用。古人认为,外在刺激因素可以影响内在器官的功能活动;但是内在器官的功能活动,也可以改变或避免外在的刺激因素,胆在这里的作用,属于后一类的情况。虽然内脏各有不同的精神活动联系,但都要接受心的统一领导。心虽主宰思维意识,而其最后决定,却又取决于胆。

根据经文内容列表如下,以资参考(表3-2)。

表3-2　五脏功能的鉴别

五脏	属性	功能活动		与外在组织关系		与四时气候关系	
心	为阳中之太阳	生之本	神之处也	其华在面	其充在血脉	通于夏气	凡此十一脏取决于胆也
肺	为阳中之少阴	气之本	魄之处也	其华在毛	其充在皮	通于秋气	
肝	为阴中之少阳	罢极之本	魂之居也	其华在爪	其充在筋	通于春气	
肾	为阴中之太阴	主蛰封藏之本	精之处也	其华在发	其充在骨	通于冬气	
脾(包括胃、大小肠、三焦、膀胱)	此为至阴之类(脾)为阴中之至阴	仓廪之本	营之居也	其华在唇四白	其充在肌	通于土气(主长夏之气)	

[**参考资料**]　《灵枢·邪客》:"心者,五藏六府之大主也,精神之所舍。"

《灵枢·本神》:"两精相搏谓之神。"

《淮南子》:"神者,心之宝也。"

张景岳:"魄之为用,能动能作,痛痒由之而觉也。魄并于精,故形强则魄壮。"

《灵枢·决气》:"两神相搏合而成形,常先身生,是谓精。"

《灵枢·本神》:"淫泆离藏则精失。"

《素问·上古天真论》:"男子七八肝气衰,筋不能动。"

张景岳:"人之运动,由乎筋力,运动过劳,肝必罢极。"

《孔颖达正义》云:"气之神者,名曰魂也……附气之神者,谓精神性识渐有所知，此则附气之神也。"

原文　肺合大肠，大肠者，传道之府。心合小肠，小肠者，受盛之府。肝合胆，胆者，中精之府。脾合胃，胃者，五谷之府。肾合膀胱，膀胱者，津液之府也。少阳属肾，肾上连肺，故将两藏。三焦者，中渎之府也，水道出焉，属膀胱。是孤之府也，是六府之所与合者。（《灵枢·本输》）

[**提示**]　以内脏表里关系说明其整体性。

一、五脏相合的意义

"合"，是配合、合作的意思，有相互联系，相互为用的意义。主要是说，脏腑的功能活动，不是彼此孤立的，而是相互联系，彼此合作，构成一个完整的统一体系，以共同进行生理功能的活动。

为什么"肺与大肠相合，心与小肠相合……"呢？这并不是古人凭空想象的假设，而是有它一定的理论根据，我们从以下几个方面去认识。

（1）从经络上看

1）肺合大肠 { 手太阴之脉，下络大肠，上膈属肺 / 手阳明之脉，络肺，下膈属大肠

2）心合小肠 { 手少阴之脉，起于心中，出属心系，下膈络小肠 / 手太阳之脉，络心属小肠

3）脾合胃 { 足太阴之脉，入腹，属脾络胃 / 足阳明之脉，下膈，属胃络脾

4）肝合胆 { 足厥阴之脉，属肝络胆 / 足少阳之脉，络肝属胆

5）肾合膀胱 { 足少阴之脉，属肾络膀胱 / 足太阳之脉，络肾属膀胱

从经脉的循环径路来看，每一经都是属一个脏或腑，和络一个脏或腑。这样，脏腑之间，就通过经络的作用，形成了相合的关系。

（2）从生理病理上看，《素问·咳论》说："五藏久咳乃移于六腑，脾咳不已，则胃受之……肝咳不已，则胆受之……肺咳不已，则大肠受之……心咳不已，则小肠受之……肾咳不已，则膀胱受之。"这是说明在病理上脏病不愈，则影响所合之腑发病。反之，腑病亦足以影响所合之脏发病，例如以脾胃来说，脾主运化，胃

主熟腐，二者是共同完成后天给养的任务，因此脾失运化，可以引起水湿内积，影响胃的熟腐功能，产生濡泻、渗泄、完谷不化等证。反之，胃家食滞内停，也可影响脾的运化功能，产生腹胀腹痛，四肢无力等证。所以在治疗上虽然应当辨别属脾属胃，分别对待，但又须兼顾并治，健脾之中当参理胃，调胃之中当参健脾。始可以收到理想的疗效。

从以上两点，可以说明一脏一腑，尽管它们的部位不同，可是在生理功能和病理变化上，都有着密切的联系。因此称之为"合"。

二、"少阳属肾，肾上连肺，故将两藏"的理解

[**词解**]　"少阳"：指三焦而言。

"属"：隶属之意。

"将"：统领的意思。

本节经文，历代注家有不同的见解，兹介绍如下。

（1）《甲乙经》："以少阳作少阴，所谓两脏，是指肺与膀胱。"

（2）《医经精义》："以三焦为水液之道路，而须受肺和肾两脏的统帅。"

（3）《张氏类经》："三焦为中渎之府，膀胱为津液之府，肾以水脏而领水府，故肾得将两脏。"

按照以上的解释，我们认为《张氏类经》的见解比较恰当。理由是：①按文义解释，本文中的"属"字，不能当作"联属"解，因为本文"肾上连肺"的一句中已经有"连"字，由此可知，这"属"字并非联属的意义，应该作"隶属"解。本文中的"将"字，是统率的意思。少阳是三焦，三焦既隶属于肾，而肾又上连于肺，那么这三句的主词是肾。因此说，统率者是肾，而不是三焦，所以"故将两脏"的两脏，就是下文所指的三焦和膀胱了。②以脏为主，《内经》中内脏的功能上都是以五脏为主。因为肾是脏，三焦和膀胱是腑，所以说，肾以水脏统率两水府（三焦、膀胱），这也正与《灵枢·本藏》所说"肾合三焦膀胱"的意义是相同的。再就病理上说，《素问·咳论》说："肾咳不已，则膀胱受之……久咳不已，则三焦受之。"这也可以明确肾将两脏的意义。按照一般的理论，脏是统率腑的，肾是水脏而统领水府，是符合《内经》理论体系的。只是经文中"两脏"的脏字，不能认为是五脏的脏，这是前面所谈的藏象的藏，它就是包括六腑的（图3-10）。

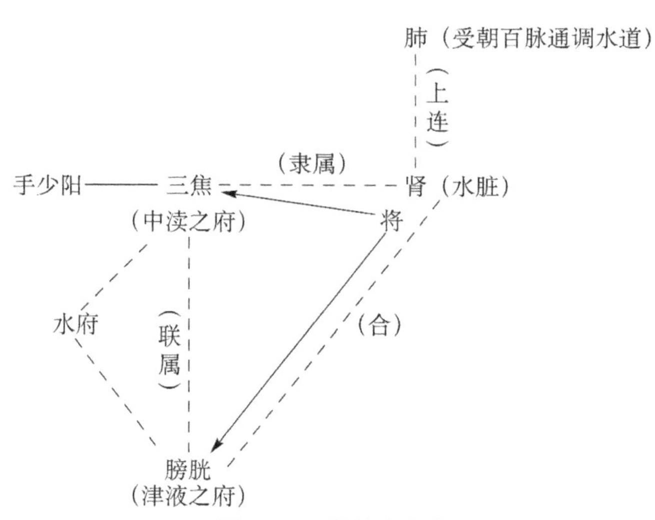

图 3-10　肾统率水府

三、三焦为孤府的讨论

"是孤之府也，六府之所与合者。"

张景岳说："十二脏之中，惟三焦独大，诸脏无与匹者，故曰是孤之府也。"《医宗必读》："肌肤之内，脏腑之外为三焦。"就是说，三焦是由胸至少腹的一个大囊，其大无匹，与胃、肠、膀胱不同，故称为孤府。古人又认为三焦和六腑是联系着的，并且有共同的化水谷、行津液的功能，所以说"是六府之所与合者"。

小结

本节经文，主要说明人体脏腑之间，是相互密切联系的，脏与腑，犹如阴与阳，它们之间，是相互依存、相互协调而为统一的整体。在病理上，又是有着相互移易传变的关系。我们掌握了这个规律，不但可以确定正确的治疗，而且又可以做出预防性的措施。

原文　五藏者，所以藏精神血气魂魄者也；六府者，所以化水谷而行津液者也。此人之所以具受于天也，无愚智贤不肖，无以相倚也。（《灵枢·本藏》）

所谓五藏者，藏精气而不泻也，故满而不能实；六府者，传化物而不藏，故实而不能满也。所以然者，水谷入口则胃实而肠虚，食下则肠实而胃虚，故曰实而

不满,满而不实也。(《素问·五藏别论》)

因两节经文主要是叙述五脏六腑的功能上的区别,所以合并在一起讨论。

[**提示**]　概括地说明脏与腑的不同功能。

[**词解**]　"愚智贤不肖":"愚",指愚笨不机巧的人。"智",指聪明的人。"贤",指有才德的人。"不肖",指无才无德之人。

"倚":偏的意思。根据本节经文,当作"异"字讲。

一、五脏所藏和六腑所化的相互关系

所谓神、魂、魄,是人的精神活动的体现;精、血、气,是维持生命的基本物质,都是贮藏于五脏。有了精、血、气的物质存在,才能有神、魂、魄的精神活动表现。也就是说,精、血、气是神、魂、魄活动的基础。同样的,有了神、魂、魄的活动,才可能有精、血、气的产生。所以说,神、魂、魄是精、血、气的生成动力。

如果更进一步说,五脏所藏的精、神、血、气、魂、魄,它们的物质基础,又是来源于六腑所化的水谷精微,因为饮食物必须通过六腑的功能,才能把精华部分输于五脏,而产生精、血、气。六腑之所以传化水谷功能,又有赖于五脏功能正常的活动。因此我们可以看出,脏腑之间,虽有分工,但在功能上又是相互为用、密切合作,构成一个统一的功能体系。(图 3 - 11)

```
五脏——藏 ┤精血气(维持生命的基本物质)是神魂魄活动的基础
          └神魂魄(精神意识活动的表现)是精血气生成的动力

六腑——主化水谷而行津液 ┤精华输布于全身
                        └糟粕排泄于体外
```

图 3 - 11　五脏所藏和六腑所化

二、生理功能的活动来源

"此人之具受于天也,无愚智贤不肖,无以相倚也。"根据经文的原旨,是说人体的生理功能活动是生来就有的,是一种人类禀受于父母先天的本能,所以称为"具受于天"。这种本能每一个人都同样具有没有什么不相同的。所以说:"无愚智贤不肖无以相倚也。"总之这种功能是禀受于先天而培养于后天,才能生生不息维持生命活动。

三、脏腑在功能上的主要区别

(1) 从"所谓五藏者"至"实而不能满也"为一段。主要是说明脏腑在功能上总的区别。古人把具有贮藏水谷精微功能的器官,归属为脏一类,所以说,"五藏者,藏精气而不泻也。"因为五脏主藏精气而不主输泻。所谓"满而不能实",就是说,五脏主藏精气,只可充满精气,而不容任何水谷之物有所实的意思。

古人把具有传导水谷功能的器官,归属于腑一类,所以说,"六府者传化物而不藏。"因为六腑主传化水谷而不主贮藏精气。所谓"实而不能满",是说六腑只可容纳水谷之物,但不能满藏精气。所以根据本文"满""实"二字的含义,我们可以理解"满"字是对精气而言,"实"字是对水谷而言的。故王冰说:"精气为满,水谷为实。五脏但藏精气,故满而不实;六腑则不藏精气,但受水谷,故实而不能满也。"

(2)从"所以然者"以后为一段。主要说明肠胃的虚实关系。水谷从口到胃,尚未传入肠的时候,是"胃实而肠虚"。水谷经过胃的熟腐后,从胃移入肠,是肠实胃不实的时候,所以说:"食下则肠实而胃虚。"因为肠胃的虚实,不是同时并存的,而是交替进行的,所以说:"实而不满,满而不实也。"这是人体正常的生理活动现象,胃肠的正常关系。如果肠胃同时而虚,同时而实,那是属于病变现象。如本书第八章论治篇引《素问·至真要大论》说:"五实死;五虚死。脉盛、皮热、腹胀、前后不通、闷瞀,此谓五实。脉细、皮寒、气少、泄利前后、饮食不入,此谓五虚。"所谓"腹胀前后不通"是肠胃同时而实的症状。"泄利前后,饮食不入"是肠胃同时而虚的征象。所有这些,都是反常的变化,可与本篇互相参照。

原文 黄帝问曰:余闻方士,或以脑髓为藏,或以肠胃为藏,或以为腑,敢问更相反,皆自谓是。不知其道,愿闻其说。岐伯对曰:脑、髓、骨、脉、胆、女子胞,此六者,地气之所生也,皆藏于阴而象于地,故藏而不泻,名曰奇恒之府。夫胃、大肠、小肠、三焦、膀胱,此五者,天气之所生也,其气象天,故泻而不藏。此受五藏浊气,名曰传化之府;此不能久留输泻者也。魄门亦为五藏使,水谷不得久藏。(《素问·五藏别论》)

[**提示**] 说明奇恒之腑,和一般脏腑在性能上的主要区别。

[**词解**] "方士":懂得方术的人,古称"方士"。在本文中应作"医生"解释。

一、奇恒之腑的命名和性能

"奇恒",高士宗说:"奇者异也,恒者常也。"

奇恒之腑,是指脑、髓、骨、脉、胆、女子胞六者而言。因为此六者,在性能上是属阴,像地,功能是藏蓄阴精,和五脏一样是主贮藏而不主输泻的。张景岳说:

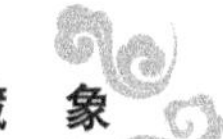

"凡此六者原非六府之类,以其藏蓄阴精,故曰地气所生,命曰奇恒之府。"我们认为,脑、髓、骨、脉、胆、女子胞,所以称为奇恒之腑,主要是根据它的功能和形态两个方面而决定的。因为在功能上,它们是属阴,像地,主藏蓄阴精,与五脏功能近似;而在形态上又都是中空,与六腑又相近似。

五脏属阴而藏精气;六腑属阳而传化水谷。脑、髓、骨、脉、胆、女子胞六者,既不完全像脏,又不完全像腑,所以称为奇恒之腑。也就是说,它们与一般脏腑是有所不同的。

二、奇恒之腑的讨论

"脑、髓、骨、脉、胆、女子胞"。

(1) 脑、髓和骨三者,它们在生成、功能,以及在病理变化方面都有着密切关系,故合并在一起讨论。

脑和髓的来源,都是肾脏精气所化,所以《素问·阴阳应象大论》说:"肾生骨髓。"脑是髓会合的最大部分,髓可以通达脑,如《灵枢·海论》说:"脑为髓海。"从经文记载,我们可以理解,髓的生成来源是出于肾,髓又上通于脑,脑为髓的汇聚之处。脑和髓,实同属于一种物质,因分布部位不同,而有不同的名称,分布于脑者名脑髓,分布于骨者名骨髓。两者异名同类。

骨为肾所主,《素问·五藏生成》:"肾者,骨之合也。"骨又需要髓的濡养,如《素问·痿论》:"髓者,骨之充也。"说明骨髓充盈,可以增进骨骼的坚强。可见三者在正常情况下是相互滋生的。相反的,如果肾脏衰弱,则骨髓的资生也就受到影响。如《素问·逆调论》:"肾不生则骨髓不满。"骨髓不足又会影响胃的生长。《素问·痿论》:"……骨枯髓减发为骨痿。"说明在异常的情况下,又是相互影响的。总之,脑、髓、骨三者的强弱盛衰,是决定于肾脏精气的盛衰的。

(2) 脉是血脉。《素问·脉要精微论》:"脉者血之府。"血脉壅遏营气,濡养全身,属于藏蓄阴精之类,故称为奇恒之腑。

(3) 胆为六腑之一,为什么又称之为奇恒之腑? 主要是胆所藏的胆汁与其他腑传化浊物不同,所以《灵枢·本输》说:"胆者,中精之府。"因胆藏精华之汁而列入奇恒之腑。

(4) 女子胞,指子宫而言,又名胞宫。位于少腹之中,膀胱之后。它的主要功能:一为主月经;一为主胞胎。关于胞宫主月经,又与冲任二脉有密切关系。因有冲任二脉皆起于胞中,冲为血海,任主胞胎;冲任二脉旺盛,才有月经来潮,而有生育的功能。如《素问·上古天真论》："二七而天癸至，任脉通，太冲脉盛，月事以时下，故有子。"胞宫第二个功能是受纳精气、孕育胎儿，故张景岳说过："出纳精气而成胎孕者为奇。"由于它主以上的功能，不同于一般脏腑，因此叫它奇恒之腑。

三、六腑的基本特征和魄门的作用

胃、大肠、小肠、三焦、膀胱，为传化之腑，其性能像天而属阳，功能泻而不藏。与奇恒之腑不同，应作区别。六腑与奇恒之腑的特点如下图（图 3 - 12）。

六腑与奇恒之腑的不同点 { 六腑——属阳——像天——传化水谷——泻而不藏 / 奇恒之腑——属阴——像地——藏蓄阴精——藏而不泻

图 3 - 12　六腑与奇恒之腑的不同点

高士宗："传导水谷，变化而出，犹之天气之所生也，从上而下，故其气像天，泻不不藏。"

因为五者主输泻而不主贮藏，所以叫作传化之腑。传化，就是输送的意思。

肛门是大肠最末端，因为肺合大肠，肺藏魄所以叫"魄门"。如《难经》："下极为魄门。"但又有一种见解，认为"魄"字与古"粕"字是相同的，因肛门是糟粕排出体外的门户，所以叫"魄门"。总之我们了解它的部位就可以了，不必从文字上去考虑。

关于"魄门为五藏使"，"使"，佐使的意思，也就是听命于五脏的意思。因为"魄门"是糟粕排出体外的最后一段，所以说："水谷不得久留藏。"

[**参考资料**] 《灵枢·五味》："冲脉任脉皆起于胞中。"

《庄子·通天》："古人云糟魄。"

司马云："烂食曰魄。"一云："糟烂为魄。"

王冰："胆与肝合，而不同六腑之传泻。胞虽出纳，纳则受纳精气，出则化出形容；形容之出调化极而生，然出纳之用有殊于六腑，故言藏而不写。"

《灵枢·五隆津液别论》："五谷之津液和合而为膏者，内渗于骨空，补益脑髓。"

《灵枢·海论》："髓海有余则轻劲多力，自过其度，髓海不足则脑转耳鸣、胫酸、眩冒、目无所见。"

张景岳："胆为中正之官，藏清净之液……盖以他脏皆浊，而此脏独清，故为中精之府，而归属于奇恒之腑。"

原文　五藏常内阅于上七窍也，故肺气通于鼻，肺和则鼻能知香臭矣；心气通于舌，心和则舌能知五味矣；肝气通于目，肝和则目能辨五色矣；脾气通于口，脾和则口能知五谷矣；肾气通于耳，肾和则耳能知五音矣。五府不和，则七窍不通。六府不和，则留为痈。（《素问·脉度》）

[**提示**]　说明五脏和七窍的关系；以及六腑不和为痈的病理。

[**词解**]　"上七窍"：目二，耳二，鼻二，口舌一，共为七窍。

一、五脏和七窍的关系

古人认为体表器官的功能作用，是渊源于内脏。七窍的功能，也同样依靠内在五脏功能的正常，和精气的输布营养，并不是独立的功能。因此，内脏有病，也就影响到体表各器官的正常作用；体表器官的病变，也可以影响到内脏。内脏与七窍的关系如下图（图 3-13）。

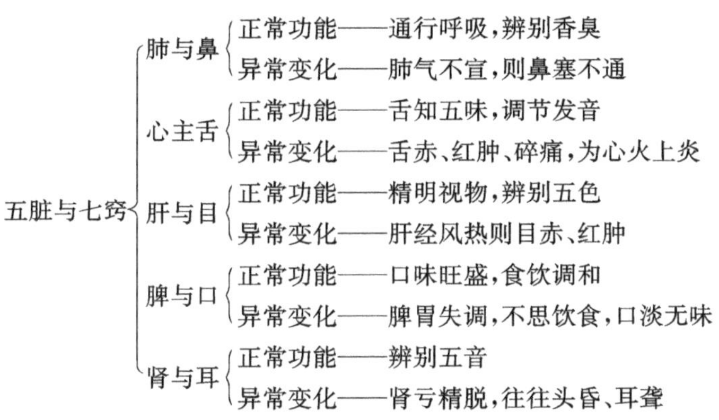

图 3-13　五脏与七窍的关系

例如：肺司呼吸，肺气虚则易于感受寒邪。当我们感受了风寒的时候，经常会鼻塞不通，不知香臭。只有在肺气清和的时候，鼻的功能才会正常。舌为心之苗，舌除言语之外，又能辨别五味。心气和则舌和，舌和则能知五味。如果心火上炎，就会有舌赤、红肿的症状。五脏六腑之精气，皆上注于目，而肝又开窍于目，"肝得血而能视"，故肝和目能辨黑白。如果肝经风热上壅，往往发生目赤、红肿。脾主运化水谷，饮食必经口入，运化功能正常，则口能知谷味。如果脾气不调，就会食欲不振、口淡无味。肾开窍于耳，肾气充足，则耳能闻声、辨五音。如果肾亏精脱，往往会产生头昏、耳聋的症状。这些都是古人对人体生理的整体观念。

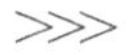

七窍的功能皆禀于五脏。了解这些生理功能上的内外关系，在临床诊断和治疗上都有极大的帮助。

二、六腑不和为痈的病理

因为手足三阳经，皆通于六腑；六腑不和，则气血留滞于皮肤肌腠，久而发为痈肿。如张景岳说："六腑属阳，主表，故其不利，则肌腠留而痈疡。"

[**参考资料**]《难经·三十七难》："五藏之气，于何发起，通于何许，可晓以不？然，五藏者当上阅于九窍也。故肺气通于鼻，鼻和则知香臭矣；肝气通于目，目和则知黑白矣；脾气通于口，口和则知五谷味矣；心气通于舌，舌和则知五味矣；肾气通于耳，耳和则能知五音矣。五藏不和，则九窍不通；六府不和，则留结为痈。"

按：文中虽提出九窍，实际上也只谈到七窍（目二、耳二、鼻一、口一、舌一），附此参考。

原文　五藏六府之精气，皆上注于目而为之精。精之窠为眼；骨之精为瞳子；筋之精为黑眼；血之精为络；其窠气之精为白眼；肌肉之精为约束。裹撷筋、骨、血、气之精，而与脉并为系，上属于脑，后出项中。（《灵枢·大惑论》）

[**提示**]　说明眼的各部组织和内脏的关系。

[**词解**]　"约束"：即"眼胞"部。

"裹撷"："裹"是"包罗"；"撷"音"洁"，与"撷"同，以衣衽极物也。故"裹撷"有"包罗提挈"之意。

一、眼能视物的原理

"五藏六府之精气，皆上注于目而为之精。"

这里的"精"字，应有两种不同的意义："五藏六府之精"的"精"字，是指五脏六腑之精气；"而为之精"的"精"字，是指眼睛能精明视物而言。

本节主要说明，人体五脏六腑的精气，都上注汇集于眼部的各个组织，从而产生精明视物作用。如《素问·脉要精微论》："夫精明五色者，气之华也。"又云："夫精明者，所以视万物，别黑白，审长短……"

总的来说，由于五脏六腑的精气汇集于目，便形成了眼睛的基本功能。关于本文"精之窠为眼"的含义，也就是指眼为内脏精气团聚之处，是眼部的总称。正如张景岳所说:“窠者窝穴之谓,眼为精之窠,而五色具焉。”把眼睛和精气的关系,作了进一步说明。

二、内脏和眼的联系

五脏六腑之精,上注于目,都有它一定的组织联系(这里举五脏即所以概六腑)。例如骨之精注于瞳神部分;筋之精注于黑眼部分;血之精注于眼部的血络部分;肺气之精注于白眼部分;肌肉之精注于眼的约束部分。所以说:“骨之精为瞳子;筋之精为黑眼;血之精为络;其窠气之精为白眼;肌肉之精为约束。”现归纳如下图(图 3－14)。

内脏与眼的关系
- 肾——主骨——骨之精——瞳子(瞳神,又名瞳孔)
- 肝——主筋——筋之精——黑眼(瞳子外围黑色部分)
- 心——主血脉——血之精——络(眼内血络)
- 肺——主气——气之精——白眼(眼球白色部分)
- 脾——主肌肉——肌肉之精——约束(眼睑、眼胞,有约束之意)

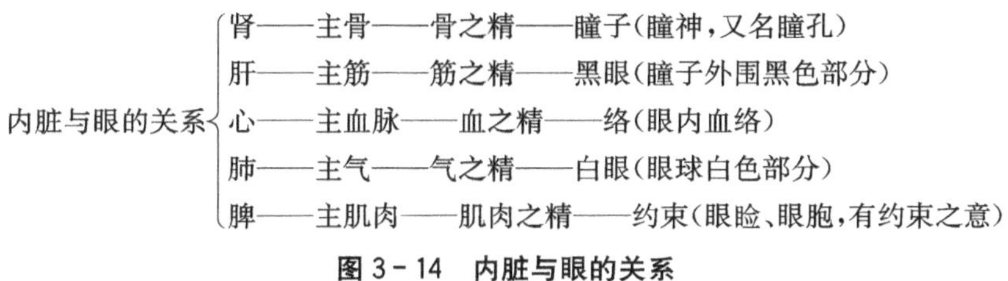

图 3－14　内脏与眼的关系

三、眼与脑的联系

“裹撷筋、骨、血、气之精,而与脉并为系,上属于脑后出项中。”本段是说:眼睛集合了筋、骨、血、气的精气,与脉络合并,形成了目系,在上与脑联系,后面通于后项部。如下图(图 3－15)。

约束(裹撷){筋、骨、血、气之精 / 脉络}目系{上属于脑 / 后出项中}

图 3－15　眼与脑的关系

小结

本文主要是叙述五脏的精气和眼睛各部组织的配合关系。后世根据这个理论,又将眼分为五轮,即白眼为气轮,黑眼为风轮,血络为血轮,眼胞为肉轮,瞳子为水轮等。我们了解了眼和内脏的配合关系,就可根据这个理论,测知眼病的原因,拟出治疗法则。如对瞳孔的疾病以治肾为主;黑眼有病以治肝为主;白眼有病以治肺为主;脉络有病以治心为主;眼胞有病以治脾为主。

原文　黄帝曰：愿闻谷气有五味，其入五藏分别奈何？伯高曰：胃者，五藏六府之海也，水谷皆入于胃，五藏六府皆禀气于胃。五味各走其所喜：谷味酸先走肝，谷味苦先走心，谷味甘先走脾，谷味辛先走肺，谷味咸先走肾。谷气津液已行，营卫大道，乃化糟粕，以次传下。（《灵枢·五味》）

［**提示**］　说明谷气五味和脏腑的关系。

［**词解**］　"以次传下"：即人口摄取饮食物以后，按次的由上而下，经过消化吸收，以至排出体外。

一、水谷入胃后的营养输布情况

古人认为，胃是受纳水谷的器官。水谷入胃后，经过胃的腐熟和脾的运化，其营养成分输布于五脏六腑，营养全身各部。所以经文说："胃者，五藏六府之海也；水谷皆入于胃，五藏六府皆禀气于胃。"又如《灵枢·玉版》："人之所受气者谷气；谷之所注者胃也；胃者水谷血气之海也。"这节主要是说明水谷入胃，经过胃的腐熟作用，其精华部分（谷气）营养五脏六腑。这里虽未提到脾，实际上脾的功能也包括在其中。只有脾胃共同合作，才能完成后天供养任务。

二、五味和五脏的关系

在任何饮食物中，都包含着各种不同的性味。正因为性味的不同，而所入的器官也有先后之异。所以本文的"谷味酸先入肝，谷味苦先入心……"等记载，就是说明五味所入各有依投，各有其先后的不同。正如张景岳所说："五脏嗜欲不同，各有所喜；故五味之走亦各有先，既有所先必有所后……"也就是这个意思。

五味包括了饮食物和药物。我们在日常接触到的饮食物，以它的性味归纳来说，记载尚不够全面，如果以药物的性味来说，就比较全面而明显了。例如：黄连——味苦——入心——清心火；芍药、山萸——味酸——入肝——养肝柔肝；麻黄、细辛——味辛——入肺——开肺发汗；甘草、人参——味甘——入脾——补脾培中；玄参、苁蓉——味咸——入肾——滋阴补肾。

五味所入，虽然各有先后，但最后是互相归投，而不是单入；只有这样，水谷的精微才能有条不紊地营养各脏。但是这里又必须说明一下，五味虽能养五脏，如果五味有所偏嗜，也能影响五脏之气。如《素问·宣明五气》说："五味所禁，辛走气，气病无多食辛；咸走血，血病无多食咸；苦走骨，骨病无多食苦；甘走肉，肉病无多食甘；酸走筋，筋病无多食酸。是谓五禁，无令多食。"《灵枢·九针论》说：

"口嗜而欲食之不可多矣，必自裁也，命曰五裁。"这又指出了脏腑组织，气血等疾病，不但要注意五味的和调，又当注意五味的宜忌。因此说在日常生活中五味的调和对身体是有利的，特别在疾病的治疗过程中，更须注意饮食的禁忌。

三、水谷转化输布和排泄过程

"谷气津液已行，营卫大通，乃化糟粕以次传下。"本段意思是说，饮食物经过胃的腐熟，脾的运化，以及有关脏器通力协作，把精微输布于全身各部；同时水谷的精微化生营卫，营卫发挥了它的正常作用。其中糟粕部分就按次传下，排出体外。如下图（图3－16）。

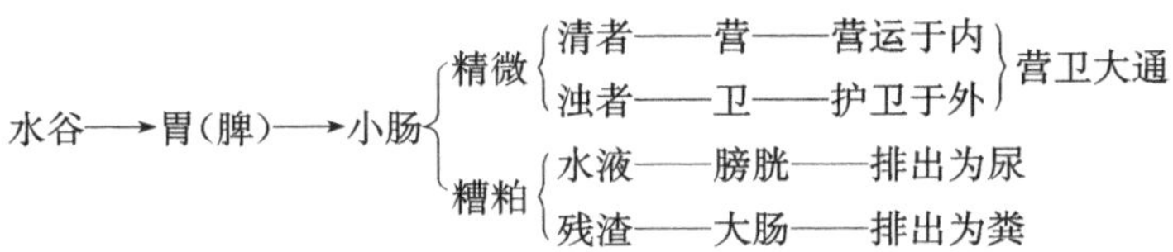

图 3－16　水谷转化输布和排泄过程

[参考资料]　《素问·五藏生成》："心欲苦，肺欲辛，肝欲酸，脾欲甘，肾欲咸。"又曰："多食咸则脉凝泣而色变；多食苦则皮槁而毛拔；多食辛则筋急而爪枯；多食酸则肉胝（音只）胎而唇揭；多食甘则骨痛而发落。"

原文　人始生，先成精，精成而脑髓生；骨为干，脉为营，筋为刚，肉为墙，皮肤坚而毛发长。谷入于胃，脉道以通，血气乃行。（《灵枢·经脉》）

[提示]　说明胎儿先天的生长发育和后天的营养来源。

[词解]　"先成精"：本节的"精"字，有两种含义。一指父母交合之精，是形成胚胎的基本物质；一指母体血气、精气，是胎儿赖以生长的基本物质。

一、先天的生长过程

所谓"人始生，生成精"，说明人体初生孕育于母体之中，成形的开始是禀受父母之精。在这个基础上又禀受母体气血的溉养，按次的生成脑髓、骨脉、筋肉、皮毛等各部分的组织，从而生长发育为健全的胎儿。如图（图3－17）。

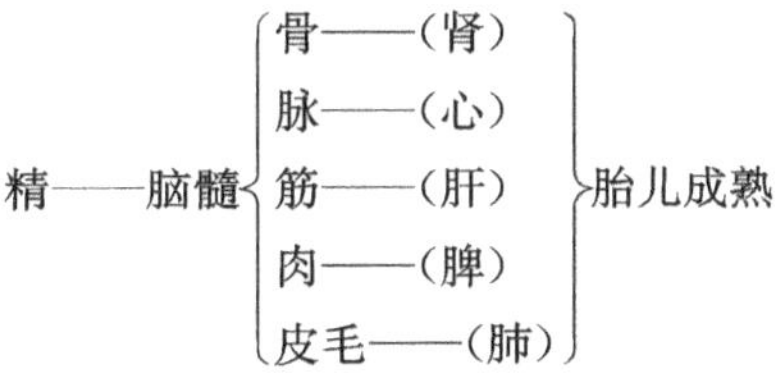

本节经文中所说的骨为干，脉为营，筋为刚，肉为墙等均是一种比喻的说法。至于胎儿生长发育过程，虽然未言及五脏，其实五脏

图 3－17　先天的生长过程

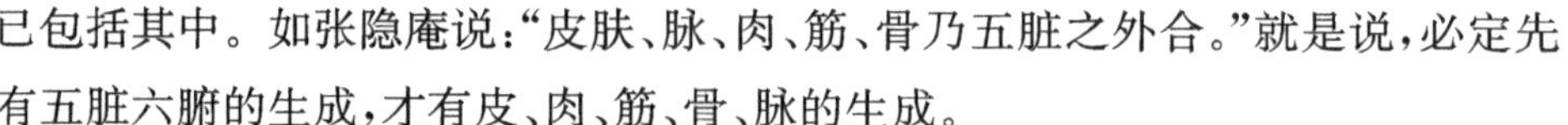

已包括其中。如张隐庵说："皮肤、脉、肉、筋、骨乃五脏之外合。"就是说，必定先有五脏六腑的生成，才有皮、肉、筋、骨、脉的生成。

二、后天营养来源

胎儿出生以后，需要不断地摄取饮食物（包括母乳等）以营养自身，维持机体生命活动，从而得以生长发育。所谓"谷之于胃，脉道以通，血气乃行"就是说明胎儿在母体之中血脉气血的循环，是赖母体的气血不断补给的；而出生以后，则须自身从水谷之中吸取精气来充实气血，始可脉道通利，气血运行而不息。

[参考资料]　张景岳说："精藏于肾，肾通于脑"；"身之有骨犹树之有干故能立"；"脉络经营一身，故气血周流不息"；"筋力刚劲，故能约束骨骼"；"肉像墙垣，蓄藏精气"。

张隐庵："营者，犹言营舍也，所以藏血气者也。"

小结

从本节经文中，可以明确到父母先天之精，是形成人体的根本。由于精藏于肾，故这种先天之精的作用，《内经》称之为肾气，后世所谓"肾为先天之本"也就是这个道理。当胎儿出生以后又必须依靠水谷之精气充养，以维持整个的生命。所以说在母体是先天生后天；出生以后，则又赖后天以养先天。这种先天的肾气，是在人体整个生长衰老的过程中起着决定性的作用。因此说，保养肾气是养生法中一个最根本的问题。

原文　黄帝曰：其气之盛衰，以致其死，可得闻乎？岐伯曰：人生十岁，五藏始定，血气以通，其气在下，故好走；二十岁，血气始盛，肌肉方长，故好趋；三十岁，五藏大定，肌肉坚固，血脉盛满，故好步；四十岁，五藏六府十二经脉，皆大盛以平定，腠理始疏，荣华颓落，发颊颁白，平盛不摇，故好坐；五十岁，肝气始衰，苦忧悲，血气懈惰，故好卧；七十岁，脾气虚，皮肤枯；八十岁，肺气衰，魄离，故言善误；九十岁，肾气焦，四脏经脉空虚；百岁，五藏皆虚，神气皆去，形骸独居而终矣。（《灵枢·天年》）

[提示]　本节叙述人体血气、内脏盛衰与幼、长、衰、老过程的关系。

本节内容可分两大段来讨论，即根据年龄，十岁到四十岁作一段，五十岁到一百岁为一段。同时应与以下数节合参。

一、由幼而盛而壮期（10～40 岁）

（1）"人生十岁五藏始定，血气已通，其气在下，故好走。"

［**词解**］　"其气在下"：张景岳说："天地之气，阳主乎升，升则向生；阴主乎降，降则向死，故幼年之气在下者，亦自下而升也。"说明自幼而长的生理变化。

"好走"：快步而行之谓。

这一段是说，人自出身以后至十岁左右，五脏开始健全，全身的血气循环周流通畅，正是生长发育的开端，生气蓬勃。因此外表的动作表现"好走"。"好走"就是形容性情活泼喜动的意思。这里要指出所谓"始定""已通"，并不是指人体出生以后五脏才定、血气才通，乃是指五脏和气血进一步发育健全的意思。

（2）"二十岁，气血始盛，肌肉方长故好趋。"

［**词解**］　"好趋"：疾行叫作趋。

人在二十岁左右，身体的血气已经旺盛，也就是发育已经成熟；肌肉表现盛满，在活动方面较前更为躇捷，所以在动作方面表现好趋。

（3）"三十岁，五藏大定，肌肉坚固，血脉盛满，故好步。"

［**词解**］　"好步"：徐行曰步。

三十岁，正是壮年时代。在这个时期，身体发育表现了隆盛，所以在活动的表现上而好步。张景岳对好步的认识，曾这样说："盛满则不轻捷。"这个意思是说，在青少年时代是好动，活泼而躇捷；到了壮年时代因为肌肉坚固，血脉盛满，而性情亦改变为稳重，在行动上表现为从容不迫了。所以好走、好趋、好步，正生动地形容出了人的性情改变。

（4）"四十岁，五藏六府，十二经脉，皆大盛以平定，膜理始疏，荣华颓落，发颇颁白，平盛不摇，故好坐。"

［**词解**］　"平盛不摇"：平盛即是已经盛到一定限度。"摇"，上也（《辞海》）。不摇，即不能再向上长盛的意思。张景岳："人当四十阴气已半，而平盛不摇，衰之渐也。"就是说，人生到了四十岁，全身的发育已达到一定的限度，而不能再向上成长发育了。这就是由盛而衰的开端。因而表现了膜理稀疏不致密，面色容华开始颓落；同时头发也黑白相杂了。所以在性情上改变为好静，而动作上就表现好坐了。说明人生发育生长过程，随着年龄的不同而各异。但是这些过程，都

是基于内脏盛衰而决定的。

二、由衰老而终期(50～100 岁)

(1)"五十岁,肝气始衰,肝叶始薄,胆汁始减,目始不明。"

[**词解**] "肝气始衰":张隐庵:"人之衰老从上而下,自阳而阴,故肝始衰。"

人的衰老,固然从外形上表露出来,但实际上是内脏功能已趋于变化。上面所说的人在四十岁已经开始衰退,虽然表面形态上,出现了腠理疏,发斑白的现象,但在内脏来说,还是平盛的。但到了五十岁已经肝气开始衰退,胆汁也减少了,眼睛也开始有视力减退的感觉。同时由于肝气的衰退,而又影响到心气的渐衰。

(2)"六十岁,心气始衰,苦忧悲,血气懈惰,故好卧。"

[**词解**] "苦忧悲":马莳:"善忧悲者,以心主于忧也。"

"好卧":马莳:"好卧者,卫气不精也。"

人到了六十岁,心气衰退,这个意思是含有五行生克的理论作解释的。因为肝属木,心属火;肝气衰,则木不能生火,因而心气也就衰了。心志为忧,故苦忧悲;心衰则血气行涩而不利,所以好卧。

(3)"七十岁,脾气虚,皮肤枯。"

人到了七十岁的时候,由于心气衰了,而影响到脾土(火不生土),所以脾气随着衰弱。脾主肌肉,脾气虚,当然肌肉也就衰退,皮附于肉上,所以会表现出皮肤枯槁不泽的征象。

(4)"八十岁,肺气衰,魄离,故言善误。"

由于脾土衰所以肺金随着也衰。肺主藏魄(魄,精神意识的一部分),今肺气衰,魄的表现也就衰弱,所以语言上多有错误。这种表现在老年人,我们是可以经常看到的。

(5)"九十岁,肾气焦,四藏经脉空虚。"

由于肺金之衰而影响到肾水之衰。肾脏衰,就标志着五脏六腑之精气皆衰。精气衰而不能藏之于肾,肾脏无精可藏,故四脏更衰,而表现经脉空虚。

(6)"百岁,五藏皆虚,神气皆去,形骸独居而终矣。"

古人认为,人生一般的寿命应当有百岁,到百岁以后,才是自然趋向衰老的最终阶段。所谓"神气去"是指内脏功能活动已经停止,只留下一个形骸而死去了。

总之,本节经文是叙述人体血气及内脏的盛衰和年龄的关系。由十岁到四十岁是生长阶段;五十岁到一百岁以后,是衰老而终的阶段。从神气皆去,形骸独居而终,又可体会到人之所以有生命活动,决定于神气之有无;而神气之盛衰,又依赖于五脏之精气。所以说,保养精、气、神,是保命长寿的关键。这些是古人从实际生活中体验出来的一般规律。不过年龄只是大概而言,不是绝对的。同时本节系指的一般自然衰老过程,如果由于疾病的因素者例外。

人体生壮老死的发展阶段特点,归纳如下表(表3-3)。

表3-3　人体生壮老死的发展阶段特点

	年　龄	身体的变化	形态活动表现
由幼而壮而盛期	10	五脏始定,血气已通,其气在下	好走
	20	血气始盛,肌肉方长	好趋
	30	五脏大盛,肌肉坚固,血脉盛满	好步
	40	五脏六腑、十二经脉皆大盛平定	荣华颓落,发颐斑白,好坐
由衰由老而终期	50	肝气衰,肝叶薄,胆汁减	目不明
	60	心气衰,苦忧悲,血气懈惰	好卧
	70	脾气衰	皮肤枯
	80	肺气虚,魄离	言善误
	90	肾气焦	四脏经脉空虚
	100	五脏皆虚神气去	形骸独居而终矣

[**参考资料**]　关于五十岁肝气始衰,古人有几种解释。

(1) 从五脏次序上看,马莳:"至五十岁以后,则肝生心,心生血,血生脾,脾生肺,肺生肾者每十岁而日衰。故五十肝胆衰,六十心气衰,七十脾气衰,八十肺气衰,九十肾气衰,百岁五脏俱衰。"

(2) 从五脏气血上看,张隐庵:"人之衰老从上而下,自阳而阴。故始衰而心,心而脾,脾而肺,肺而肾。肌肉坚固,血脉盛满,少阴阳明之气盛也;腠理空疏,发颐颁白,阳明、少阴之气衰也。"

(3) 从五行次序上来看,陈梦雷引朱氏:"人之生长先本于肾脏之精气,从水火而生木金土,先天之五行也;人之衰老从肝木以及于火土金水,后天之五行也。"

原文 帝曰:人年老而无子者,材力尽耶? 将天数然也? 岐伯曰:女子七岁肾气盛,齿更发长;二七而天癸至,任脉通,太冲脉盛,月事以时下,故有子;三七肾气平均,故真牙生而长极;四七筋骨坚,发长极,身体盛壮;五七阳明脉衰,面始焦,发始堕;六七三阳脉衰于上,面皆焦,发始白;七七任脉虚,太冲脉衰少,天癸竭,地道不通,故形坏而无子也。(《素问·上古天真论》)

丈夫八岁肾气实,发长齿更;二八肾气盛,天癸至,精气溢写,阴阳和,故能有子;三八肾气平均,筋骨劲强,故真牙生而长极;四八筋骨隆盛,肌肉满壮;五八肾气衰,发堕齿槁;六八阳气衰竭于上,面焦发鬓颁白;七八肝气衰,筋不能动,天癸竭,精少,肾藏衰,形体皆极;八八则齿发去。肾者主水,受五藏六府之精而藏之,故五藏盛乃能写;今五藏皆衰,筋骨解堕,天癸尽矣,故发鬓白,身体重,行步不正,而无子耳。(《素问·上古天真论》)

[**提示**] 说明男女生长发育和衰老过程,以及肾与五脏六腑精气盛衰的相互关系。

这两节经文,都是叙述肾脏精气盛衰,对男女生长发育的影响,内容相似,故合并在一起讨论。

一、男女生长衰老和肾气的关系

(1) 生长发育期(女子自一七——二七;男子自一八——二八)

"女子七岁肾气盛,齿更发长;二七而天癸至,任脉通,太冲脉盛,月事以时下,故有子。"

"丈夫八岁肾气实,发长齿更;二八肾气盛,天癸至,精气溢泻,阴阳和,故能有子。"

[**词解**] "女子七岁""丈夫八岁":褚氏云:"男子为阳,阳中必有阴;阴之中数八,故一八而阳精伸,二八阳精溢,女子为阴,阴中必有阳;阳之中数七,故一七而阴血升,二七而阴血溢。阳精阴血,皆饮食五谷之实秀也。"

"肾气盛":张景岳:"人之初生,先以肾始。女至七岁,肾气稍盛,肾主骨,齿者骨之余,故齿更;肾为精血之脏,发者血之余,故发长。"

《说文》:"男八月生齿,八岁而龀。女七月生齿,七岁而龀。"意义与上文基本相同(龀,音"趁",小孩脱去乳齿而换永乐齿,谓之龀)。

　　"天癸"：是促使生殖功能发育的物质。男女皆有，并不是指月经而言。因为肾为先天之本，属水，癸是天干之一，也属水，所以叫"天癸"。故本文"女子二七而天癸至，月事以时下"，"男子二八而天癸至，精气溢写"，都是先有天癸，而后才有月事以时下和精气溢泻的生理表现。

　　"任脉"：为奇经八脉之一，起于胞中，主胞胎。滑寿："任之为言妊也，行腹部中，为妇人生养之本。"

　　"太冲脉"：亦为奇经八脉之一，起于胞中，为血海。关于这里为什么叫太冲脉，王冰有这样的解释："太冲者，肾脉与冲脉合而盛大，故曰太冲。"这是说，男女的生长发育功能以肾气为主。所以女子到七岁时肾气盛，男子到八岁时肾气实。因为肾气盛，在形体上就有齿更发长的生长发育现象。女子到了十四岁左右，男子到了十六岁左右，肾气很旺盛，就发育完全产生了天癸，便有生殖的功能。因此女子在生理上有"月事以时下"，男子在生理上就有"精气溢泻"的表现。由于肾气的旺盛，促进了女子冲任二脉的发育。冲主血海，任主胞胎，所以有月经和生育的能力。但是这里要说明一下，"一七""一八"或"二七""二八"，是古人观察男女发育情况与年龄大概的比例数，并不是机械肯定为女子一定是"七"，男子一定是"八"。随着先天禀赋厚薄，后天营养情况，以及地区和气候变化等不同，同样是男女，其间仍是有差别的，我们应灵活去看待。肾气盛与生殖关系如下图（图 3－18）。

$$肾气盛 \longrightarrow 天癸至 \begin{cases} 男：精气溢泻 \\ 女：月事以时下 \end{cases} 阴阳和合 \longrightarrow 有子$$

图 3－18　肾气盛与生殖关系

（2）壮盛期（女子，三七——四七；男子，三八——四八）

　　女子，"三七肾气平均，故真牙生而长极；四七筋骨坚，发长极，身体盛壮。"

　　男子，"三八肾气平均，筋骨劲强，故真牙生而长极；四八筋骨隆盛，肌肉满壮。"

　　[**词解**]　"肾气平均"：张隐庵："平，足也；均，和也；极，止也。至真牙生而筋骨所长，以至于极矣。"意思是说，人体发育到了最高限度的时候，就不能再向上发育，而在一定时期内保持均等的状态。

　　"真牙"：即最后一对臼齿，叫智齿，又叫尽头齿。真牙生表示人的智力和形体，已经达到最壮盛成熟阶段。女子在二十八岁左右，男子在三十岁左右，正是

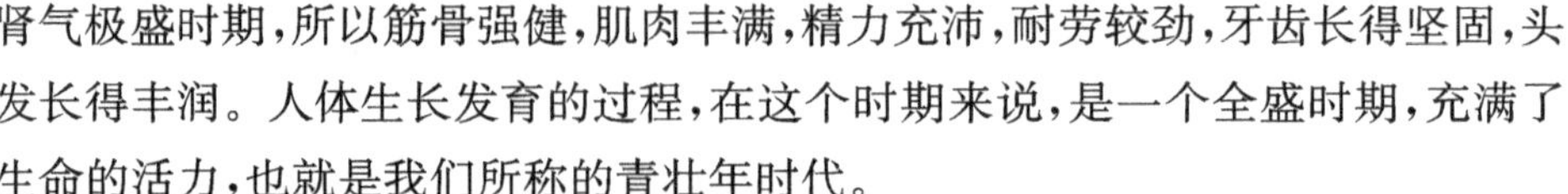

肾气极盛时期，所以筋骨强健，肌肉丰满，精力充沛，耐劳较劲，牙齿长得坚固，头发长得丰润。人体生长发育的过程，在这个时期来说，是一个全盛时期，充满了生命的活力，也就是我们所称的青壮年时代。

（3）衰老期（女子，五七——七七；男子，五八——八八）

女子，"五七阳明脉衰，面始焦，发始堕；六七三阳脉衰于上，面皆焦，发始白；七七任脉虚，太冲脉衰少，天癸竭，地道不通，故形坏而无子也。"

男子，"五八肾气衰，发堕齿槁；六八阳气衰竭于上，面焦，发鬓颁白；七八肝气衰，筋不能动，天癸竭，精少，肾藏衰，形体皆极；八八则齿发去。"

[词解]　"阳明脉衰"：手足阳明脉皆行于面部。张景岳："女为阴体，不足于阳，故其衰也，自阳明始。"

"三阳脉衰"：系指太阳、少阳、阳明而言。三阳经脉皆上于头面，所以古人说"头为诸阳之会"。今三阳脉皆衰于上，故有颜面容华憔悴、头发斑白脱落的体征。

"阳气"：系指三阳经脉之气而言。意义与上同。

"颁白"：颁与斑同。是说头发黑白相兼。

"地道"：指月经通行之路径。"地道不通"，即月经停止之意。

"肾气衰"：指肾脏精气不足。张景岳："男为阳体，不足于阴，故其衰也，自肾始。"

"齿发去"：齿为骨之余，发乃肾之荣，今齿发去，即为肾气衰退的表现。

根据本文的大意，我们可以了解，一切事物的发展，都有它一定的自然规律。人体由生长发育而壮盛，由壮盛而转向衰老，以至于死亡，这是循着自然规律的程序进行的。上面所叙述的男女自七、八岁开始，到了三十岁左右，达到极盛时期；由此转趋于衰退，所以女子到了四十九岁以后，男子到了六十四岁以后，都因为肾气的衰退，而身体各部呈现了衰老的征象。女子由于发育较早，所以衰老也较早，男子发育较晚，所以衰老也就较晚。这是古人对于男女生长、发育、衰老过程中，所体验出来的事实。关于女子的衰退，是从阳明开始；男子的衰退，是从肾气开始。这是根据男女生理上的不同而决定的。正如以上张景岳的解释说："女子为阴体，不足于阳，故其衰也自阳明始；男子为阳体，不足于阴，故其衰也自肾始。"说明男女开始衰退的不同，也不出于阴阳消长的道理。肾气衰与生育关系如下图（图3－19）。

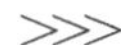

$$\text{肾气衰——天癸竭} \begin{cases} \text{男：精少} \\ \text{女：地道不通} \end{cases} \text{形坏——无子}$$

图 3-19　肾气衰与生育关系

二、肾气与五脏精气的关系

"肾者主水，受五藏六府之精而藏之，故五藏盛乃能写。今五藏皆衰，筋骨解堕，天癸尽矣，故发鬓白，身体重，行步不正，而无子耳。"

[**词解**]　写：系"输送"的意思，不单指泻精而言。

从本节经文，我们可以体会到肾脏之精，是来自五脏六腑，故五脏六腑的精气旺盛，关系到肾气的盛衰；而肾气的盛衰，关系到人体的生长发育，也影响到五脏六腑精气的盛衰。所以由于五脏六腑之精气衰而致肾脏精气衰少，由于肾脏精气衰少，就出现了一系列的衰老现象——筋骨松懈无力，发鬓斑白，身体龙钟，行动也不稳，更由于天癸竭绝，故生育的功能，也随之消失。五脏精气与肾气的关系如下图（图 3-20）。

$$\text{五脏精气} \begin{cases} \text{盛——肾气盛——天癸至——阴阳和——有子} \\ \text{衰——肾气衰——天癸竭——形　坏——无子} \end{cases}$$

图 3-20　五脏精气与肾气的关系

由此可知，肾脏精气和五脏六腑的精气，是有密切关系的。

总的来说，人的生长过程，女子到了"五七"，男子到了"五八"，已趋于衰退时期。这是因为五脏六腑精气衰退而影响肾气衰退的结果。在形体方面，则有发白、齿去的现象。女子到了"七八"，男子到了"八八"，便失去了生殖能力。这时，女子在生理上表现在月经停止，男子在生理上表现精少。但是，"七七""八八"，也是大的数字，是指一般而言，并不是说每个人都是如此。

[**参考资料**]　张景岳："肾为水脏，精即水也，五脏六腑之精，皆藏于肾，非肾脏独有精也，故五脏盛，肾脏乃能泻。"

张景岳："天癸者，天一之气也。任冲者，奇经之脉也。任主胞胎，冲为血海，气盛脉通，故月事下有子。月事者，言女子经水，按月而至，其盈虚消长应于月象。经以应月者，阴之所生也。"

张隐庵："肾气者，肾脏所生之气也。气生于精，故先天癸至而后肾气平。肾气足，故真牙生。真牙者，近根牙也。"又曰："阳明之脉荣于面，循发际，故其衰也面焦发堕。大气为阳，血脉为阴。故女子先衰于脉，而男子先衰于气也。"

张景岳:"有子之道,必阴阳合而后胎孕成。故天一生水,而成于地之六,地二生火,而成于天之七,所以万物之生,未有不因阴阳相感而能成其形者。"又曰:"肝主筋,肝衰故筋不能动;肾主骨,肾衰故形体疲极。"

小结

（1）生长衰老,是人生的几个阶段。这种发展过程的阶段形成,是由于肾气的盛衰而出现的。

（2）肾气是促进人体生长发育功能的根本,禀之于先天,成壮于后天;女子七岁开始旺盛,男子八岁开始充实。

（3）肾气的盛衰,是基于五脏精气的盛衰,而肾气盛衰,也可以影响五脏的盛衰,这是机体的整体表现。

原文　阳为气,阴为味;味归形,形归气;气归精,精归化;精食气,形食味;化生精,气生形;味伤形,气伤精;精化为气,气伤于味。（《素问·阴阳应象大论》）

[**提示**]　本节主要以阴阳互根来说明味、精、气、形的相互资生关系,以及精、气、形、味、化的相互影响。

[**词解**]　"气":指人体的真气,是产生人体一切功能活动的动力。故张景岳说:"形之存亡,由气之聚散,故形归于气。"

李东垣说:"形寓气,气充形。"这是指体内的真气而言。张景岳也说:"气者,真气也,所受于天,与谷气并而充身者也。人身精血,由气而化,故气归精。"这又说明真气的来源一为呼吸之气,一为饮食水谷之气,二者相结合而为人身之真气。

"味":是指五味。这里代表饮食物。

诸凡精血等生成,皆由气化而成,故称"气归精"。

"形":指形体而言。

"归":依投、资生的意思。

"化":指化生而言。饮食物变为精微物质,由精微物质荣养或填补人体组织的过程,称之为"化生",也含有变化的意义。如《素问·天元纪大论》:"物极谓之变，物生谓之化。"也就是这个意思。但是这种化生过程，必须通过气的作用，所以也称为气化作用。

本节经文，摘自《素问·阴阳应象大论》。主要是以阴阳互根（统一法则）来说明精、气、形、味的相互关系，以及精、气、形、味的病理变化。现在把它归纳起来，分作两个方面来讨论（图 3-21）。

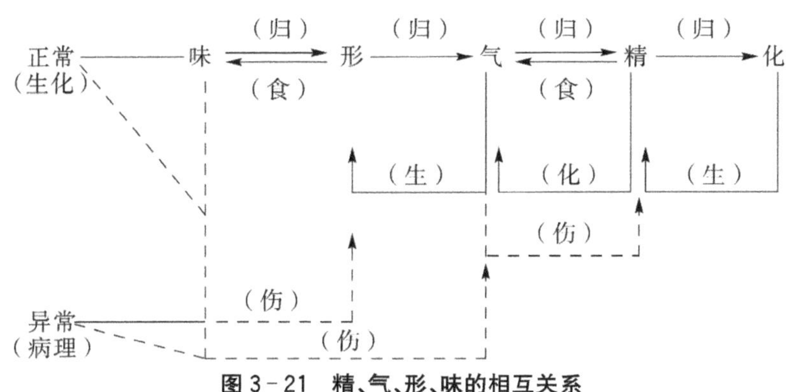

图 3-21　精、气、形、味的相互关系

一、以阴阳互根说明味、形、精、气的相互关系

味为有形，属阴，气无形，属阳。进一步说，人身内在的精微物质也属阴，形体的一切功能活动属阳。饮食五味要转变为精，精要化生荣养人体，都必须通过消化功能和气化作用，故称"味归形，形归气，气归精，精归化，化生精"。反之，形体的功能活动来于气，而气所以能生生不息，则赖于精气的化生，故称"精化为气，气生形"。换句话说，精能饲养气，而形体靠饮食五味的充养，故称"精食气，形食味"。因此说，形体须要饮食充养，而饮食依靠形体消化吸收。精能化为气，而精的生成又靠气的气化作用。它们之间的关系，就是"阴生于阳，阳根于阴"的阴阳互根（对立统一法则）的关系。

二、以阴阳消长来说明味、形、精、气的病理关系

上面所说的是味、形、精、气的正常生理现象。但有其常必有其反常。所谓"味伤形"，说明饮食五味的太过或不及皆足以影响形体，特别是影响消化功能。例如，太过则引起食滞内停，不及则引起荣养不良。所谓"气伤精"就是说明气的功能太过或不及，均能影响精的生成和盛衰。例如，人体活动过度，气化太过，必然耗伤精；反之，真气不足，气化无能，则影响精的生成。正由于"味能伤形"，故饮食五味不当或五味不调，亦足以伤及气。例如，多食辛苦则伤气，多食酸甘则

滞气，五味偏嗜，更足以引起五脏之气的偏颇，故称"气伤于味"。总的来说，"味伤形，气伤于味"，就是"阴"发生太过、不及可以伤及"阳"；"气伤精"就是"阳"的太过、不及可以害及"阴"。这无非也是由于阴阳消长失于平衡而发生的病理变化。

[**参考资料**] 《灵枢·决气》："上焦开发，宣五谷味，熏肤、充身、泽毛，若雾露之溉，是谓气。"

张景岳："精者坎水也，天一生水，为五行之最先；故物之初生，其形皆水，由精以化气，由气以化神；是水为万物之源，故精归于化也。"

秦伯未："化，不是空洞的指变化或化生，而是暗示一种善于变化的神的动作。"

张景岳："食，如子食母乳之义。"

《素问·痹论》："饮食自倍，肠胃乃伤。"

小 结

从本节所讨论的精、气、形、味的关系上，可以理解到人的生理功能是统一的整体，阴阳平衡是人体健康的保证。因此，在平时无论是对饮食五味和活动休息等各方面的调摄保养，都是非常重要的。另一方面，也可体会到掌握了阴阳的对立统一法则，对任何复杂的生理病理，都可以了如指掌了。

原文 壮火之气衰，少火之气壮；壮火食气，气食少火；壮火散气，少火生气。（《素问·阴阳应象大论》）

[**提示**] 以火的少壮，说明人体功能活动和元气的消长关系。

[**词解**] "气"：指人身元气、真气而言。

"壮火""少火"："火"，指人身功能活动而言。本节经文的"壮"字，系对"少"字而言。"壮"是代表亢盛，含有太过的意思、"少"是代表正常。但是，本节的"壮"字，又是两种含义："壮火之气衰"的"壮"字，代表功能活动亢盛；"少火之气壮"的"壮"字，不是表示正常，应作强壮来解释。

"食"：食字在本节中也有两种含义，一为侵蚀之意，如"壮火食气"；二为饲养之意，如"气食少火"的"食"字便是。

一、火和气的意义

火本来是属阳，气也是属阳。人体功能活动亢盛便是火盛，就是本节所称的"壮火"。李东垣所说的"气有余便是火"的火，也是指壮火而言。总的说，人体的真气，是维持生命的重要物质，它的运动和气化作用，产生人体一切的功能活动；反过来说，人体一切功能活动的正常，也是生成人体真气和保持真气充沛的重要保证。所以两个方面是相互因果的。

二、壮火对气的影响

"壮火之气衰，壮火食气，壮火散气。"（图 3 - 22）

壮火（功能亢盛太过）{ 食气（侵蚀真气） / 散气（耗散真气） } 气衰（真气衰弱）

图 3 - 22　壮火对气的影响

李念莪："亢烈之火发害病，故火过则气反衰。"这就是说，壮火是一种亢烈之火，它对气的影响是食气（侵蚀）、耗散气，可以使元气衰。

三、少火与气的关系

"少火之气壮，气食少火，少火生气。"（图 3 - 23）

少火（正常的功能活动）{ 气食少火（气能饲养功能活动） / 少火生气（功能活动能生成真气） } 气壮（真气旺盛）

图 3 - 23　少火与气的关系

张景岳："阳和之火能生物，火和平则气乃壮。"这说明少火是一种和平之火，对气的影响是生旺，所以说能"生气"而"气壮"。

总的来说，壮火是太过亢盛之火，对人体的元气是耗损；少火是和平之火，对人体的元气是生旺。

关于本节经文，历代注家有不同的见解，归纳起来，大致可分为三种，兹摘录如下，以作参考。

（1）马莳认为本节经文主要是承接上文的"阴味出下窍，阳气出上窍。味厚者为阴，薄为阴之阳，气厚者为阳，薄为阳之阴；味厚则泄，薄则通，气薄则发泄，厚则发热"一段经文而言。应该是指药物的气味厚薄和人体形质盛衰关系。他说："盖以气味太厚者，火之壮也。用壮火之品，则吾人不能当之而反衰矣！如用乌、附之类，而吾人之气不能胜之，故发热。气味之温者，火之少也。用少火之品，则吾人之气渐尔生旺而益壮矣。如用参、芪之类，而气渐旺者是也。何以壮火之气衰也？正以壮火能食吾人之气，故壮火之气自衰耳。何以少火之气壮也？正以吾人之气能食少火，故少火之气渐壮耳。惟壮火能食人之气，此壮火之所以能散吾人之气也；食则必散，散则必衰，故曰壮火之气衰。惟吾人之气，为能食少火之气，此少火之所以能生吾人之气也；食则必生，生则必壮，故曰少火之气壮。"

（2）李念莪、张景岳认为本节经文主要是指人体阳气的消长关系。这就是说，人体内有一种火，这就是阳气，另外有一种元气，这种阳气不可太过，太过则伤元气。所以他们认为阳气的亢盛和正常，对元气的强弱有着密切的关系。李念莪说："火者阳气也，天非此火不能生育万物，人非此火不能生养命根，是以物生必本于阳。但阳和之火则生物，亢烈之火则害物。故火有太过，则气反衰，火和平则气乃壮，壮火散气，故云食气，少火生气，故云食火。"张景岳说："此虽承气味而言，然造化之道，少而壮，自是如此，不特专言气味者。"

（3）恽铁樵认为本节经文主要是指四时发展规律而言。他说："少火为春生之气，壮火为夏长之气。少火由生而长，故气壮而生气，壮火盛极将衰之候，故气衰而食气。"

以上三类看法，除恽氏以自然气候规律来说明外，其他两家，在表面上看来似乎矛盾，但实际上并不矛盾。马莳的论点，指临床上对药物的气味的掌握和运用，主要在于辨证明确，才不犯桂、附耗气之弊。李念莪、张景岳的论点，指出了生理功能与元气在人体的重要性，不可有太过、不及的现象，这样明确了生理的关系，才能对病理有所掌握。因此，我们认为把这两家见解结合起来，才是正确的看法。

原文　食气入胃，散精于肝，淫气于筋。食气入胃，浊气归心，淫精于脉。脉气流经，经气归于肺，肺朝百脉，输精于皮毛。毛脉合精，行气于府。府精神明，留于四藏，气归于权衡。权衡以平，气口成寸，以决死生。（《素问·经脉别论》）

饮入于胃，游溢精气，上输于脾；脾气散精，上归于肺；通调水道，下输膀胱；水精四布，五经并行，合于四时五藏阴阳，揆度以为常也。（《素问·经脉别论》）

这两节经文，主要是说饮食在人体的输布过程，所以合并在一起讨论。

［**提示**］　说明饮食物的精微归输过程和气口成寸的意义。

一、食物入胃后精气的归输

（1）"散精于肝"："食气入胃，散精于肝，淫气于筋。"

[词解]　"食气"：系指食物中的营养分。马莳："食气者，谷气也。"

"散精"：精指食物中的精微部分。散精是说输布精气，也即指脾的运化功能。

"淫"：浸淫滋养的意思。

这是说，食物入胃后，经过胃的腐熟，脾的运化，而将精微输布于肝，再由肝滋养筋。因为肝与筋是相互连属的。如《素问·阴阳应象大论》："肝生筋。"筋得到了来自肝的营养，才能束骨利关节，使肢体运动正常。

（2）"浊气归心"："食气入胃，浊气归心，淫精于脉。脉气流经，经气归于肺，肺朝百脉，输精于皮毛。毛脉合精，行气于府。府精神明，留于四藏，气归于权衡。"

[词解]　"浊气"：系指饮食精微的浓郁部分。张景岳："浊言食气之厚者也。如阴阳清浊篇曰'受谷者浊，受气者清'是也。"马莳："谷气入胃，其已化之气，虽曰精气，而生自谷气，故亦可名为浊气也。"

"经"：指经脉。

"肺朝百脉"：指全身血脉都要流经于肺，是肺受百脉朝会的意思。张景岳："经脉流通，必由于气，气主于肺，故为百脉之朝会。"

"输精于皮毛"：言气血循经脉输布，内而脏腑，外而皮毛，无处不到之意。

"毛脉合精"：肺主皮毛，心主血脉。"毛脉合精"即是说血气相合的作用。这意味着血无气则不流，气无血则无所附的意义。张景岳："肺主毛，心主脉，肺藏气，心生血，一气一血，称为父母，二脏独居胸中，故曰毛脉合精。"

"行气于府"：张景岳说："府者，气聚之府也，是谓气海，亦曰膻中。"所以这里的"府"，指胸中而言，言气血循环全身，再还到胸中之意。这句虽然只言气，其实血亦包含在内。盖气血同行于血脉中，所以当与"毛脉合精"联系起来理解。

"府精神明，留于四藏，气归于权衡"：这是说明气血作用于心而有正常的精神活动；由于心、脾、肝、肾皆能得到气血的营养，从而五脏的功能，在心神的领导下，和肺气的调节下，得到平衡。故马莳说："始行于手太阴肺经，通于心、肝、脾、肾四脏，而四脏之精，皆其所留是气也。"

这一段经文，说明食物精华，另一条途径是入心，由心入脉，脉循行于十二经

张隐庵："分尺为寸，按脉前为寸，后为尺，中为关，此去成寸，盖兼关尺而言之也。"

原文　岐伯曰：人受气于谷，谷入于胃，以传与肺，五藏六府，皆以受气。其清者为营，浊者为卫，营在脉中，卫在脉外，营周不休，五十度而复大会，阴阳相贯，如环无端。卫气行于阴二十五度，行与阳二十五度，分为昼夜，故气至阳而起，至阴而止。（《灵枢·营卫生会》）

荣者，水谷之精气也，和调于五藏，洒陈于六府，乃能入于脉也。故循脉上下，贯五藏，络六府也。卫者，水谷之悍气也，其气慓疾滑利，不能入于脉也，故循皮肤之中，分肉之间，熏于肓膜，散于胸腹。（《素问·痹论》）

黄帝曰：营卫之行奈何？伯高曰：谷始入于胃，其精微者，先出于胃之两焦，以溉五藏，别出两行，营卫之道。其大气之抟而不行者，积于胸中，命曰气海。出于肺，循喉咽，故呼则出，吸则入。天地之精气，其大数常出三入一，故谷不入，半日则气衰，一日则气少矣。（《灵枢·五味》）

营气者，泌其津液，注之于脉，化以为血，以营四末，内注五藏六府，以应刻数焉。卫气者，出其悍气之慓疾，而先行于四末、分肉、皮肤之间，而不休者也。（《灵枢·邪客》）

以上四节的内容，主要是叙述营卫之气的生成分布和作用等，同时牵涉及气血的生成与营卫的关系。为了便于理解，我们综合起来进行讨论。

［**提示**］　（1）说明营卫气血的生成及其分布概况。

（2）说明营卫气血的生理功能和相互关系。

（3）营卫的循行问题。

一、营卫气血生成及其分布的概况

（1）营和卫的生成性能和分布：营有经营、营养的意思；卫有防御、保卫的意思。人体有了营气和卫气，才能营正常的生命活动，它们担负起营养人体和防御疾病的重大作用。

至于营卫的生成，经文指出了："人受气于谷，谷入于胃，以传于肺，五藏六府，皆以受气。其清者为营，浊者为卫，营行脉中，卫行脉外。"又称："荣者，水谷之精气也……乃能入于脉也。故循脉上下，贯五藏，络六府也。卫者，水谷之悍气也，其气慓疾滑利，不能入于脉也，故循皮肤之中，分肉之间，熏于肓膜，散于胸腹。"

［**词解**］ "清浊"：并不是指质而言，是指其性能而言。所谓清是含有柔和的意思；浊是含有刚悍的意思。唐容川说："清浊以刚柔言，阴气柔和为清，阳气刚悍为浊。"营气清，故称营者为水谷之精气也。卫气浊，故称为水谷之悍气也，悍者是强悍之意。

"慓疾滑利"：是形容卫气运行的速度流利。张景岳："慓，急也。"

"肓膜"：肓读如荒，即体腔内脏之间的筋膜。张景岳说："凡腔腹肉理之间，上下空隙之处，皆谓之肓膜。"

水谷之气清者——营——属阴——柔和部分——行于脉中；浊者——卫——属阳——刚悍部分——行于脉外。

所以说，营卫之气，皆来源于饮食水谷，通过脾胃的消化，吸收了其中的精华部分，化生而成的。所以营的本身是水谷之精气，它的分布是由胃传肺，从肺行于血脉之中，以运行于全身，内而五脏六腑，外而肢体，循环不息。卫的本身，同样是水谷的精气，由于卫气刚悍，其性流利，运动迅速。它的分布是在脉外，达于四肢，循行于皮肤分肉之间，至于肓膜，散于胸腹之中。

（2）气血的生成和分布：该四节主要是谈营卫，但也涉及气血。由于营卫的生成分布及其功能与气血是有不可分割的关系。所以为了说明营卫，相应的，必须把气血的生成和分布讨论明确。至于"气"，即指真气（亦名元气）而言。在前面肺的功能中已经讨论过，在这里再简略讨论一下。

1）血，经文指出："营气者，泌其津液，注之于脉，化以为血，以营四末，内注五藏六府。"又《灵枢·决气》说："中焦受气取汁变化而赤，是谓血。"（图3-24）

［**词解**］ "泌"：分泌的意思。这里作调和的意义讲。

"汁"：即指津液。

饮食水谷 { 水谷之精气（营） 津液 } 中焦气化作用——血——行于脉中

图3-24 血的生成和分布

从上面经文，我们知道，血液同样来源于饮食水谷，由水谷所化生的营气和津液相和合，通过中焦气化的作用，变化而生成的。血是同营气一起流行循环于脉中，内而五脏六腑，外而四肢末梢，无处不到。营和血两者虽同行脉中，但两者的生成过程，却有先后不同；在形态性质上，也有一定的区别。

2）气，指真气而言。《素问·阴阳应象大论》说："天气通于肺，地气通于嗌。"《灵枢·刺节真邪》说："真气者所受于天与谷气并而充身者也。"所谓"天气"，指天空之气而言；"地气"指饮食物而言。从经文可理解到，人体的气，一方面来源于天空之气，自肺吸入；一方面来源于饮食水谷之气，自咽入胃而生成。而真气的本身，即水谷之气与天空之气合并而成，它是充养全身维持生命活动的重要物质。

从上面所讨论，可以明确到营气、卫气、真气，皆来于水谷之气。故经文指出，"黄帝曰：营卫之行奈何？伯高曰：谷始入胃，其精微者，先出胃之两焦，以溉五藏，别出两行营卫之道。其大气抟而不行者，积于胸中，命曰气海。出于肺，循喉咽，故呼则出，吸则入。天地之精气，其大数常出三入一，故谷不入，半日则气衰，一日则气少矣"。

[**词解**] "两焦"：即指上、中两焦而言。张隐庵引任氏言曰："此言入胃水谷所生之精气，先出于胃之两焦，以溉五脏。两焦，上焦中焦也。上焦出胃上口；中焦亦出胃中，故曰胃之两焦。"

"两行"：指营卫运行的两条道路，所以马莳、张隐庵，皆认为系指营卫之道，即"营行脉中、卫行脉外"之意。

"抟"：音"团"，结聚的意思。

"气海"：指胸中部位而言。

"常出三入一"：三和一是指水谷精气与天空之气的比例，意思指呼出三分水谷之气，吸入一分天空之气。

从这节经文，更可进一步理解到，饮食物中的精微物质化生为气之后，先由胃的中上两焦，开发散布，同时分出营气卫气，别行两道循行全身，以营养五脏六腑、肢体。另外，布散于胸中的一部分气，称之为大气，即宗气，通过肺的呼出，再吸入天空之气与水谷之精气合并，便成为真气（图 3 - 25）。

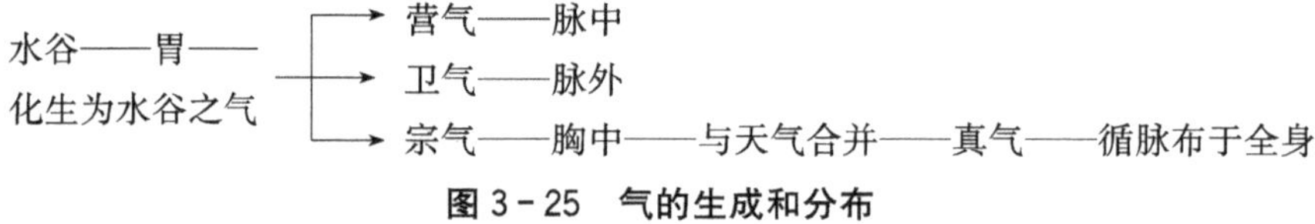

图 3 - 25　气的生成和分布

据上述可以知道，所谓营气、卫气、宗气、真气，不过他们化生的过程和分布的范围，有所不同，因此产生的作用亦有所不同。张景岳说："真气即元气。气在天者，受之于鼻，而喉主之；气在水谷者，入于口而咽主之。然钟于未生之初者，曰先天之气，成于已生之后者，曰后天之气。气在阳分者，即阳气（卫在阳分，故亦称阳气）；气在阴分者，即阴气（营在血脉之内，故亦称阴气）；气在表者，曰卫气；气在里（指脉里）者，曰营气；在脾曰充气；在胃曰胃气；在上焦曰宗气；在中焦曰中气；在下焦曰元阴、元阳之气。"总之，由于来源分布作用的不同，而别其名称，但其中真气为诸气之根本。

经文所称"出三入一"的问题，是说明水谷之气，自呼而出，天空之气，自吸而入；人体的气，在呼吸交换的过程中，谷气是不断地消耗，所以人体必须有饮食物的补充；如果失去饮食营养的补充，那便会产生气不足的现象，故曰："谷不入半日则气衰，一日则气少矣。"

二、营卫气血的生理功能和相互的关系

（1）营、血的生理功能：由于营之与血，两者同行脉中，而其功能亦是相互有密切的关系，故合并讨论。

经文指出："营气者，泌其津液，注之于脉，化以为血，以荣四末，内注五藏六府。"说明营和血主要是共同地发挥营养全身的作用。凡人体的皮毛、骨肉、脏腑，没有血的营养，就不能产生活动。由于血有营养的作用，故血盛则形体亦壮盛，血衰则形体亦衰弱。只有血脉和调才能使全身肌肉、筋骨、关节等强壮有力，运动自如。血液之所以能调和和循环不息，与气有莫大关系。古人说："气行血自行。"又说："气为血帅。"所以血液之能周流不息，滋养全身，是全赖气的推动作用。故经文指出："荣者，水谷之精气也，和调于五藏，洒陈于六府。"因此营和血在功能上是不可分割的。例如《素问·痹论》说："营卫之行涩，经络时疏，故不通。皮肤不营，故为不仁。"《素问·生气通天论》说："营气不从，逆于肉理，乃生痈肿。"都说明了营气的营运功能失常，可以影响到血液的周流循环，两者是相辅相成不可分割的。

（2）卫和气的生理功能：卫气是人体气的一部分，因其性能强悍，运行迅速滑利，在功能上有保卫肌表、防御外邪的作用，故特名曰卫气。

总的说，气有维持机体一切生命活动的作用。如分析一下，则其主要功能，表现在三个方面：①气能生化万物，填补和营养人体的一切脏器组织。②由于气的动力作用，使一切物质能输布于全身。③卫气有保护人体，调节内外环境的作用。

现在我们将真气与卫气分别讨论如下（但对真气的作用在以前已讨论了一

些,在这里仅作纲领性的说明)。

1) 真气:古人观察到宇宙间万物的生长发展运动变化,莫不都是气的作用。《素问·天元纪大论》说:"形气相感化生万物。"所以人体的所有生命活动和生长发育,也是气的作用。例如血能周流循环,津液能散布于皮肤肌肉,输注于关节骨腔,以及水道的通利,汗液、尿液的排泄,无不都是气的推动作用。所以有关这些血液、津液、水道等运化失常的疾病,皆以调气行气或补气为主要治疗原则。

至于脏腑的功能,经络的功能,也无不都是得到气的充养而产生的。故《内经》对脏腑经络的功能,皆以气名之,如心气、肺气、肝气、肾气、脾气、经络之气等。所以经络之能协调内外,起到联络和传导的作用,即是气的运动作用的具体表现。

另一方面,气还主要表现在生化作用方面。一切营养物质的产生,和发挥营养的作用,都必须要通过气的生化作用才能实现。唐容川说:"络脉者,脏腑气化之径路也。"从而说明气化作用,并不是局限于机体的某些脏腑或某些组织之间,经脉是无处不到的,凡是经脉所到之处,即有气的存在,也即有气化作用的发生。有了气化作用,才有人体新陈代谢和有机体的活动。所以内而消化吸收,外而视听言行,亦无非气化作用的具体表现;而机体的活动,又主宰着气化活动的进行。

2) 卫气:主要是温润皮肤、肌肉、滋养腠理,司汗孔的开合。由于皮肤肌肉的健康,从而产生抵抗外邪的作用。假如外邪侵入人体,卫气便起而与之相争,从而产生恶寒战栗,甚至汗毛竖起的现象。如果卫气战胜邪气,则恶寒消除,继以发热、汗出,而热退病除。反之,邪气偏胜,稽留于皮肤之间,则恶寒就不会消失。如果邪气留而不去,则伤及血脉,往往就会成为痹证。若卫气虚弱,不能充养皮肤肌肉,则会产生麻痹不仁,不知痛痒的症状。这些作用,不仅说明卫气有保卫的作用,且有产生人体知觉的作用。

[**参考资料**] 《灵枢·刺节真邪》:"虚邪之中人也,洒淅动形,起毫毛而发腠理……搏于肉,与卫气相搏,阳胜则为热,阴胜则为寒,寒则真气去,去则虚,虚则寒。搏于皮肤之间,其气外发腠理开,毫毛摇,气往来行则为痒,留而不去则痹,卫气不行则不仁。"

《素问·逆调论》:"营气虚,卫气实,营气虚则不仁,卫气虚则不用,营卫虚则不仁不用。"

(3) 营卫气血的相互关系:综上所述,营卫气血虽然同源而异流,但是他们在整体功能上,仍是密切结合的。故《灵枢·卫气》中说:"营卫之气,在循行上是阴阳相随,内外相贯,如环之无端。"就它的生理作用来说,营主营养,卫主卫外,两者又是相互为用的。因为卫外正所以保证营养内脏的功能得以实现,营养内脏亦所以使卫外功能增强。血之与气亦同样如此,血得气而行,气必有血,才有依附。所以他们之间,是相互依赖、相互促进的,含有"阴生阳长""阴生于阳、阳根于阴"的关系。

三、营卫循行的问题

经文指出:"营在脉中,卫在脉外,营周不休,五十度而复大会,阴阳相贯,如环无端,卫气行于阴二十五度,行于阳二十五度,分为昼夜,故气至阳而起,至阴而止。"

[**词解**]　"五十度而复大会":"五十度"指营卫一昼夜在人身运行的周次,大会指营气与卫气的会合。因营行脉中,卫行脉外,至五十度便要会合一次,会合的地方,是在手太阴肺。故《难经·一难》说:"营卫行阳二十五度,行阴亦二十五度,为一周者,故五十度复会于手太阴。"

"行于阳""行于阴",这里阴阳指昼夜而言,故称分为昼夜。

总的说明,营卫的循环,虽有脉外脉内之分,但它们循行是一致的,而且相随的,在白昼周行二十五周次,夜间周行二十五周次,合为五十周次;同时,每行五十周次,在肺部相互会合。所以说,肺脏是营卫循行的起讫点,肺主一身之气,其意义即在于此。

至于一昼五十周次的问题,这是古人根据脉搏的搏动次数与呼吸次数而推算出来的。《难经·一难》说:"人一呼脉行三寸,一吸脉行三寸,呼吸定息,脉行六寸;人一日一夜,凡一万三千五百息,脉行五十度,周于全身,漏水下百刻。"但对营卫的循行,在《内经》中和各家注解中,颇不一致,而这种推算,亦是很复杂,故有关这方面的问题,尚待今后进一步的研究。

[**参考资料**]　张景岳:"营气者,阴气也,由水谷精微所化,故曰水谷之精气。"又说:"卫气者阳气也,阳气之至浮盛而疾,故曰悍气,悍急也……其浮气之不循经者为卫气。"

《灵枢·卫气》:"其浮气之不循经者为卫气,其精气之行于经者为营气。"

《素问·生气通天论》:"阳气者,若天与日,失其所则折寿而不彰……是故阳因而上,卫外者也。"

张景岳:"卫行脉外,故主表,而司皮毛之开合。"

《素问·举痛论》:"寒则腠理闭,故气收矣;炅(音炯,热的意思)则腠理开,汗大泄。"

《素问·调经论》:"皮肤致密,腠理闭塞,玄府不通,卫气不得泄越,故外热。"

原文 人之血气精神者,所以奉生而周于性命者也;经脉者,所以行气血而营阴阳,濡筋骨,利关节者也;卫气者,所以温分肉,充皮肤,肥腠理,司开合者也;志意者,所以御精神,收魂魄,适寒温,和喜怒者也。是故血和则筋脉流行,营复阴阳,筋骨劲强,关节清利矣;卫气和则分肉解利,皮肤调柔,腠理致密矣;志意和则精神专直,魂魄不散,悔怒不起,五藏不受邪矣;寒温和则六府化谷,风痹不作,经脉通利,肢节得安矣。此人之常平也。(《灵枢·本藏》)

[提示] 说明血、气、精、神、经脉、卫气、志意在人体的作用。

[词解] "奉":奉养供养的意思。

"周":《辞源》:"与赒同,给也、赡也。"可作给予讲。

"营":即是"运行"的意思。张景岳说:"营,运也。"

"开合":指汗孔的开闭。

"复":指周而复始,循环的意思。

"解利":滑润通利的形容词。

"专直":"专",是专一的意思。《管子》:"专于意,一于心耳。"《辞源》:"直,正也。"张景岳:"专一而正。"意思是说思想专一而正常健康。

"风痹":"风"指风邪,外在致病因素。"痹"在这里作阻塞痹留解。

一、血、气、精、神的相互关系及其在人体的作用

血、气、精、神四者,是维持生命的根本物质。本文所谈的"精"包括了先天之精气,以及后天水谷之精华,是维持生长发育和一切功能活动的基础。"血"是体内流动的赤色体液,它是水谷精微经过中焦变化而成,能濡养全身各部组织。"气"是由水谷之精所化生的,此所谓"气"是指人体真气而言。同时,精和血的产生,又主要依靠"气"的气化作用,这是相互资生的关系。"神"是人体生命活动的体现,它也是由精、气、血而产生的。但是它又有主管精气血的作用。故张景岳说:"阴阳应象大论曰,精化为气,故先天之气,气化为精,后天之气,精化为气,精之与气,本自互生,精、气既足,神自旺矣。虽神自精、气而生,然所以统驭精气而为运用之主者,则又在吾心之神。"

总的说来,血气精神,是生命的根本,血和精属阴,是有形的物质;气是无形的物质,属阳。气是有产生人体一切活动功能的功能。神是人体一切精神意识活动的具体表现,也是人体一切生命活动的最高主宰者,属阳。精血气是神的物质基础,而神又是精血气的主宰者,四者之间相互资生而又相互为用。

二、经脉、卫气、志意的作用

本节经脉、卫气、志意的作用,可以根据经文内容归纳如下(图 3 - 26)。

$$
经脉、卫气、志意的作用\begin{cases}1.经脉:行气血,营阴阳,濡筋骨,利关节\\2.卫气:温分肉,充皮肤,肥腠理,司开合\\3.志意:御精神,收魂魄,适寒温,和喜怒\end{cases}
$$

图 3 - 26　经脉、卫气、志意的作用

经脉,是指十二正经、奇经八脉而言,是人体气血通行的道路。血气由此将营养输于全身,所以人体阴阳得以平调,而关节得以濡润滑利。正因为经脉有贯通联系全身各部的作用,因此,经脉成为身体上一个最重要的部分。

卫气的作用,它有温润肌肉,管理汗孔的启闭,固实体表,保护机体的功能。如《素问·生气通天论》:"阳者卫外而为固也。"也就是这个意思。

志意,是指人的思维活动,凡人的志意、魂魄皆主宰于神。如《灵枢·本神》:"心有所忆谓之意,意之所存谓之志……"是说志意是从心而生,它可以御治精神,安定魂魄,使精神活动正常。如果志意调和,精神安逸,就不易于妄作喜怒,身体抵抗力增强了。人体所以能知气候的变化和适应外界的气候寒温,也就是决定于志意。《素问·上古天真论》:"精神内守,病安从来?"又曰:"志闲而少欲,心安而不惧,形劳而不倦。"就是说,因为志意调和而得来的效果。假如志意不能发挥正常的作用,那么异常的精神活动就会表现出来。《灵枢·本神》:"魂魄飞扬,则志意恍乱。"由此可知,志意对精神、思维活动是有密切关系的。

三、机体内外协调的统一性

"是故血和则经脉流行……此人之常平也。"本文中的"和"含有调和正常的意思。如血与卫气调和,即是表现人体的内外、阴阳、气血循环等活动的正常,也就是健康的表现。志意和,是说善于调摄精神,是属于内在的方面,也就是"正气存内,邪不可干"之意。所谓寒温和,是说能很好地适应外界气候的变化,就能保持五脏六腑、经脉、肢节等的正常活动,外不受风邪的侵扰,内无病气的阻滞。最后所谓"此人之常平也",就是说以上均属人体的正常现象。因此我们必须经常

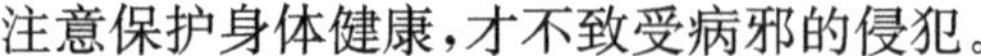

注意保护身体健康，才不致受病邪的侵犯。

根据本段经文的意义，归纳如下（图3－27）。

人之常平 {
血　和：经脉流行，营复除阳，筋骨劲强，关节清利
卫气和：分肉解利，皮肤调柔，腠理致密
志意和：精神专直，魂魄不散，悔怒不起，五脏不受邪
寒温和：六腑化谷，风痹不作，经脉通利，肢节得安
}

图3－27　人之常平

[**参考资料**]　《素问·调经论》："人之所有者，气与血耳。"

张景岳："经脉者即营气之道。"

原文　黄帝曰：余闻人有精、气、津、液、血脉，余意以为一气耳，今乃辨为六名，余不知其所以然。岐伯曰：两神相搏，合而成形，常先身生，是谓精。何谓气？岐伯曰：上焦开发，宣五谷味，熏肤，充身，泽毛，若雾露之溉，是谓气。何谓津？岐伯曰：腠理发泄，汗出溱溱，是谓津。何谓液？岐伯曰：谷入气满，淖泽注于骨，骨属屈伸，泄泽，补益脑髓，皮肤润泽，是谓液。何谓血？岐伯曰：中焦受气取汁，变化而赤，是谓血。何谓脉？岐伯曰：壅遏营气，令无所避，是谓脉。黄帝曰：六气者，有余不足，气之多少，脑髓之虚实，血脉之清浊，何以知之？岐伯曰：精脱者，耳聋；气脱者，目不明；津脱者，腠理开，汗大泄；液脱者，骨属屈伸不利，色夭，脑髓消，胫酸，耳数鸣；血脱者，色白，夭然不泽，其脉空虚，此其候也。（《灵枢·决气》）

[**提示**]　说明精、气、津、液、血脉的生成、功能，及其病态。

一、一气和六气的意义

[**词解**]　"六气"：是指精、气、津、液、血、脉六者而言。

"一气"：是指水谷精气。

张景岳："六者之分，总由气化，故曰一气。六者者，亦以形不同而名则异耳。"就是说精、气、津、液、血、脉六气皆由谷气所化。

古人认为，人体之所以能够有正常的功能活动和维持健康状态，主要依靠不断地摄取饮食物，食物摄入以后，经过脾胃的运化作用，其中精微部分，化生六气，分别输布于全身，营养各个组织器官。又因为六气的分布不同，性质也有差别，所以有精、气、津、液、血、脉的不同名称，但它们都是来源于水谷精气。在正常情况下是相互资生，而在病变情况下又是相互影响的。

二、六气的生成和功能

（1）精："两神相搏，合而成形，常先身生，是谓精。"

［**词解**］　"两神相搏"："搏"，结聚的意思。

本文的"精"字是指男女两性生殖的精气，是形成人体的基本物质。所以《灵枢·本神》"生之来，谓之精"，《灵枢·经脉》"人始生，先成精"以及本篇的"两神相搏，合而形成……"都是说明男女两性交合的精气是形成胚胎的基础。当胚胎形成以后，便由先天父母之精而成为自身之精。所以"精"是禀赋于先天而培育于后天，是人类生殖繁衍后代的基础物质。

（2）气："上焦开发，宣五谷味，熏肤，充身，泽毛，若雾露之溉。"

［**词解**］　"上焦"：指胸中而言。

"开发"：通达之意。

"宣"：布散之意。

"气"的含义在《内经》中是很广泛的，这里所指的是"真气"，又叫"元气"。如果与邪气相对而言，则又叫"正气"。总之，气是维持人体生命活动的主要物质，它能温润肌肉、皮肤、充养人身，如自然界的雾露一样能溉养万物，所以古人有"气聚则生，气散则死"的说法。至于气的功能作用前已谈过，这里不再赘述。

（3）津："腠理发泄，汗出溱溱，是谓津。"

［**词解**］　"溱溱"：形容润泽的意思。

津是体液中的清薄部分，它随着卫气运行于周身体表，弥散到全身各部，温泽肌肉，充养皮肤。如果发泄在皮肤之外的，我们称它为汗，下输膀胱而排出的，我们就叫它为尿。张景岳说："津者阳之液，汗者津之泄也。"由此可知，汗与尿是一种物质的两种变化。津、尿、汗三者之间是互为消长的。如夏天天气炎热汗出多则小便减少；在天气寒冷时，因为没有汗出小便就会增多。《灵枢·五癃津液别》："天暑衣厚则腠理开，故汗出……天寒则腠理闭，气湿不行，水下留于膀胱，则为尿与气。"就是这个道理。我们在临床上关于这类情况看到是比较多的，如大汗之后或小便过多之消渴证都会出现口渴，这种现象一般称为"伤津"。但津既成为汗或尿液之后，已属于人体废料的一部分，与津的本质是不同的。

（4）液："谷入气满，淖泽注于骨……皮肤润泽是谓液。"

［**词解**］　"淖泽"："淖"读如"闹"，满而外溢曰淖，"泽"是濡润的意思。

"泄泽"：渗出而润泽之意。

液的生成也是水谷精微所化，它是体液中较浓郁部分，随着营气循经脉运行于体内，分布在关节骨腔等处，可以濡润皮肤，补益脑髓。《灵枢·五癃津液别》："五谷津液和合而为膏者，内渗于骨空，补益脑髓。"这就意味着津是属阳，主向外发泄；液是属阴，内注濡养。两者同为水谷精微所化，是同类而异名，关系至为密切。因此，在临床上"亡津"的也能"伤液"，"脱液"的也能"伤津"，所以津和液不能分割开来看，后世医家往往将津液两者相提并论，也就是这个道理。现在列图如下（图 3 - 28）。

$$
\text{水谷精微——体液}
\begin{cases}
\text{津（属阳）——清薄——外泄——为汗、尿} \\
\text{液（属阴）——浓郁——内养——如膏}
\end{cases}
$$

图 3 - 28　津液的关系

（5）血："中焦受气取汁，变化而赤，是谓血。"

血是由水谷之精气津液通过中焦（脾胃）气化作用变化而成，如《灵枢·营卫生会》："中焦亦并胃中，出上焦之后，此所受气者泌糟粕，蒸津液，化其精微，上注于脉，乃化为血……"《灵枢·邪客》："营气者，泌其津液，注之于脉，化以为血。"这说明血液的来源由于水谷精气——营气和津液所生成；而中焦脾胃又是变化水谷、化生血液的场所。关于血的作用，对人体来说是非常重要的。人身皮肤、肌肉、筋骨、脏腑皆仰赖于血液的营养濡润，所以血盛则人的形体亦盛，血虚则人的形体亦虚，有了血液循环灌注，全身各部组织才能发挥正常的功能。另一方面，由于津液是生成血的物质基础，故津液伤可以影响血液，血伤可影响津液，所谓"夺血者无汗""夺汗者无血"即是津血同源的关系。

（6）脉："壅遏营气，令无所避，是谓脉。"

[**词解**]　"壅遏"：堤防之意，这里指脉能约束营气，使其行于一定的径路。

"避"：回避，指营气的流行，因受脉的约束而无所散越。

$$
\text{脉}
\begin{cases}
\text{功能——脉气} \\
\text{实质——脉管}
\end{cases}
$$

《内经》中关于对脉的认识有两种意义，一是指脉管，一是指脉气（图 3 - 29）。

图 3 - 29　脉的两种意义

《灵枢·经脉别论》："脉气流经。"其中脉气是指功能而言，其中流经的"经"是指脉气的循行路线而言。又如李念莪、张景岳说："脉者非气非血，所以行气血者也。"《素问·脉要精微论》："脉者，血之府也。"一致认为脉是气血循行的途径，与本节"壅遏营气，令无所避"意义相同。根据本节经文，似乎单指脉管而言。但在临床上我们又不能把它截然分开，如所谓

"血不循经"就发生亡血的病症,如妇女冲脉不固而发生崩漏疾病等。

三、六气的病态

上面已经讨论过,精、气、津、液、血、脉是人体生命的必需物质,在正常情况下它们是相互资生、相互为用;但是在异常的情况下,又是相互影响,六气之中任何一种有耗损时,都会引起病变。

本文中所指的"脱",即是耗损的意思,并不是"脱绝"。下面讨论六气亏虚所形成的病变。

(1) 精脱者,耳聋:张景岳:"肾藏精,耳者肾之窍,故精脱则耳聋。"这就是说,肾脏精气充足,上注于耳,才能听觉聪敏,辨察五音,如果肾脏精气亏虚到一定程度时,便要影响听觉了(图 3－30)。在临床上看到很多肾亏(精少)的病人往往有耳鸣耳聋症状,在治疗时,用补肾的方药如六味地黄丸之类,症状就会好转。可见肾亏精脱会影响到耳聋。但是要说明一下,这里

肾藏精——开窍于耳 ｛ 精藏——耳聪　精脱——耳聋

图 3－30　精脱者,耳聋

所指的是因肾亏精脱而引起耳聋,并非指所有的耳聋,如外伤性耳聋,伤寒邪在少阳经的耳聋,以及一切外邪闭塞清窍的实证耳聋都不在此例。

(2) 气脱者,目不明:气指人体真气而言,张景岳:"五脏六腑精阳之气,皆上注于目而为睛,故气脱则目不明。"《素问·脉要精微论》:"夫精明五色者,气之华也。"说明目能视物,主要是精和气上注的关系。本节气脱也就意味着精脱。因为精、气二者在生成和功能上都是互为消长的,所以《素问·阴阳应象大论》说:"气归精","精化为气"。因此我们可以理解,精、气二者,无论任何一方有所亏损都会影响到另一方。所以"气脱"即包含着"精脱",精气两脱,故目不明。

在临床上有因失血过多而导致气脱者,病人经常会觉得两目发黑,视物不清;用大剂独参汤固气,可以达到治疗目的。

(3) 津脱者,腠理开,汗大泄:所谓"津脱者,腠理开,汗大泄",是倒装笔法。实际上腠理开泄,汗出太过也可引起津脱的现象,我们知道,汗虽然是津的外泄所致,但实为阳气所化,所以汗出太多,就会引起亡阳。张景岳说过:"汗,阳津也。汗大泄者津必脱,故曰亡阳。"由此可知,古人认为津属阳,液属阴,津、液二者又是互相消长的,因为汗大泄而致亡津,也一定会影响到伤液。所以在临床上,总是把津、液二者相提并论,就是这个意思。

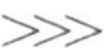

（4）"液脱者，骨属屈伸不利，色夭，脱髓消，胫酸，耳数鸣。"

[**词解**] "夭"：指皮肤枯槁无华。

上面已经讨论过，液有充盈骨空，补益脑髓的作用，如果液脱的话，骨髓脑髓，就得不到补益，所以就有"骨属屈伸不利，色夭，脑髓消，胫酸，耳数鸣"等症状表现出来，正如张景岳所说："液，所以注骨益脑而泽皮肤者，液脱则髓无以充，故屈伸不利而脑消胫酸，皮肤无以滋，故色枯而夭，液脱则阴虚，故耳鸣也。"这不仅说明了液的功能，同时也指出了液脱的病机。

（5）"血脱者，色白，夭然不泽。"

[**词解**] "夭然不泽"：即枯槁无神的意思。

张景岳："血之荣在色，故血脱者，色白如盐。"《素问·六节藏象论》："其华在面，其充在血脉。"这是叙述因为血脱而从外貌觉察出来的现象。如妇人产后出血过多，往往出现面色苍白，脉伏不见的征象。但是血脱的病变，也不是孤立的，它和精气津液，又是相互关联的。因为血的虚脱，就可影响到精气、津液等不同程度的耗损。例如大失血的病人，会出现口渴少气，目不明等症状，就是这个道理。

（6）脉脱："其脉空虚，此其候也。"

根据本文的"脉"字，系指"壅遏营气"的脉管而言。所以血脱，即是意味着脉脱，故本文有"其脉空虚，此其候也"。故无单独讨论脉脱的证候。

现将精气、津液、血脉的生理功能和病理变化归纳如下（表3-4）。

表3-4　精气、津液、血脉的生理功能和病理变化

六　气	生理功能	病变现象
精	两神相搏，合而成形，常先身生，是谓精	精脱者耳聋
气	上焦开发，宣五谷味，熏肤，充身，泽毛，若雾露之溉，是谓气	气脱者，目不明
津	腠理发泄，汗出溱溱，是谓津	津脱者，腠理开，汗大泄
液	谷入气满，淖泽注于骨，骨属屈伸，泄泽，补益脑髓，皮肤润泽，是谓液	液脱者，骨属屈伸不利，色夭，脑髓消，胫酸，耳数鸣
血	中焦受气取汁，变化而赤，是谓血	血脱者，色白，夭然不泽
脉	壅遏营气，令无所避，是谓脉	其脉空虚，此其候也

[**参考资料**]　《灵枢·本神》:"两精相搏谓之神。"

张景岳:"两神即阴阳,阴阳合而万形成。"

《灵枢·口问》:"液者,可以灌精需孔窍者也。"

《素问·宣明五气》:"五藏化液,心为汗,肺为涕,肝为泪,脾为涎,肾为唾,是谓五液。"

张景岳:"津液本为同类,然亦有阴阳之分,盖津者液之清者也,液者,津之浊者也,津为汗而走腠理,故为阳,液注骨而补脑髓,故属阴。"

《灵枢·五癃津液别》:"水谷皆入于口……津液各走其道。故三焦出气,以温肌肉,充皮肤为其津;其流(流与留通)而不行者为液。""五谷之津液和合而为膏者,内渗于骨空,补益脑髓。"

《灵枢·痈疽》:"津液调和,变化而赤为血。"

《素问·五藏生成》:"目冥耳聋,下实上虚,过在足少阳厥阴。"

《灵枢·经脉》:"手阳明之别……入耳,合于宗脉,实则龋、聋。"

原文　诸脉者,皆属于目;诸髓者,皆属于脑;诸筋者,皆属于节;诸血者,皆属于心;诸气者,皆属于肺。此四肢八溪之朝夕也。故人卧血归于肝,肝受血而能视;足受血而能步;掌受血而能握;指受血而能摄。(《素问·五藏生成》)

[**提示**]　本节叙述:①脉、髓、筋、血、气在连属上的联系;②四肢关节动作,需血供应,以及与肝的关系。

一、脉、髓、筋、血、气的连属

"诸脉者,皆属于目;诸髓者,皆属于脑;诸筋者,皆属于节;诸血者,皆属于心;诸气者,皆属于肺。"

[**词解**]　"属":是连属的意思,就是彼此相互关系。

"筋":是连属骨节的一种坚韧组织。

"节":是骨与骨相接处,又叫关节。

古人认为脉、髓、筋、血、气,都有一定的连属,正因为有这种连属,肢体才能有正常的活动现象。它们的连属关系,归纳如下(图3-31)。

关于诸脉皆属于目,我们可以这样理解:目之所以能视物,是由五脏六腑精气上注的关系;而精气所以能上注于目,又主要依靠脉络运输连系。目内具有丰富的脉络,《灵枢·口问》:"目者,宗脉之所聚也。"也就是这个意思。

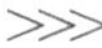

脉、髓、筋、血、气的连属 {
① 脉与目：精气上注于目，主要靠经脉运输连系，目内有丰富的脉络
② 髓与脑：肾生骨髓，髓通于脑，脑为髓海
③ 筋与节：肝主筋，筋力坚韧，连属骨节
④ 血与心：心生血，心主一身之血脉
⑤ 气与肺：肺主司一身之气化

图 3－31　脉、髓、筋、血、气的连属

人体所有骨空都有髓，髓可以上通于脑，因此脑髓和骨髓，实同质异名。所以《灵枢·海论》说："脑为髓海。"意思就是说，脑是髓聚汇的所在，与本节"诸髓者，皆属于脑"意义相同。

肝主筋，筋力坚韧，能束骨利关节。全身关节之所以能保持运动滑利，主要是依靠筋的连属作用。所以马蒔说："骨节曰节，筋者络于诸节之间。"也是说明"诸筋者，皆属于节"的道理。

心主血脉，为一身血液循行的总枢纽，周身血脉皆为心所支配，所以《素问·痿论》说："心主一身之血脉。"本文"诸血者皆属于心"同样是说明血与心的密切相关的道理。

肺主气，《素问·六节藏象论》："肺者，气之本。"是说肺主气，司呼吸调节一身气机，所以说"诸气者，皆属于肺"。

二、四肢动作需血的供应以及肝对血的调节作用

"此四肢八溪之朝夕。故人卧血归于肝，肝受血而能视；足受血而能步；掌受血而能握；指受血而能摄。"

[**词解**]　"八溪"：指四肢重要的关节处，上肢两肘的与腋，下肢的两跨与腘。《素问·气穴论》："肉之大会曰谷，小会曰溪。"《灵枢·邪客》："凡此八虚者，皆机关之室，真气所过，血络之所游。"是指四肢关节，气血濡养所通过的地方。

"朝夕"：从字义看，是早晚的意思，但这里有三种不同的解释。

（1）指时刻不离的意思，张景岳说："言人之诸脉、髓、筋、血、气，无不由此出入，而朝夕运行不离也。"

（2）认为是引朝夕为比喻，如张景岳说："人身气血之往来，如潮汐之消长。早曰潮，晚曰汐。"

（3）指会合的意思。吴崑："朝夕，会也。古者君臣朝会谓之朝，夕会谓之夕。"

以上三种见解，以第一种较为恰当。主要是指人身关节和脉、髓、筋、时刻不能缺少血、气的濡养。

根据上述文献的记载，说明所有脉、髓、筋和人体四肢关节，是时刻不能离开血、气濡养的，所以说："此四肢八溪之朝夕也。"

关于四肢运动，如手所以能握持，足所以能够步履；目所以能够看东西，与脉、髓、筋、血、气五者之中，特别是和血脉的关系最大。因为人体血脉的分布，是无处不到的；有了充足的营血供养，全身各个组织才能发挥正常的功能活动。另外，营血对全身各部的濡养，还需要肝脏对血的调节作用。如王冰说："肝藏血，心行之。人动则血运于诸经，人静则血归于肝脏。"又如本节经文说"故人卧血归于肝，肝受血而能视；足受血而能步；掌受血而能握；指受血而能摄"等，都是说明肝脏有贮藏和调节血液的功能。同时肝主筋，筋可束骨利机关，与四肢运动也有密切关系。

关于本节经文，谈到血的作用较多，而没有谈到气的作用。历代注家，对这一方面已作了较为详细的说明，如张景岳说："按血气者，人之神也。而此但言血不言气者，何也？盖气属阳而无形，血属阴而有形。而人之形体，以阴而成，如九针篇曰：'人之所以生存者，血脉也。'营卫生会篇曰：'血者，神气也。'平人绝谷篇曰：'血脉和则精神乃居。'故皆言血者，谓血依形生，用自体出也。"就是说，血为体，气为用；气为血帅，血为气母；气行则血行，气止则血止。此虽只言血，实际上已包括了气，谈到血即有气，谈到气即有血，血和气是彼此不可分割的。

[**参考资料**]　林亿《新校正》云："按皇甫士安云，《九卷》曰，心脏脉，脉舍神，神明通体，故云属目。"

王冰："筋气之坚结者，皆络于骨节之间也。"

谢利恒："筋有二义，①有横纹成大小束联结诸骨，因收缩力以及关节之运动；②无纹不成束，由本体之收缩力为运动者。"

王冰："八正神明论曰，'血气人之神'，然神者，心之主，由此故诸血皆属于心。"

王充《论衡》："投一寸之针，布一丸之艾，于血脉之溪，笃病有瘳。"

张景岳："人凡寐者，其面色多白，以血藏故耳。"

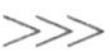

原文 夫人之常数，太阳常多血少气，少阳常少血多气，阳明常多气多血，少阴常少血多气，厥阴常多血少气，太阴常多气少血。（《素问·血气形志》）

[**提示**] 本节主要说明十二经络气血常数。

人身经脉气血之多少，皆有一定的正常比数。此节六经，是指手足三阴三阳十二经脉而言。如手太阳小肠经和足太阳膀胱经，是多血少气。手少阳三焦经，是少血多气。手阳明大肠经，足阳明胃经，是多气多血。手少阴心经，足少阴肾经，是少血多气。手厥阴心包经，足厥阴肝经，是多血少气。手太阴肺经，和足太阴脾经，是多气少血。这些都是十二经中血气多少的正常比数。掌握了这种血气的比数，对于临床治疗来说，是有很大参考价值的。如进行针灸治疗时，就能切实地掌握补泻法则，泻其多而不泻其少。太阳原为多血少气之经，在进针刺太阳经时，就应掌握可泻其血，而不泻其气的原则。同样在药物治疗时也有帮助，如太阳伤寒，开始有表邪当护表阳，也就是这个道理。

总的来说，了解了十二经气血的常数，在治疗时应掌握以下的原则（图3-32）。

针刺原则 ｛ 多血多气之经——刺宜出气血 / 多血少气之经——刺宜出血恶气 / 少血多气之经——刺宜出气恶血 ｝

图3-32　针刺原则

"恶"，忌的意思，也是不宜的意思。

最后须要说明一下，《内经》中有三篇关于气血多少的记载，即本篇、《灵枢·九针》以及《灵枢·五音五味》。但其中略有差异，所以张景岳这样解释过："两经（指《灵》《素》二经）言气血之数者凡三，各有不同。如五音五味篇，三阳经与此相同，三阴经与此皆相反；又如九针论，诸经与此相同，惟太阴一经云多血少气与此相反。须知《灵枢》多误当以此篇为正。"所以我们也以本节经文为正。并附表如下，以供参考（表3-5）。

表3-5　十二经络气血的常数

六　经	血气形志篇	五音五味篇	九针篇	刺　法
太　阳	多血少气	多血少气	多血少气	刺太阳出血恶气
少　阳	少血多气	少血多气	少血多气	刺少阳出气恶血
阳　明	多血多气	多血多气	多血多气	刺阳明出血气
太　阴	少血多气	多血少气	多血少气	刺太阴出气恶血
少　阴	少血多气	多血少气	少血多气	刺少阴出气恶血
厥　阴	多血少气	多气少血	多血少气	刺厥阴出血恶气

[**参考资料**]　马莳："此言阴阳各经有气血之多少……此虽人之常数，实天有阴阳太少所生，故曰此天之常也。"

原文　胃者，水谷之海，其输上在气街，下至三里。冲脉者，为十二经之海，其输上在于大杼，下出于巨虚之上下廉。膻中者，为气之海，其输上在于柱骨之上下，前在于人迎。脑为髓之海，其输上在于其盖，下在风府。（《灵枢·海论》）

[**提示**]　说明人身四海的功能，及其所主的主要输穴。

一、胃为水谷之海

（1）水谷之海的含义："胃者，水谷之海。"

[**词解**]　"海"：是会聚的意思。《辞源》："人物繁伙会聚皆云海。如人众所聚曰人海；学术文章之渊薮曰学海、文海。"

"胃"：是饮食物汇聚之处，也是脏腑赖以给养的泉源。因为胃主受纳和腐熟水谷，通过脾的运化作用，精微部分营养五脏六腑全身百骸，所以称"胃者，水谷之海"。如《灵枢·五味》："胃者，五藏六府之海也。水谷皆入于胃，五藏六府皆禀气于胃也。"就是说明这个道理。

（2）胃经气血运行输注的重要穴位："其输上在气街，下在三里。"

[**词解**]　"输"：与腧、俞二字同。周身之孔穴称为"俞穴"。张景岳："输，运也，脉注于此而输于彼。"又说："神气之所行出入者，以穴俞为言也。"这就证明人体腧穴是经脉气血输注出入的枢纽。

"气街"：又名气冲穴，在脐下四寸，腹中线旁开二寸。

"三里"：指足三里穴，在膝眼下三寸。

胃属足阳明经，经气输注出入的主要腧穴，就是"三里"和"气街"二穴。正因为二穴为胃经气血输运的枢纽，所以治疗本经有关的疾病时，也是起着重要作用。如《针灸学》记载："三里穴主治胃寒心腹胀痛，肠鸣便泄，食不化等胃家证状，同时又是全身强壮穴。气冲穴主治阴茎、睾丸肿痛，妇人胎产诸疾。"因为生殖器官虽属厥阴肝经，但是宗筋之所聚积的部位在前阴部，因宗筋和阳明有密切的关系，所以《素问·痿论》说："阳明者，五藏六府之海，主润宗筋。"因此足阳明胃经的"气冲穴"又是治疗生殖器官疾病的主要腧穴。

二、冲为十二经之海

（1）十二经之海的意义："冲脉者，为十二经之海。"

冲脉、任脉、督脉，它们的起点都在会阴。冲脉在体内循行。自胞中开始，上循脊里与十二经脉会集于脊里。是全身经脉贯通的主干，所以称为十二经之海。其浮于外者，循腹上行，会于咽喉，别而络唇口。

由于冲脉会合了十二经脉，为气血之总汇，所以又叫"血海"。对于妇女来说，冲脉、任脉发育成熟时，便会有月经而能生育。故王冰说："冲脉任脉，皆奇经也。肾气全盛，冲、任流通，经血渐盈，应时而下。冲为血海，任主胞胎，二者相资故能有子。"所以冲、任与生育有直接关系。故后世对不能孕育或胎产月经诸病，皆责之于冲、任两脉。如陈自明《妇人大全良方》说："妊娠诸血时下，由冲任气虚不摄。"《张氏医通》论不孕证中说："冲任虚弱，少腹有寒，月经过期，不能受孕。"在男子来说同样是主生殖器官，故疝气等疾亦多取治于冲脉。

（2）冲脉气血输经的重要穴位："其输上在大杼，下出于巨虚之上下廉。"

［词解］ "大杼"：穴名，属足太阳膀胱经，在项后第一椎两旁去脊各一寸五分处。

"巨虚上下廉"：巨虚之上廉，即上巨虚穴在足三里穴下三寸；巨虚之下廉，即下巨虚穴。在足三里下六寸，皆足阳明胃经腧穴。

冲脉气血输经的主要穴位，一在大杼穴，一在上巨虚穴，一在下巨虚穴。所以在治疗本经有关疾病的时候，多采取以上三个穴位。如大杼穴主治咳嗽感冒、身热、头痛等疾病。上巨虚穴主治偏风手足不仁、脾胃虚弱等疾病。下巨虚穴，主治癫痫、足痿、风寒湿痹等病。

三、膻中为气海

（1）气海的意义

［词解］ "膻中"：指胸中部位而言，与前面所讲的代表心包络有别。

这里所说的"膻中"是指胸中部位而言。因为胸为肺之所居，肺主一身之气，其功能不仅是行使呼吸，交换气体；同时把水谷的精气与天之精气相结合后，变成真气，以充养全身，所以称为"气之海"。张景岳说："膻中者，胸中也，肺之所居；诸气者，皆属于肺，是为真气，亦曰宗气。宗气积于胸中，出于喉咙，以贯心脉而行呼吸。故膻中为气之海。"

（2）膻中气血输注的重要穴位

［词解］ "柱骨之上下"：马莳说："惟膻中为气之海，其输穴在于督脉经天柱骨之上下，挟项后发际大筋外廉陷中。"张景岳说："柱骨，项后天柱骨也。"《灵

枢·忧恚无言论》曰:"颃颡者,分气之所泄也。"故气海运行之输,一在颃颡之后,即天柱骨之上下,谓督脉之喑门,大椎也。两种说法不同,后世都从张氏。"喑门"即哑门穴,在项后发际内五分凹陷中。"大椎",在项后第七颈椎下陷中。

"人迎":穴名,在结喉两旁各一寸五分,属足阳明胃经俞穴。

这里是说哑门、大椎、人迎三穴是膻中气海气血输注的主要腧穴。因此,气海的有关疾病,主要采取这些穴位,进行治疗。例如,大椎穴主治:寒热咳嗽、肺胀胁痛等病。哑门主治:癫狂脊强反折、鼻衄不已、卒舌强不能言。人迎主治:胸中喘满、咽痛、喉痛等病。

四、脑为髓海

(1)髓海的意义:古人认为脑是髓汇聚的场所,故称为髓海。张景岳说:"凡骨之有髓,惟脑为最巨,故脑为髓之海。"髓为骨所生,髓又通于脑,所以脑髓和骨髓,实是同类而异名;分布于骨腔者叫骨髓,分布于脑者,叫脑髓。前面已经讲过了,这里不再重复。

关于脑和髓的生理功能方面,本节经文最后一段说得很清楚:"髓海有余,则较劲多力,自过其度;髓海不足,则脑转耳鸣,胫酸,眩冒,目无所见,懈怠安卧。"所谓"有余""不足"也就是意味着正常与异常两方面。从有余和不足所表现的情况来看,脑髓维持整个人体活动的功能。如李时珍说:"脑为元神之府。"王清任说:"人之记性不在心而在脑。"这又是对脑髓的功能作了进一步的说明。

另外,髓和肾又有密切关系。肾主骨而生髓,髓通于脑,所以脑髓的疾病,常从治肾着手,往往收到良好的效果。

(2)髓海气血输注的重要穴位:"其输上在于其盖,下在风府。"

[词解] "盖":头顶正中心百会穴。

"风府":亦督脉经穴,在项后入发际一寸处。

这也是说明脑髓之气血输注出入的重要腧穴,一是头项之百会穴,一是风府穴。所以在有关本经疾病的时候,治疗多采取以上两穴。如百会穴主治癫痫、头风目眩晕、偏头痛等病。风府主治癫狂、头痛、项强等病。

综合本节经文内容,主要说明胃、冲脉、膻中、脑,是人体精神气血来源和汇聚之处,所以称之为四海。同时间接介绍了四海的功能,并指出了四海的有关疾病,所采用的针刺重要腧穴,作为临床参考。

[参考资料]《素问·平人气象论》:"人以水谷为本,故人绝水谷则死。"

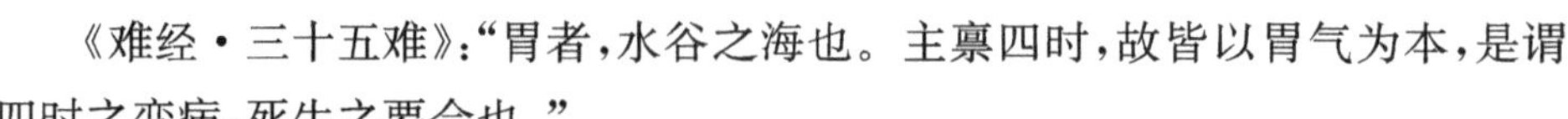

《难经·三十五难》："胃者，水谷之海也。主禀四时，故皆以胃气为本，是谓四时之变病，死生之要会也。"

李东垣《脾胃论》中有"大肠小肠五脏皆属于胃，胃虚则俱病"的说法。

《灵枢·逆顺肥瘦》："夫冲脉者，五藏六府之海也；五藏六府皆禀焉。"

原文 黄帝曰：愿闻勇怯之所由然。少俞曰：勇士者，目深以固，长衡直扬，三焦理横，其心端直，其肝大以坚，其胆满以傍；怒则气盛而胸张，肝举而胆横，眦裂而目扬，毛起而面苍，此勇士之所由然者也。黄帝曰：愿闻怯士之所由然。少俞曰：怯士者，目大而不减，阴阳相失，其焦理纵，䯏骺短而小，肝系缓，其胆不满而纵，肠胃挺，胁下空；虽方大怒，气不能满其胸，肝肺虽举，气衰复下，故不能久怒，此怯士之所由然者也。（《灵枢·论勇》）

〔**提示**〕 说明人的勇怯原因，是内脏功能盛衰的结果。

〔**词解**〕 "勇怯"：勇指胆大勇敢；怯指胆小懦弱。所以张景岳说："勇者刚强之气；怯者懦弱之质。"

本节主要讨论勇怯两种不同性格的人，在生理上不同之点。现在分作两段来讨论。

一、勇士、怯士在面目形气上的不同表现

勇士："目深以固，长衡直扬，三焦理横……怒则气盛而胸张，眦裂而目扬，毛起而面苍……"

怯士："目大不减，阴阳相失，其焦理纵，䯏骺短而小……虽方大怒，气不能满其胸，故不能久怒……"

〔**词解**〕 "目深以固"：马莳说："两目至深，且不转睛逃避而甚固。"张景岳说："脏气之坚也。"总的来说，"目深以固"是形容眼珠深凹，视物坚定的形象。

"长衡直扬"：张景岳说："长衡，阔大也，即纵衡之意；直扬，视直而光露也。"

"三焦理横"：是形容肌肉的结实和纵缓。张景岳说："张刚意者，肉必横，柔缓者，肉必纵也。"

"其焦理纵"：即肌肉纹理，弛缓而松的意思。

"目大而不减"：马莳说："外目虽大而不深，开闭相失，转睛不常也。"

"毛起而面苍"：就是毛发竖起，面现青紫色。

"阴阳相失"：此阴阳指气血而言。如张景岳说："阴阳相失者，气血易乱也，即转盼惊顾之意。"

"髑骬"：音"曷于"，胸骨尖端之骨也。《灵枢·骨度》："缺盆以下，至髑骬长九寸。"一说缺盆下之骨，可称锁骨。

这里可以清楚看出，勇士、怯士在面目形气上的不同表现和特征。同时又指出了怯士的髑骬短小，以及血气失和等现象。但这种形体气血强弱的差异与内脏功能活动是有着密切关系。

二、勇怯与内脏的关系

勇士："其心端直，其肝大以坚，其胆满以傍……"

怯士："肝系缓，其胆不满而纵，肠胃挺，肋下空……"

[**词解**]　"其心端直"：即心脏位置端正而直。张景岳说："刚勇之气也。"

"其胆满以傍"：即胆汁充实而现胆囊胀满的情况。张隐庵说："胆之精汁，充满四傍。"

"肠胃挺"："挺"，即直而不弯曲的意思。张景岳说："肠胃挺者，曲折少也。"是指肠胃瘦细而直，就是不强健的形容词。

这都是说明勇怯的原因，是基于内脏功能盛衰的结果，特别提到心、肝、胆三个脏器盛衰的结果。因为心为君主之官，神明之所由出，主宰人的精神意识和全身的功能活动；肝为将军之官，主人之谋虑；胆为中正之官，主人之决断。所谓神明、谋虑、决断，都属于人的精神意识范畴。而心、肝、胆，就是这些精神意识的内在物质基础。所以心、肝、胆的功能健全与否，是决定人的勇怯的最基本原因。

这里又须要说明一下，人的勇怯缘由，虽然与内脏禀赋有密切关系；但是内脏的功能盛衰，并不是永恒不变的，勇怯的两种不同性格，也同样不是永恒不变的，它可以通过外在因素作用，逐渐改变这种内脏功能活动。例如一个怯弱人，经常加强精神意识的培养和思想锻炼，逐步地改善这种内脏功能活动，就可以变怯为勇。

从以上的经文内容看来，我们还可联想到日常生活中，有些人的性情急躁，易于发怒；有些人的性情沉静，喜怒勿形于色，这种性格显著不同的表现，也可用勇怯与内脏的关系去理解他。

结　语

　　（1）藏象的意义：是指内脏的功能、形态，以及表现于体表形象，而最主要的是功能活动方面。

　　（2）脏腑的整体观念：古人对脏腑的认识，是建立在"人与自然相应""阴阳五行"的理论基础上；认为脏和脏、腑和腑、脏和腑、内脏和体表组织、人体内脏与外界四时气候都有密切的联系。

　　（3）十二官的功能，是人体生命活动的来源，特别是在心的领导下，互相联系，分工合作，构成一个有机的整体。

　　（4）脏腑在功能上，主要的区别是：五脏主藏精气——藏而不泻；六腑主传化水谷——泻而不藏。奇恒之腑也是主藏蓄阴精而不泻，与五脏功能相似，但它的形态中空，又与六腑相似。因为它们既不完全像脏，又不完全像腑，所以称之为奇恒之腑。

　　（5）神、魂、魄、意志，都是属于精神活动和思维活动的范畴。它们是在五脏功能活动的基础上产生出来的。因而这些精神、思维活动，是与内脏密切相关的。

　　（6）生长衰老是人生过程的几个阶段。这种过程是随着年龄的增长和内脏血气盛衰而定，一般说，十岁到四十岁是生长发育全盛阶段；五十岁到百岁以后，是由衰而老而终的阶段。

　　（7）男女生长发育和生殖功能，主要以肾气盛衰为转移；但肾气的盛衰又决定于五脏六腑精气的盛衰。因此五脏六腑精气的盛衰直接影响到肾气的盛衰，也间接影响人体的生长发育和生育功能。

　　（8）营卫的生成，都是来源于水谷精气，其清柔部分为营；刚悍部分为卫。营在脉中，卫在脉外，共同担负人体的营养和卫护任务。

　　（9）精气津液血脉，同样都是水谷精气所化，是维持生命的重要物质。在正常情况下，它们是相互资生、相互为用；但是在病变情况下，又是相互影响的。

　　（10）食物入胃后，精微输布情况，先要通过脾气散精，而后精气入肝，浊气归心。而最重要的是要通过肺对百脉的调节作用，然后才能输布以营养全身。

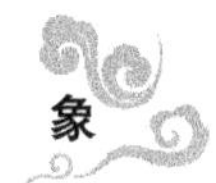

　　饮料入胃，要经过脾、肺、肾三个主要的脏器，共同协作，才能水精四布，通调水道，下输膀胱。

　　（11）根据人的性格不同，可以分成勇士和怯士两大类型。其形成勇和怯的基本原因，是基于内脏功能盛衰的结果，特别是心、肝、胆三个脏器与勇、怯的关系更为密切。

第四章

经　　络

经　络　总　论

一、学习经络学说的重要性

经络学说是中医理论重要的一个部分，它和阴阳、五行、脏腑、营卫气血等学说都是《内经》理论的基本核心，共同组成了中医学完整的理论体系。

在中医学中，从理论到临床的各个环节，无不贯穿着经络学说。所以它不仅是针灸学的基本理论，在中医内外各科临床诊断治疗上，也都不能脱离经络学说的理论指导。《灵枢·经别》说："夫十二经脉者，人之所以生，病之所以成，人之所以治，病之所以起；学之所始，工之所止也，粗之所易，上之所难也。"《灵枢·经脉》又说："经脉者，所以决死生，处百病，调虚实，不可不通。"正由于人的生理、病理以及临床诊断、治疗等方面都与经络有如此密切关系，所以后世医家一直是非常重视。如张仲景说："凡和汤合药，针灸之法，宜应精思，必通十二经脉。"（见《金匮玉函经·卷一·证治总例》）明代李梴说："医者不明经络，犹人夜行无烛。"（见《医学入门》）

二、经络的区别与相互关系

经络是人体上下内外运行气血的通路；经、络二者既是互有区别，又是密切相关的统一体。

经与络的区别是，在字义上：所谓"经"，就有"经过""途径"之意，如途径之四通八达；所谓"络"，就有"联络""网络"之意，如网络之错综分布。

在分布上：络横经直——《灵枢·脉度》："支而横者为络。"

《医学入门》："脉之直行者为经。"

络浅经深——《灵枢·经脉》："经脉十二……伏行分肉之间，深而不见……诸脉之浮而常见者，皆络脉也。"

络多经少——《灵枢·九针十二原》："经脉十二，络脉十五。"

尽管经络有如上的区别，但两者关系极其密切。《灵枢·邪气藏府病形》："经络之相贯，如环无端。"它是一脉相承的。

经脉是主流，络脉是支流，张景岳说："经犹大地之江河；络犹原群之百川也。"这一巧妙的比喻，既说明了经与络的区别，又说明了经络不可分割的关系。

三、经络学说的基本内容

大约有如下几个方面（图 4 - 1）。

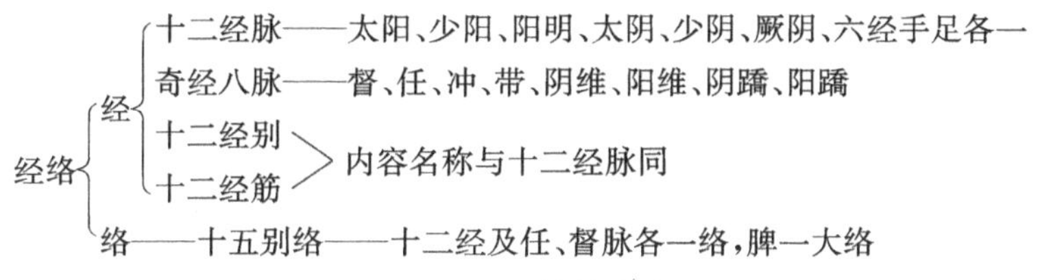

图 4 - 1　经络的内容

经络的内容虽然比较广泛，但其中又以十二经脉、奇经八脉、十五别络为主要。所以本章只讨论这三个主要方面，其他如经筋、经别等均在针灸学中讨论，这里不作介绍。

四、经络的作用

（1）在生理上的作用：《灵枢·海论》："夫十二经脉者，内属于府藏，外络于肢节。"所以经络能将人体内而五脏六腑，外而四肢百骸、皮肤肌肉联系起来进行整体活动。经脉的命名，都冠以脏腑手足的名称，如"肺手太阴经脉""大肠手阳明经脉"等，也说明经络是内脏与四肢体表联络的通路。

人体的气血是维持机体正常生理活动的重要物质，但气血要起到这种作用，必须依赖经络的循环输布，因为经络遍布人体，无处不到。故《灵枢·本藏》说："经脉者，所以行气血而营阴阳，濡筋骨而利关节者也。"

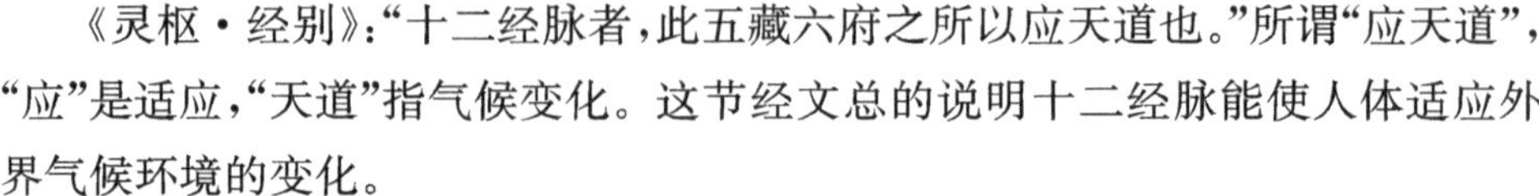

《灵枢·经别》:"十二经脉者,此五藏六府之所以应天道也。"所谓"应天道","应"是适应,"天道"指气候变化。这节经文总的说明十二经脉能使人体适应外界气候环境的变化。

(2) 在病理上的作用

1) 经络受病可以内传脏腑:病邪侵犯人体,当经络之气失常,可以借经络的通路内传脏腑。根据《素问·皮部论》《素部·缪刺论》《素问·调经论》的记载,其内传的次序一般是:外邪→皮肤→孙络→络脉→经脉→脏腑。

《素问·皮部论》:"凡十二经脉者,皮之部也。是故百病之始生也,必先于皮毛,邪中之则腠理开,开则入客于络脉;留而不去,传入于经;留而不去,传入于府,廪于肠胃。"

又如外科上的痈疽病恶化以后,亦可通过经络殃及脏腑,如《灵枢·痈疽病》说:"经脉败漏,熏于五藏,藏伤则死矣。"

经气失常不仅能使外邪入里,亦且能使病邪由下传上,如下肢受寒往往可引起头痛鼻塞或者腹泻。

2) 脏腑受病可以反映于体表:《灵枢·邪客》说:"心肺有邪,其气留于两肘;肝有邪,其气留于两胁;脾有邪,其气留于两髀;肾有邪,其气留于两腘。"指出五脏内在的病变,也会在其所属经脉的循行部位上发生症状。这在临床上是可以见到的,如肺病而见膺痛,肝病而见胁痛等。六腑有病亦可反映体表,如肠胃郁热,可以轻则齿痛,重则体表发生外疡等病变。

总的说,经络既是气血循行的通路,但也是疾病传变与反映的通路。由于经络能贯通人体上下内外,病邪同样可以凭借这种通路由表传里,由内及外,由上而下,由下而上的传变。

(3) 在诊断上的作用

1) 推求病因病位:临床诊断,在运用望、闻、问、切四诊时,如果根据病者自觉症状或医者施行检查所得的他觉症状,视其部位与某一经或数经有关,便可以明确地诊断这是某一经或数经的病变。这对推求病因、确定病位是非常重要的。如十二经的病候,即是用经络学说来归纳的。张仲景《伤寒论》六经分证法则,也是在经络学说的基础上发展起来的。例如太阳病的头痛项强,少阳病的胁痛耳聋,就是根据经络的循行部位而确定的。又如后世诊断头痛,痛在头项者属太阳,痛在头额者属阳明,痛在偏头者属少阳,也是根据经脉循行部位而确定。《灵枢·官能》:"察其所痛,左右上下,知其寒温,何经所在。"指出了经络在诊断上的指导意义。

2)预测预后的吉凶:如外科疾患中的脑疽,据《医宗金鉴》的记载,若位于脑后发于正中的称对口疽,位于后发际偏旁的称偏对口疽。前者位于督脉经上,多由阳亢热极而生,易于化脓、排腐、敛口,预后多吉;后者位于足太阳经上,多由寒热错杂或风湿之邪致病,难于化脓、排腐、敛口,预后多凶。所以同一疾病,由于病位不同,在疾病的原因、性质、发展、预后等方面亦不相同,只有掌握经络学说,才能诊断正确。

(4)在治疗上的作用:无论药饵内治或者针灸外治,经络都有重要的指导作用。如内服汤药能作用于脏腑体表的疾病,针灸手足孔穴能治头面或内脏疾病,莫不由于经络的传导转输。因此,古人把所有药物依据其主治作用和性能,亦像365个孔穴一样地结合经脉、脏腑制订出归经法则。我们在临床上必须掌握这个原则进行按经选药或循经取穴。如图4-2。

头痛 属于太阳经——药治用麻黄,针灸取穴用后溪、昆仑等
属于少阳经——药治用柴胡,针灸取穴用液门、窍阴等
属于阳明经——药治用葛根,针灸取穴用合谷、内庭等

图4-2　归经法则举例

从上图可以看出,同是头痛证,由于所病经脉不同,因而选药取穴均有不同,只有这样灵活掌握,按经施治,才能提高疗效。

综上所述,可见经络不仅在人体生理病理上有着重要作用,而且在临床诊断治疗上也有着重要意义。所以清代喻嘉言说:"不明脏腑经络,开口动手便错。"经络贯穿在中医的理、法、方、药各个环节之中,是内、外、针灸各科都必须掌握的理论基础。

经 络 各 论

一、十二经脉

十二经脉是人体运行气血的十二条主要通路,所以又称为正经脉。

(一)十二经脉的特点

(1)与脏腑有直接联系:阴经属脏,阳经属腑。

（2）有一定的流注顺序：阴阳相贯，周流不息。

（3）有阴阳表里的配合：阳经主表，阴经主里。

（4）有一定的循行方向：手三阴从胸走手，手三阳从手走头，足三阳从头走足，足三阴从足入腹。

（5）有一定的分布区域：阴经在人体内侧，阳经在人体外侧。

为了说明如上特点，兹列表如下（表 4-1）。

表 4-1　十二经脉的特点

表里配合	里	表	表	里
十二经流注和配属脏腑	手太阴肺 → 手阳明大肠 → 足阳明胃 → 足太阴脾
	手少阴心 → 手太阳小肠 → 足太阳膀胱 → 足少阴肾
	手厥阴心包 → 手少阳三焦 → 足少阳胆 → 足厥阴肝
分布区域	手内侧	手外侧	足外侧	足内侧
行走方向	从胸走手	从手走头	从头走足	从足入腹

关于十二经脉在四肢前后侧的分布概况，如图 4-3。

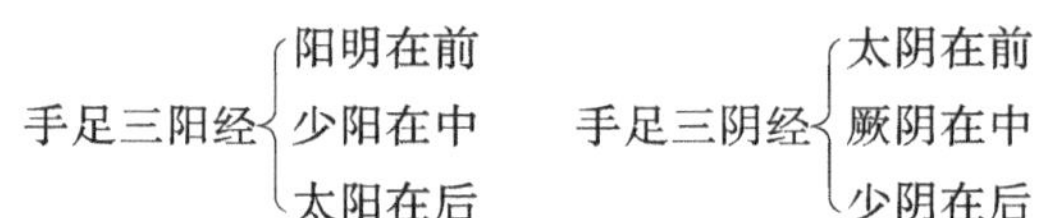

图 4-3　十二经脉在四肢前后侧的分布概况

但其中的足三阴经在分布上又稍有差异（图 4-4）。

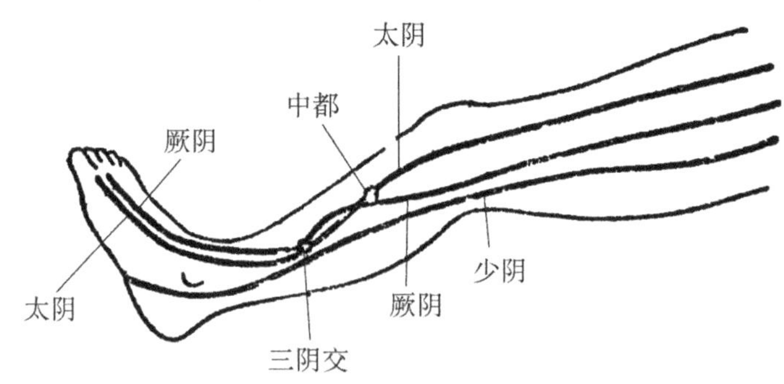

图 4-4　足三阴经在下肢的分布

（二）肺手太阴经脉的循行和主病

十二经脉的循环是以肺手太阴经脉为开始，又由于气血是生成于中焦，故肺手太阴经脉是起于中焦（《难经》：中焦在胃中脘）→下络大肠（大肠与肺为表里）→还循胃口（胃上口贲门）→上膈（心肺下的膈膜）→属肺（本经所属内脏）→从肺系（即气管，或曰喉咙，即肺六叶两耳根部所系处）→横出腋下（循行出于体表中府穴处）→下循臑内（上臂内侧）→行少阴（心经）心主（手厥阴心包络）之前→下肘中（肘窝外侧）→循臂内上骨下廉（边缘）→①腕后络脉从腕后（列缺）→直出次指内廉出其端（交会大肠手阳明经）。②入寸口（太渊），上鱼，循鱼际（大指后肌隆起之边缘）→出大指端（少商）止。

原文　是动则病肺胀满，膨膨而喘咳，缺盆中痛，甚则交两手而瞀，此为臂厥。

［**词解**］　"是动病"：经病殃及脏腑之意，动为被动之意。张隐庵："病因于外。"

"缺盆"：即锁骨上陷中。

"瞀"：两眼昏花，心中昏乱之意。

"臂厥"：病名，厥作逆解，指本经经气厥逆而言。其主症即两手交捧于胸前而瞀。

原文　是主肺所生病者，咳、气上、喘、渴、烦心、胸满，臑臂内前廉痛、厥、掌中热。

［**词解**］　"是主所生病"：脏病延及经脉之意，主乃自主的意思，张隐庵："病因于内。"

"气上"：气上逆而不平。

"厥"：厥冷，厥逆。

"掌中热"：藏阴不足也，张介宾以为太阳之脉入掌中。

原文　气盛有余，则肩背痛、风寒、汗出中风，小便数而欠，气虚则肩背痛，少气不足以息，溺色变。

［**词解**］　"气盛""气虚"：主要指脏气经气而言；虚为不足之虚证，盛为有余之实证（图 4-5）。

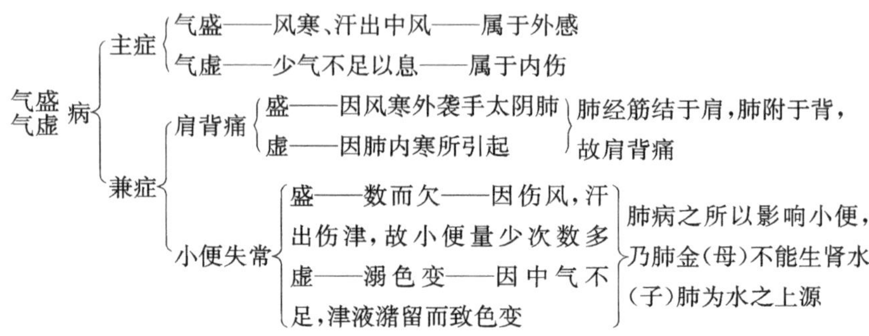

图4-5　气盛、气虚病

(虚实的脉诊和治疗原则在后面谈)

(三) 大肠手阳明经脉循行和主病

起大指次指端(指食指端)→循(次)指上廉→出合谷(穴名)两骨之间(虎口)→上入两筋之中(大指后腕侧凹陷处)→循臂(外前侧)→入肘外廉(曲肘外侧横纹头)→上臑外前廉(上臂部外侧前缘)→上肩出颙骨(肩胛骨与锁骨连接处)之前廉→上出于柱骨之会上(与诸阳经交会于督脉经大椎穴处)→下入缺盆络肺→下膈→属大肠(本经脉属内腑)。

其支者上颈→贯颊入齿中→还出挟口交人中左之右,右之左,挟鼻孔(迎香)。

原文　是动则病齿痛头肿。

齿痛、颈肿均为本经循行所过之处的病症。

原文　是主津液所生病者,目黄、口干、鼽、衄、喉痹,肩前臑痛,大指次指痛不用。

大肠主传道水谷,变生精微,化生津液。

"目黄、口干、鼽、衄、喉痹……"皆津液有亏,因阳明主燥,燥热盛则伤津。

[**词解**]　"鼽":音"求",鼻塞流清涕。

"衄":鼻出血也。

原文　气有余则当脉所过者热肿,虚则寒栗不复。

阳气盛则热肿,热者多实;阳气虚则寒栗,寒者多虚。

"寒栗不复"乃寒战难以回温之意。

小　结

对十二经脉的循行和主病,在这里仅简单地将肺手太阴经和大肠手阳明经两经作举例性的说明,因为我们学习针灸科的时候,还须逐条详细地讲解。但是从以上两经的内容中,我们对十二经脉的循行和主病,也可得到如下一些概念。

(1) 阴经与阳经的循行方向与分布区域是不相同的,如:手太阴经——从胸腹走手——分布手内前侧;手阳明经——从手走头和胸腹——分布手外前侧。

(2) 表里两经依靠络脉有两个相联络的地方:一在胸腹脏腑,如手太阴属肺络大肠,手阳明属大肠络肺。一在接近肢末,如手太阴从腕后入阳明(次指)。

(3) 分布深浅方面:每经有一部分在体表,一部分在体内。

体表循行部分——如手太阴经之从腋下至手指一段(有孔穴);手阳明经之从手指至面部一段(有孔穴)。

体内的循行部分——如手太阴经之从中焦至腋下一段(无孔穴);手阳明经之从缺盆至腹内一段(无孔穴)。

(4) 每一经脉所包括的主病不外两个方面:经络病——即本经所过部位的病变,如大肠经之"当脉所过热肿"等。脏腑病——即本经所属脏腑的病变,如肺经的咳喘等。

(5) 虚实的脉诊:脏病盛者,寸口大三倍于人迎;腑病盛者,人迎大三倍于寸口;盛者反是。

(6) 治病的原则:"盛则泻之,虚则补之;热则疾之,寒则留之;陷下则灸之。不盛不虚,以经取之……"

虽然这主要是对针灸疗法而言,但汤药治疗,也要掌握这个原则。

我们明确了上面所举的一些概念,再学习其他十经时,就可以举一反三触类旁通了。

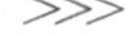

二、奇经八脉

(一) 什么是奇经

"奇"字有两种解释：

《难经》说："异于常者,谓之奇。"

《难经》注者虞庶说："奇应读如鸡,为不偶之义。"

我们认为应以《难经》原意为是,因为奇经并非无配偶,如"任"之与"督","阴跷"之与"阳跷"等,即为阴阳配偶。人们对新事物的发现咸诧以为奇,对司空见惯的事物咸习以为常;十二经发现早,人们已习以为常,奇经是在正经基础上的新发现,故诧以为奇。这正如称新发现的腧穴称为经外奇穴一样。

(二) 奇经的特点

(1) 循行无逆顺之异,除带脉外,余七脉均由下而上行;不像十二经循行之有逆有顺向上向下。

(2) 上肢无奇经的分布,不像十二经的分布遍及全身。

(3) 与五脏六腑无直接联系:奇经八脉在经脉的循行上,与五脏六腑没有直接联属,但是与奇恒之腑有联属,如冲任起于胞中,督脉入属于脑。另一方面,督脉、任脉有专穴,其腧穴的主治功能则又与五脏六腑有密切关系。

(4) 有调节十二经脉气血的作用:手足三阳经皆会于任脉,手足三阴经皆会于任脉。故督脉称阳脉之海;任脉称阴脉之海。又阳维维系一身之阳,阴维维系一身之阴,所以《难经》说:"正经犹乎沟渠,奇经犹乎湖泽,正经脉丰盛则溢于奇经。"李时珍在《奇经八脉考》中也说:"其流溢之气入于奇经,转相灌溉,内蕴藏府,外濡腠理。"都说明了奇经八脉有调节十二经脉气血的作用。

(5) 冲、任、督、带在病理上的反映:冲、任、督三脉的起点皆在会阴部;而带脉环腰一周如束带,将任冲督三脉更加密切的联系为一个体系。由于四脉皆与肝肾经脉相连,所以这个体系在病理上反映的病候多属肝肾疾患,如男子的七疝,妇女的经、带、崩、漏和生育方面的疾病。

(三) 奇经八脉的循行与主病

(1) 督脉:督有都督、总督之意。因为手足三阳经皆会于督脉之大椎,故有"督脉督一身之阳""督为阳脉之海"等说法。

1) 循行路线:起会阴→行脊背头项中线→止鼻柱。

据《难经》的记载是:"起于下极之俞"(会阴部)→"并于脊里"→风府(脑后正

中,穴名)→"入属于脑"(深入)→上巅(外出头顶)→循额(下行)鼻柱(鼻唇沟中央)。

《十四经发挥》谓止于上唇内龈交穴,实际这与止于鼻柱只有内外的不同,部位则一致的。

《素问·骨空论》的说法与《难经》不同;这段经文内容说明督脉有三种行走路线,似乎是包括了督、任二脉的循行部位。

第一种——由少腹起绕会阴后上贯脊。

第二种——与足太阳同起目内眦上头下项夹脊至腰。

第三种——从少腹直上贯脐入喉环唇入目(与任脉同)。

2)所主病证:据《内经》《难经》等文献,督脉病主要是"脊强反折",即后世所说的角弓反张,脊背强直证候。

(2)任脉:任有担任、妊养之意。因为三阴经脉会于任脉,故后世有"任脉任一身之阴""任为阴脉之海""任为妇人生养之本"等说法。

1)循行路线:起会阴→行胸腹中线→至目止。

据《素问·骨空论》的记载是:"起于中极之下"(约会阴处)→上毛际→腹里→关元(脐下三寸)至咽喉上颐(腮下)→循面入目。

《难经》《甲乙经》均谓终于咽喉。

2)所主病证:"男子内结七疝(注见《内经辑要》),女子带下瘕聚。"这里所谓带下,可能泛指一切妇科病,如《史记》载扁鹊曾为带下医;后世谓"任主胞胎""冲任不摄"等,说明任脉还与胎产经带等病有密切关系。

(3)冲脉:冲有冲要(要道之意),又由下而上亦为冲,因为本经为十二经冲要,故有"冲为十二经之海",或"冲为血海"之说。

1)循行路线:起脐下五寸,旁开二寸处→行胸腹中线两旁→止胸中(别络唇口)。

据《素问·骨空论》记载,起于气街(即气冲穴,在曲骨旁二寸)→并足少阴经侠脐上行→胸中而散。

《难经》《甲乙经》均谓并足阳明经上行。《灵枢》谓:"冲脉……会咽喉,络唇口。"

2)所主病证:"逆气里急"——气逆冲上,腹内引急,后世认为即系奔豚、冲疝等病。其次,冲脉亦主妇科病。

（4）带脉：带脉如束带，因它可总束诸脉，故名带脉。

1）循行路线：系胁→围腰一周。

据《难经》记述是：起于季胁（软胁下）回身一周→止于季胁。

2）所主病证："腹满，腰溶溶如坐水中"，腰重痛之意。据张子和、刘宗厚说还主带下病；针灸亦以带脉经之带脉穴为治带下专穴。

（5）阳维：维者，维系也，维系三阳经的叫阳维脉。

1）循行路线：起外踝下→行足外侧中线→止眉上。

《难经》及《奇经八脉考》是：起于诸阳之会（外踝下金门穴处）→耳上（本神穴）止。

2）所主病证："苦寒热"。张洁古："卫为阳主表，阳维为病在表，故苦寒热。"李时珍："阳维主一身之表。"

（6）阴维：维系于三阴经的叫阴维脉。

1）循行路线：起内踝上→行足内侧中线→止于喉。

《难经》及《奇经八脉考》是：起于诸阴之交（内踝上五寸处筑宾穴）→至顶前而终。

2）所主病证："苦心痛"。张洁古："营为阴主里，阴维为病在里，故苦心痛。"李时珍："阴维主一身之里。"

（7）阳蹻：蹻为足跟、有轻健蹻捷之意；其脉行肢体外侧的叫阳蹻脉。

1）循行路线：起外踝后下方→行足外后侧→止项后两侧风池。

《难经》及《奇经八脉考》是：起跟中（外踝后下方）→至风池。

2）所主病证："阴缓而阳急"。王叔和认为是："外踝以上急，内踝以上缓。"

（8）阴蹻：蹻脉行于肢体内侧的叫阴蹻脉。

1）循行路线：起内踝下→行足内后侧→止目内眦。

《难经》谓：止于咽喉交贯冲脉。

2）所主病证："阳缓而阴急"。与阳蹻病适相反。

三、十五络脉

（一）十五络的命名

十五络是以它自经脉别出处的孔穴而命名的。

手太阴之别络——列缺；手少阴之别络——通里；

手厥阴之别络——内关；手阳明之别络——偏历；

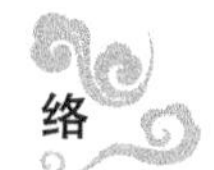

手少阳之别络——外关；足太阳之别络——飞扬；

足阳明之别络——丰隆；足太阴之别络——公孙；

足少阴之别络——大钟；手太阳之别络——支正；

足少阳之别络——光明；足厥阴之别络——蠡沟；

任脉之别络——尾翳；督脉之别络——长强；

脾大络之别络——大包。

按：尾翳见《内经》。后世注家谓为鸠尾穴，也有谓会阴穴。

（二）十五络的特点

（1）循行方向：基本上与本经一致。如手太阴之络斜行（由上而下）至手食指，但与经之直行者不同，同时也不及经脉那样深长。

（2）分布区域：除任、督、脾之络是在胸腹背部之外，其余十二络，均在手足腕踝关节以上。

（3）主要作用：对阴阳表里经脉之间起到纽带作用，构成十二经整体循环。

（4）所主病证：偏重于四肢体表，不像经脉主病那样繁复，而其别出处的腧穴又都具有主治本络所主疾病的功能。例如手太阴之别名曰列缺，其病症有"手锐掌热""欠㰦""小便遗数"，而在治疗上是以取列缺穴为主。

第五章

病　　能

概　　言

一、病能的意义及范围

（一）病能的意义

病能含有下列两种意义。

（1）病理机转:《素问·风论》:"帝曰:五藏风之形状不同何也？愿闻其诊，及其病能。"这就是说，黄帝愿闻五脏风的不同病理机转。

（2）病的形态:古代"能"字和"态"字是通用的,如《素问·阴阳应象大论》:"病之形能也。"就是指病的形态。

（二）病能的范围

病能论述的范围,大致有以下几方面。

（1）论述六气、七情发病因素,和这些因素使人发病的一般规律。

（2）病理机转:当病邪侵袭到人体后,它所以使人发病,以及发生疾病后,身体所引起的一系列变化等病理机转的问题,都在病能论述的范围以内。

（3）对一般疾病症状的分类。如《素问·咳论》五藏六府咳一节:"胃咳之状,咳而呕……小肠咳状,咳而失气……"咳嗽是共有症状,但咳嗽的同时,往往并发很多不同的症状,如并发呕吐、失气等。如将这些并发症状根据脏腑的生理功能来归类：并发呕吐的，叫胃咳；并发失气的，叫小肠咳等。这样的分类方法，是指出了一种疾病的几个类型，便于临床上"辨证求因"，掌握治疗。

二、病能与临床医学的关系

病能与临床医学的关系，列表如下（图5－1）。

图5－1　病能与临床医学的关系

"怒气"与"湿邪"（病因）皆可使人"胸脘痞闷"（症状），但是怒伤肝，湿困脾；肝伤可致厥（病），脾困可致肿（病）；由此可以看出一个症状的出现，病因是可以不同的。由于病因不同，所伤的脏腑也不同，其导致的后果也就不一样，治疗方法也因之而异。所以我们要达到准确的治疗目的，必须辨析症状、探求病因、明确病理机转。而病因、症状、病机等都属于病能的范畴，也是临床必须掌握的环节，因此说，病能和临床医学有不可分割的关系。如果我们不能掌握病因和病理机转，以及辨析临床症状，对疾病的诊断就没有预见性，在治疗方法上，也就流于见症治症了。

原 文 讲 解

原文　邪之所凑，其气必虚。（《素问·评热病论》）

[**提示**]　说明形成疾病的基本因素。

人生于同一环境，同一气候之中，为什么有的生病，有的不生病，本节经文重点突出了此中的机转，也是古代医家在发病因素上的基本论点。

本节所谓"其气必虚"的"气"，是指人体的"正气"而言。我们知道正气是具有抗病能力的，正气不足是导致疾病的基本原因。若是正气充足，虽处在不良的气候或环境之中，是可以不病的。所以人之病与不病，主要是决定于人体正气的足与不足，也就是前面摄生章所谈的"外因决定于内因"的问题。丹波元坚说："此非邪凑则虚之谓，言气所虚处，邪必凑之。"这就更具体地说明了受病之先，必定是在人体正气先有不足之处。

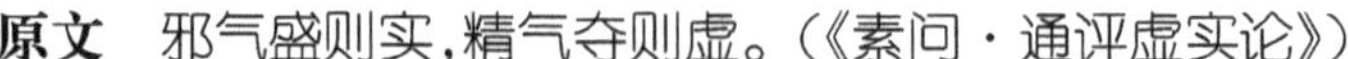

原文 邪气盛则实，精气夺则虚。（《素问·通评虚实论》）

[**提示**] 说明疾病中邪正虚实的关系。

[**词解**] "邪气"：李中梓说："邪气者，风寒暑湿燥火。"丹波元坚说："邪气包括一切致病因子。"所谓"一切致病因子"，是包括内因、外因以及不内外因，如为金刃虫兽所伤，即是属于不内外因的范围，则与正气之虚实无关，所以我们认为以李氏所说邪气指六淫较妥。

"精气"：李中梓说："精气即正气，乃谷气所化之精微。"谢利恒说："正气即元气，又名真气。"所谓精气、正气、元气等，都是异名同类，都起卫外抗病的作用。

本节经文，是我们中医辨证理论的总原则，故李中梓说："此二语为医宗之纲领，万世之准绳。"

一、虚实证候的类型及其机转

一般疾病，总的不外虚实两大类型。从因素上来说，外感病多为实证，内伤病多属虚证；从时间上来说，初期多实，末期多虚。其实，客观上并不完全如此，外感病初期，亦有虚证，如参苏饮即为外感虚证而立法；内伤病后期，亦有实证，例如大黄䗪虫丸就是内伤病（五劳虚极）后期的干血证（实证）的主方。由此可知，虚、实证候，不仅可以出现在内伤疾病的任何阶段，而且可以出现在外感疾病的任何阶段。属虚属实，我们必须从具体证象来测知。如面赤、气粗、口渴、烦躁、腹胀、便秘、脉弦大紧急等，多为实证；面色惨白、短气、懒言、精神萎靡、脉细小软弱等，多属虚证。我们在临床上，只有辨清虚证和实证以后，才能做出正确的治疗。

不过，此亦仅言其常，不言其变，变则有错综复杂的现象出现，例如：真虚假实，假虚真实，或虚实互见，则不在此例。

机体发生了病变，为什么有虚实证候的不同呢？现在来讨论一下原因。

（1）产生虚实证候的根源

1）实证是代表邪气盛，正气足。

丹波元简说："邪气之客于人身，其始必乘精气之虚而入，已入而精气旺，与邪气俱盛则为实，如伤寒胃家实证是也。"已明确地指出产生"实证"的条件。

他如，马莳说："邪气盛者外感也，正气虚者内伤也。"张隐庵说："邪气有微甚，故邪盛则实。"

前者把虚实局限在内伤外感上，后者只重邪气，忽视正气，对实证的看法，都不够全面,故以上两家的注解,只能作为参考。

2)虚证是代表邪气盛,正气虚。

对虚证这一概念,一般注家的看法基本上是相同的,丹波元简说得更具体明白,他说:"若夫及邪入而客,精气不能与之相抗,为邪气所夺则为虚,如伤寒直中证是也。"

(2)虚实证候的病机:当人体受到邪气以后,机体的正气,必与之抵抗,这就是"邪正相争"。在相争过程中,正长则邪消,正消则邪长,正邪的消长,就会反映出"实证"或"虚证"两种不同类型的病理现象。

实证——邪正相争,势均力敌,脉证相应,如《伤寒论》里的麻黄、白虎、承气证等,是属于"邪气盛则实"的一类。

虚证——正不胜邪,正气溃散,如《伤寒论》中的四逆、理中汤证,即属于"精气夺则虚"这一类。

二、虚实证候的转化

每一种疾病的发展过程中,原是虚证,或实证,都有可能发生转化,即原是虚证,可以转为实证;原是实证,可以转为虚证。引起虚实转化,一般说有两种原因,即疾病的发展和治疗的结果。

(1)疾病的发展:在邪正相争中,正气为邪所夺,实证可以转虚;相反的,假如正气逐渐恢复,可以由虚转实。兹举有关伤寒方面的两例分别说明如下。

1)由虚转实:《伤寒论》:"少阴病下利,若利自止,恶寒而踡卧,手足温者可治。"

"利自止手足温",是中阳渐复之兆,由虚转实之候,也是人体正气自然恢复的良好现象。

2)由实转虚:《伤寒论》:"太阳未解,少阴先溃。"太阳病,一般是实证,少阴病是虚证,在邪正交争中,正气为邪气所夺,正气迅即溃散,故太阳恶寒发热证状未解时,即出现"少阴先溃"——脉微细、但欲寐的虚象。这是人体正气内夺,不能抗病的不良现象。

(2)治疗的结果:在临床上,如果对疾病治疗不当,人体正气被外来药物所夺,因此病症由实转虚;反之,如药证相符,则可使虚证转为实证。

1)治疗得法,由虚转实:《伤寒论》:"误汗阴阳格拒,呕逆,先与甘草干姜汤,后与谓胃承气汤。"此由中阳虚而转为阳明实证,犹如《内经》所说"中阴溜府"之类(《灵枢·邪气藏府病形》)。此即通过药物治疗,使由阴转阳,由虚转实的一种良好现象。

2)因误治而由实转虚:《伤寒论》:"太阳病误汗,汗多身痛,脉迟,新加汤。"

太阳病因过汗而致汗多、身痛、脉迟等虚性现象,这是由于误治而正气外夺,由阳转阴、由实转虚的一种不良现象。

三、转化过程中的特殊现象

前面已经说过,证候的虚实,必须从病理反映的现象来测知,但在转化过程中,某些严重而较复杂的病例,往往出现特殊的混乱现象,似虚非虚,似实非实,虚实混淆,每易迷惑辨识,因此须加注意。李中梓说:"至虚有盛候,反泻含冤;大实有羸状,误补益疾。辨之不可不精,治之不可不审。"现在把这些错综复杂的现象,提出来大家讨论。

至虚有盛候:如病因于七情,或饥饱劳倦,或酒色所伤,或先天不足,及其既病,则每多有身热便闭、戴阳、胀满、虚狂、假斑等证。

大实有羸状:如由于外感之邪未除,而留状于经络;食饮之滞不消,而积聚于脏腑;或郁结逆气不散;或顽痰瘀血留藏等原因,病延日久,外见证象,似乎不足,其实仍属实证。

我们在临床上见到上述病象时,应该细致地分析,辨其假象,识其真因,才能药证合拍,否则,会造成"损不足,益有余,虚者愈虚,实者愈实"的严重错误。

原文 黄帝曰:有一脉生数十病者,或痛,或痈,或热,或寒,或痒,或痹,或不仁,变化无穷,其故何也?岐伯曰:此皆邪气之所生也。黄帝曰:余闻气者,有真气,有正气,有邪气。何谓真气?岐伯曰:真气者,所受于天,与谷气并而充身者也;正气者,正风也,从一方来,非实风,又非虚风也;邪气者,虚风之贼伤人也,其中人也深,不能自去。正风者,其中人也浅,合而自去,其气来柔弱,不能胜真气,故自去。(《灵枢·刺节真邪论》)

[**提示**] 说明人体经脉发病,与外因刺激的强弱、人体真气的盛衰有关。

一、真气的来源与功能

(1)真气的来源:关于真气在藏象章已有介绍,这里不再重复。兹据张、马二氏的注释原义,作示意图于下(图 5-2)。

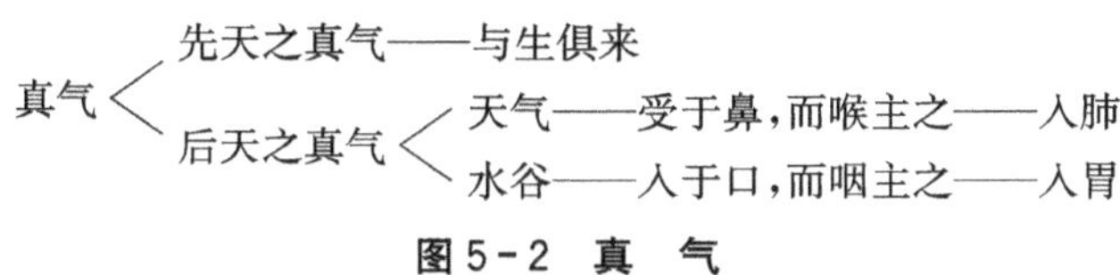

图 5-2 真 气

(2) 真气的功能:真气是人功功能活动之本,真气不是一个抽象的名词,它的功能是在一定的物质基础上所产生的。

张景岳说:"气在阳分即阳气;在阴即阴气;在表曰卫气;在里曰营气;在脾曰充气;在胃曰胃气;在上焦曰宗气;在中焦曰中气;在下焦曰元阴、元阳之气;皆无非其别名耳。"

具体地说明了"真气"在人体的功能是多方面的,虽名称不同,实则都属于"真气"的范畴,所谓"异名同类"就是这个意思。

二、正气邪气的分析

这里所说的"正气",不同于前节所说具有抗邪能力的"正气"。《内经》恐人误会,所以在经文中紧接着说"正气者,正风也",以示区别。

(1) 正气(正风):四时正常气候。张景岳说:"风之得时者为正风。"

(2) 邪气(贼风):四时不正之气。谢利恒说:"邪气为四时不正之气。"

三、真气、正气、邪气与疾病的关系

(1) 真气足,虽有邪气(贼风)不能致病(即"正气存内,邪不可干")。

(2) 真气不足,虽"正气"(正风)亦足以致病(即"邪之所凑,其气必虚")。

[**参考资料**] 马莳说:"真气者,与生俱来,受之于天,与谷气相并,而充满于身者也。"

张景岳说:"真气即元气也,气在天者,受于鼻,而喉主之;在水谷者,入于口而咽主之。然钟于未生之初者曰先天之气。"

马莳说:"从一方来,此风非实非虚,如春之东风,夏之南风,秋之西风,冬之北风是也。"

《灵枢·贼风》:"贼风邪气之伤人也,令人病焉。"

《灵枢·百病始生》:"风雨寒热,不得虚,邪不能独伤人;卒然逢疾风暴雨,而不病者,盖无虚。"

经文中所说的痛、痛、热、寒，都是因邪致病的举例；而本文重点，是讨论发病的总的机转，各个疾病，不是本文讨论的范畴，因此不作讨论。

原文 帝曰：实者何道从来，虚者何道从去？ 虚实之要，愿闻其故。岐伯曰：夫阴与阳，皆有俞会。阳注于阴。阴满之外，阴阳匀平，以充其形，九候若一，命曰平人。夫邪之生也，或生于阴，或生于阳。其生于阳者，得之风雨寒暑；其生于阴者，得之饮食居处，阴阳喜怒。帝曰：风雨之伤人也，奈何？ 岐伯曰：风雨之伤人也，先客于皮肤，传入于孙脉，孙脉满则传入于络脉，络脉满则输于大经脉。血气与邪并客于分腠之间，其脉坚大，故曰实。实者外坚充满，不可按之，按之则痛。帝曰：寒湿之伤人奈何？ 岐伯曰：寒湿之中人也，皮肤不收，肌肉坚紧，荣血泣，卫气去，故曰虚。虚者聂辟气不足，按之则气足以温之，故快然而不痛。帝曰：善！阴之生实奈何？ 岐伯曰：喜怒不节，则阴气上逆，上逆则下虚，下虚则阳气走之，故曰实矣。帝曰：阴之生虚奈何？ 岐伯曰：喜则气下，悲则气消，消则脉虚空；因寒饮食，寒气熏满，则血泣气去，故曰虚矣。（《素问·调经论》）

[**提示**] 说明引起人体疾病的内外因素及阴阳虚实的机转。

一、阴阳平衡的正常机转

这里所指的阴阳（夫阴与阳皆有俞会），是代表人体的阴经阳经。马莳说："阴阳者，阴经阳经也。"阴阳经皆有俞会，与周身阴阳气血相会合。为着明确阴阳平衡的机转，作示意图于下（图 5－3）。

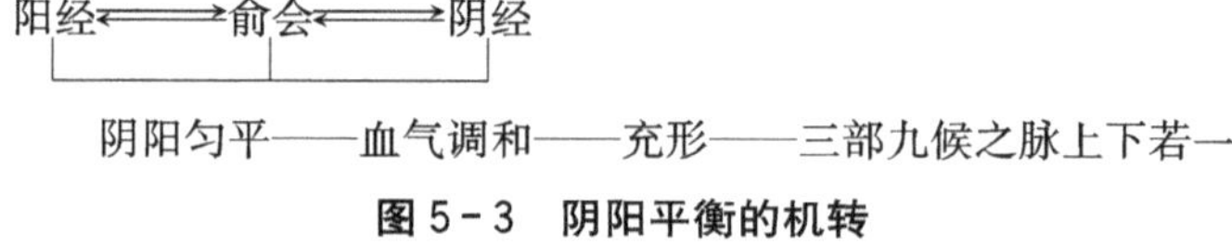

图 5－3　阴阳平衡的机转

在正常情况下，人体阴阳气血的会合，是相系无间的。 假如气并于血，血并于气，气血相并，则阴阳失去平衡，而产生虚实的证候。

二、病生于阴阳的虚实机转

"夫邪之生也，或生于阴，或生于阳"的"阴阳"是代表"内外"而言的。风雨寒暑生于外（由外界而入）是为外感；饮食居处，阴阳喜怒，生于内（由内而发）是为内伤。同时还得说明,这里的阴阳并不等于人体的阳虚、阳盛,或阴虚、阴盛。病生于阴阳,是把病因属性来分类,和所谓阳虚、阳盛,阴虚、阴盛的证候属性分类不同。这是须要弄清楚的。

次则关于"阴阳喜怒"的"阴阳",杨上善认为代表"男女";丹波元坚认为代表"房室",二人虽各有所指,但其意义是基本相同的。

(1) 病生于阳:如图5-4。

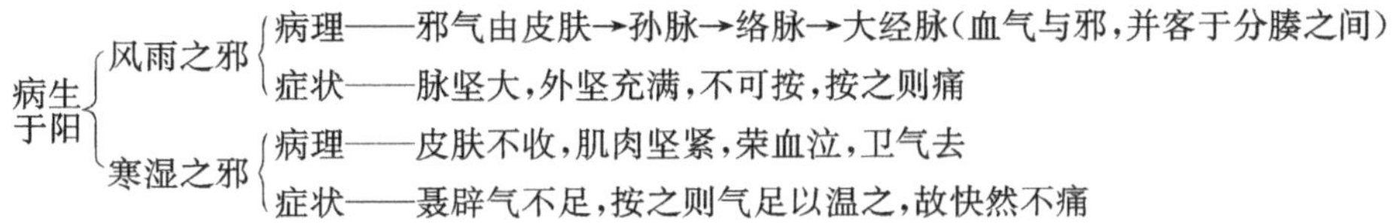

图5-4　病生于阳

(2) 病生于阴:如图5-5。

图5-5　病生于阴

[**参考资料**]　张景岳说:"阳注于阴,则自经归脏;阴满于外,则自脏及经,九候若一,则阴阳和,血气匀,身安无病。"又说:"风雨寒暑生于外也,是为外感,故曰阳;饮食居处,阴阳喜怒生于内也,是为内伤,故曰阴。"

马莳说:"此言阳经之邪,得之外感;而阴经之邪,得之内伤,何也?阳经主表,阴经主里故也。"

小结

疾病的发生与否,决定于精气的盛衰;病后产生虚实不同的类型,也决定于精气的盛衰,这些道理,已在第一节里讲过。不过本节经文,更进一步说明产生虚实证候的原因,外感内伤有别:外感虚实,是以阳气多少存亡来决定的(张隐庵说:"阳气实者为实,阳气虚者为虚。");内伤虚实,又决定于气血运行的失常与否。因心主血，为神明所生；肺主一身之气。若因某种原因，扰乱气血的运行，使气血上逆心肺，其运行道路闭塞而为实证；如气血下消，则心肺脉络空虚，而为虚证。兹示意如下（图 5-6）。

$$
\text{虚实证候的产生}\begin{cases}\text{六淫外感}\begin{cases}\text{阳气实——实证}\\\text{阳气虚——虚证}\end{cases}\\\text{七情内伤}\begin{cases}\text{气血上逆——运行道路闭塞——实证}\\\text{气血下消——心肺脉络空虚——虚证}\end{cases}\end{cases}
$$

图 5-6　虚实证候的产生

原文　阳虚则外寒，阴虚则内热；阳盛则外热，阴盛则内寒。（《素问·调经论》）

[**提示**]　从阴阳总纲分析内外寒热虚盛的病理。

这四句经文，《内经》中亦称"经言"。张景岳说："经言引古经语也。"可见在《内经》以前，已有"古经"的著作了。于此可知《内经》著作，是总结前人与疾病作斗争的经验，并有了更进一步的发展。

一、阴阳与内外、寒热、虚盛的关系

正常人的生理，是阴阳平衡的；阴阳偏颇，便要发生病变。本条是论述阴阳偏颇后，产生内外、虚盛、寒热症状的根本原理。阴阳是八纲中纲领的纲领，以阴阳来分析内外、寒热、虚盛与病变情况，则更为细致。张景岳说："阳主表，其气热；阴主里，其气寒。所以阳虚则寒，阳盛则热；阴虚则热，阴盛则寒。"可见阴阳的运用，在临床上，是很重要的。现在把本文范围内阴阳运用的几个方面，列表如下（表 5-1）。

表 5-1　阴阳运用的几个方面

总　纲	病变部位	疾病性质	邪正消长
阴	内	寒	虚
阳	外	热	盛

从上表三个方面的阴阳分类，第一，可以看出，都是含有相对性的意义，所以都可以用阴阳来配合分析。第二，凡一种症状，只有通过阴阳、内外、虚盛、寒热

的分析，才能准确认识它的属性和类型。例如：同一发热症，就有虚实内外的不同，必须以阴阳来分析归纳，才能有纲领、有细则，在辨证上可以达到条分缕析。因此，阴阳和内外寒热虚实的关系是密切不可分割的。

后世张景岳创立"八纲"来分析证候，它的理论根据，仍是由本论发展起来的。

二、阴阳、虚实、内外、寒热的病理和辨证

阴阳、虚实、内外、寒热的病理及其辨证，举例如下（图5-7）。

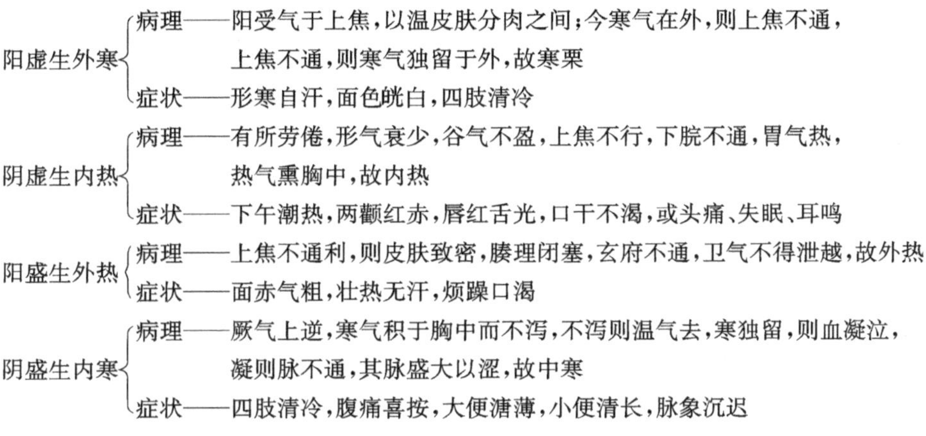

图5-7　阴阳、虚实、内外、寒热的病理及其辨证

按：以上四个病理部分，是《素问·调经论》的原文（病理解释可参考原资料）。

三、阴阳、虚盛、内外、寒热的相互关系

阴阳、虚盛、内外、寒热，相互之间有着密切的关系，它又是辨证的纲领。在临床上，我们必须用它来辨识疾病的属性和类型，用药才能主次分明。兹列示意图于后（图5-8）。

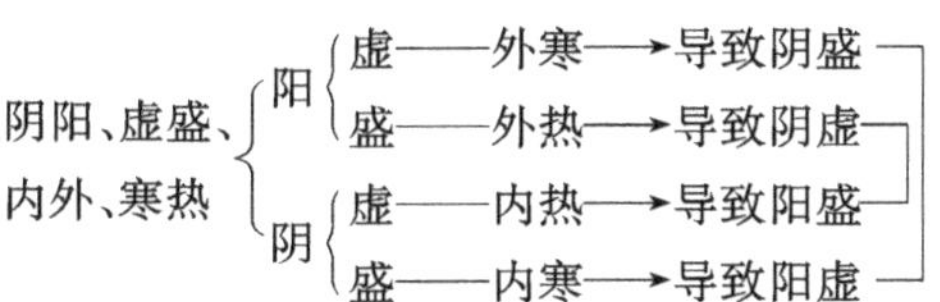

图5-8　阴阳、虚盛、内外、寒热的相互关系

阳虚外寒而后导致阴盛内寒的情况下，先有自汗恶寒、四肢逆冷，而后有腹

胀、便溏等证,治宜温中固表法,如参附汤、理中汤等。但亦有阴盛内寒而后导致阳虚外寒的,先有腹胀水肿,而后有肢冷形寒等证状,治宜破阴回阳为主,如四逆汤加桂之类。

阳盛外热,而后导致阴虚内热的病症,例如阳明实证,在失下的后期,非但阳热仍在而阴液也为阳热所耗而损伤,如增液承气汤就是滋阴中寓有攻下之品。但也有由阴虚内热,而导致阳盛外热(阳亢)的,此种证状,看来好像是阳盛,其实它是在阴虚的基础上形成的,如内热头痛,失眠舌光剥,这就须大量滋阴,诚如王冰所说:"壮水之主,以制阳光。"阴分充足,虚阳不治自平。

[**参考资料**]　张景岳说:"寒气在外,阻遏阳道,故上焦不通,卫气不温于表,而寒气独留,乃为寒栗。"

罗东逸说:"劳倦形衰,则伤肝气,木郁而乘脾,致谷气不盛;谷气不盛,而上焦不行,下脘不通,则胃气热而留于胸中,是脾不行而内热也。"

马莳说:"卫气本于上焦,今外伤寒毒,阳邪反盛,上焦不通,皮肤腠理皆致密而闭塞,玄府不得通利,卫气不即外越,故外体菀热也。"

张景岳说:"或寒气伤脏,或食饮寒凉,寒留中焦,阳气乃去,经脉凝滞,故盛大而涩。盖阳脉流利多滑,不滑则无阳可知,此内伤证也。"

原文　风胜则动,热胜则肿,燥胜则干,寒胜则浮,湿胜则濡泄。(《素问·阴阳应象大论》)

[**提示**]　指出五种致病因素所导致的一般证状。

本节经文,系节录于《素问·阴阳应象大论》;《素问·六元正纪大论》亦载此五句,惟末多"甚则水闭胕肿"一句。王冰注释,以后者为详,《素问》新校正云:"风胜则动至此五句,与六元正纪大论文重,彼注颇详。"因此本节采录王注,以后者为主。

(1)风胜则动:动是掉摇抽掣的意思。张隐庵说:"风胜动摇,故风胜则动。"

张景岳说:"风胜者,为振掉摇动之病。"

(2)热胜则肿:王冰说:"热胜气则为丹熛;胜血则为痈脓;胜骨肉则为胕肿,按之不起。"

(3)燥胜则干:王冰说:"干于外则皮肤皱拆;干于内则精血枯涸;干于气及津液则肉干而皮著于骨。"

（4）寒胜则浮：吴崑说："寒胜则阳气不通，故坚痞腹满而为虚浮。"

（5）湿胜则濡泄：马莳说："脾胃恶湿喜燥，而湿气太过，则土不胜水，而濡泄之病作矣。"

本节所谓的动、肿、干、浮、泄的证状，据各家的注释，大多为内在因素所引起，但应该明确，这些症状也有外因所导致的，如同一致病因素的风，就有内风外风的区别。因此，我们不要绝对地来认识病因的一面，必须相对地认识病因的另一面，这才合乎辩证法。

［参考资料］　《医学大辞典》：丹熛，即赤游丹胗之发于外而复游于内者。

原文　余知百病生于气也，怒则气上，喜则气缓，悲则气消，恐则气下，寒则气收，炅则气泄，惊则气乱，劳则气耗，思则气结。（《素问·举痛论》）

一、百病皆生于气的含义

百病，是包括很多疾病的意思，不是所有疾病无所不包，如《素问·风论》"百病皆生于风"及"风为百病之长"，和本节"百病"的含义是相同的。不过"百病皆生于风"及"风为百病之长"的"风"字，是统指病因而言，本文的发病因素是喜、怒、悲、恐、惊、思、寒、热、劳、倦等。百病的含义虽同，而"风"与"气"的意义则完全不同。因为"风"是指的病因，而本文之"气"字是指人体的荣养物质和生理功能。

《内经》中对"气"的运用是非常广泛的，仅举本文而言，亦有下列几种含义。

（1）因七情内伤引起气缓、气上、气消等气的变化，是指五脏之气。

（2）因寒热引起气的病变是指卫气。

（3）因劳倦过度使气耗的气是指精气而言。

基上所述，百病皆生于气，是说很多疾病的发生，都是由于人体的荣养物质和生理功能失调，不论内因外因，都可导致这种变化，这就是本条的主要精神。

我们说"气"是"功能"，是有依据的。王冰说："夫气之为用，虚实逆顺缓急皆能为病。"

薛生白说："气之在人，和则为正，不和则为邪，故百病皆生于气也。"

王氏所谓"用"，薛氏所谓"正"及"邪"，都明显地指出气是"生理功能"的体现。

二、导致气机病变的因素

一般健康的机体，是有适应一般刺激因素的功能，但这种适应是有限度的，假如某种刺激因素，超过了机体功能的适应程度，那这种功能就要变生不调而至病变。根据本节而言，导致气机病变的刺激因素包括三个方面(图 5－9)。

刺激因素
1. 七情(精神刺激)
2. 气候(寒、热)
3. 劳动(劳、倦)
过度
功能病变
气
上、缓、消、下、乱、结
收、泄
耗

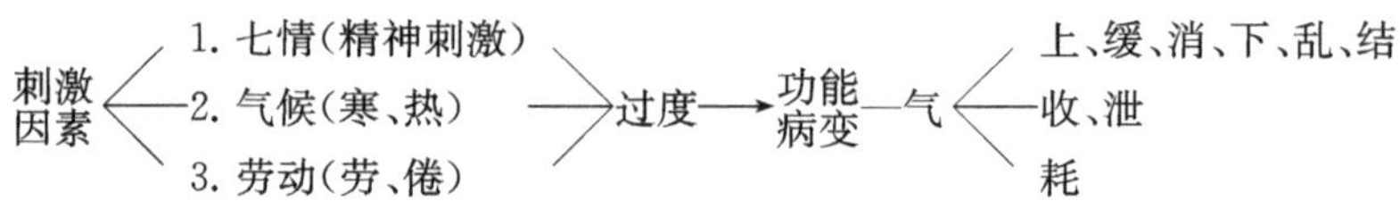

图 5－9　导致气机病变的因素

三、九气的证候与病理

(1) 怒则气上：岐伯曰：“怒则气逆，甚则呕血及飧泄，故气上矣。”(图 5－10)

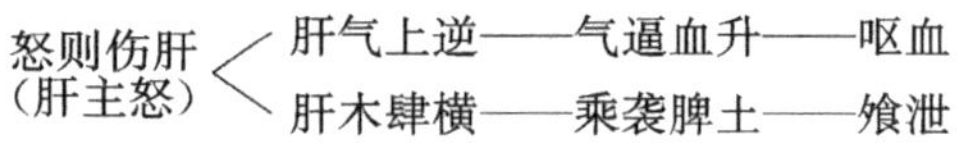

怒则伤肝(肝主怒)
肝气上逆——气逼血升——呕血
肝木肆横——乘袭脾土——飧泄

图 5－10　怒则气上

(2) 喜则气缓：“喜则气和志达，营卫通利，故气缓矣。”(图 5－11)

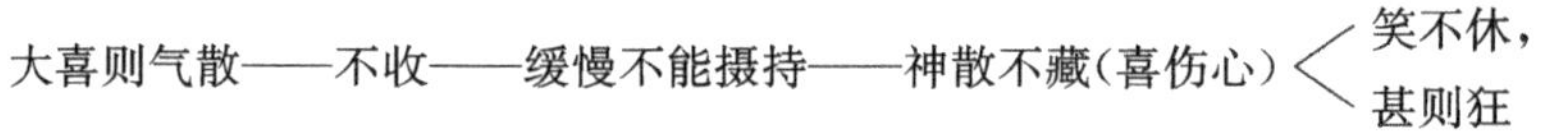

大喜则气散——不收——缓慢不能摄持——神散不藏(喜伤心)
笑不休，
甚则狂

图 5－11　喜则气缓

(3) 悲则气消：“悲则心系急，肺布叶举，而上焦不通，营卫不散，热气在中，故气消矣。”(图 5－12)

悲(悲哀伤气)
生于心(故心系急)
精气并于肺(心系连肺)
心肺郁结
上焦阻塞(心肺俱居膈上)
营卫不利
热气熏蒸于中
气消
肺萎
痿躄

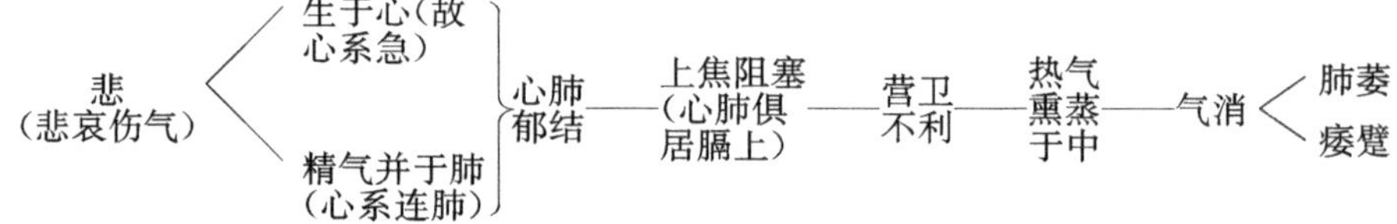

图 5－12　悲则气消

(4) 恐则气下：“恐则精却，久则上焦闭，闭则气还，还则下焦胀，故气不行矣。”(图 5－13)

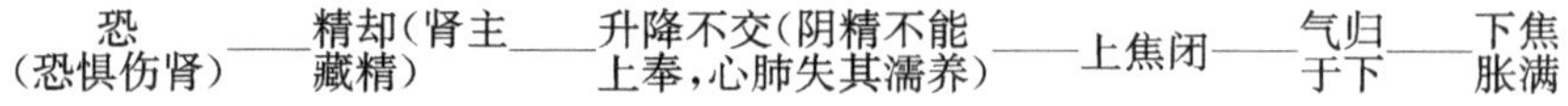

恐(恐惧伤肾)
精却(肾主藏精)
升降不交(阴精不能上奉，心肺失其濡养)
上焦闭
气归于下
下焦胀满

图 5－13　恐则气下

(5) 惊则气乱：“惊则心无所倚，神无所归，虑无所定，故气乱矣。”(图 5－14)

大惊卒恐——神志散失，血气分离，阴阳破散——气乱 < 痴癫　僵仆

图 5-14　惊则气乱

（6）思则气结："思则心有所存，神有所归，正气留而不行，故气结矣。"（图 5-15）

思则志凝神聚——气乃留不散——气结 < 不眠　嗜卧　昏瞀

图 5-15　思则气结

（7）寒则气收："寒则腠理闭，气不行，故气收矣。"（图 5-16）

寒束于外——腠理闭密——阳气不能宣达——收敛于中而不散 < 腹满急痛　下利清谷

图 5-16　寒则气收

（8）炅则气泄："炅则腠理开，营卫通，汗大泄，故气泄矣。"（图 5-17）

炅——阳气亢盛——腠理开——汗大泄——阳从汗散——气泄 < 白虎证　中　暑

图 5-17　炅则气泄

（9）劳则气耗："劳则喘息汗出，外内皆越，故气耗矣。"（图 5-18）

疲劳过度 < 肾气亡于内　阳气张于外 > 内外皆越——气耗——喘息汗出

图 5-18　劳则气耗

[**参考资料**]　高士宗说："七情动于内，寒炅发于外，则气因之而病。"
张隐庵说："脾位中州，肝脏居下，故呕血飧泄，皆为气上。"

原文　黄帝问曰：厥之寒热者何也？岐伯曰：阳气衰于下则为寒厥，阴气衰于下则为热厥。（《素问·厥论》）

[**提示**]　说明寒厥与热厥是在阳虚和阴虚的情况下所形成的。

《内经》论厥的范围，是极为广泛的，如大厥、煎厥、薄厥等，各有其病因，也各有其证状。这里所说的寒厥、热厥证状，仅有手足寒和手足热，它的病因，是限于

下焦阴虚和阳虚两方面。

一、寒厥

《素问·厥论》："寒厥何失而然也？……此人质壮，以秋冬夺于所用，下气上争不能复，精气溢下，邪气因从之而上也……阳气日损，阴气独在，故手足为之寒也。"

按照本节经文所描写的寒厥，其病因、病机、证状，表示于下（图 5 - 19）。

二、热厥

《素问·厥论》："热厥何如而然也？……此人必数醉若饱以入房……夫酒气盛而慓悍，肾气日衰，阴气独胜，故手足为之热也。"

按照本节经文所描写的热厥，其病因、病机、证状，表示于下（图 5 - 20）。

寒厥 ｛ 病因——色欲过度　病机——下焦肾阳不足　证状——手足寒

热厥 ｛ 病因——酒色所伤　病机——下焦肾阴不足　证状——手足热

图 5 - 19　寒　厥　　　　图 5 - 20　热　厥

总的来说，本文寒厥和热厥的病机，是由于酒色过度，消耗肾家的精气太过，导致了阴阳偏胜的结果。结合后世学说来理解，就是肾水和肾火偏胜偏衰的问题。在证状表现上，虽然仅指出"手足寒"和"手足热"两个方面，但是我们在临床体会上，所谓"肾阳不足"或"肾阴不足"的手足寒或热，不是仅凭这两种证状作判断的依据，更须参合脉搏、舌苔或大小便等方面的证状来佐证鉴别的。

三、后世所谓寒厥与热厥

后世论厥，以张仲景较早，兹举《伤寒论》中数例于后。

少阴篇："手足寒、脉迟……宜四逆汤。"（《伤寒论》324 条）——寒厥证。

厥阴篇："脉滑而厥者，里有热，白虎汤。"（《伤寒论》350 条）——热厥证。

从上列的厥证和《内经》的厥证，根本不同点，可由三个方面来比较分析。

（1）从证状上来看

后世：不论寒厥热厥，有一个共同特点——手足寒。

《内经》：寒厥——手足寒；热厥——手足热。

（2）从病因上来看

后世：六淫之邪所引起——外因。

《内经》：酒色所伤——内因。

（3）从病理机转上来看

后世：寒厥——外感病从少阴寒化——虚证。热厥——外感病从阳明热化——实证。

《内经》：寒厥——肾阳不足。热厥——肾阴不足。

由此可知，后世所谓厥证，与本文之厥证，名称虽同，证状有所不同，病因和病机也是不同。据我们临床体会，厥证的发生，必有伴发证状同时出现；《内经》寒厥、热厥，绝不仅有手足寒和手足热的单独症状。因此，我们在诊断上，可以综合整个症状，归纳为一个证候，根据这个证候的本质来进行鉴别。

原文 阳气者，烦劳则张，精绝，辟积于夏，使人煎厥。目盲不可以视，耳闭不可以听。溃溃乎若坏都，汩汩乎不可止。（《素问·生气通天论》）

［提示］ 说明煎厥形成的原因及其证状。

一、煎厥的成因

煎厥的成因，经文中已明白指出，而王履解释得更清楚：它是在阳气亢盛，阴精被其煎熬的基础上形成的。其病因和病理机转如下（图 5 - 21）。

$$烦劳太过 \longrightarrow 阳亢盛 \longrightarrow \begin{matrix}（精绝）\\ 阴精不足\end{matrix} \xrightarrow{（辟积于夏）} 煎厥$$

图 5 - 21 煎厥的成因

人体正常的生理功能是阴阳平衡的，若阴阳不平衡，就会导致偏盛而生病。本文的烦劳则张，是煎厥的致病因素，由于烦劳而造成阳气的亢盛，相对的会影响阴精的不足。所谓"阴胜则阳病，阳胜则阴病"；由于阳盛精绝，就具备了煎厥的条件。本文"辟积"二字，为最主要的关键。辟积是重复的意思。如果偶然一次过度烦劳，也不会就导致阳气亢盛。即使阳气有所偏胜，但经过适当休息，很快就能达到平衡；若习以为常的烦劳，就造成阳亢阴虚，而渐致精绝，到夏季气候炎热，阳气发泄，阴虚无以敛阳，就发生昏厥。其所以称为煎厥，是由于阳亢而阴精被其煎熬而致的厥，所以称煎厥。

二、煎厥的证状

煎厥的证状，据经文的描写是："目盲不可以视，耳闭不可以听。"至于"溃溃乎若坏都，汩汩乎不可止"，这是形容病势突然发作的严重情况，说明病势好像大

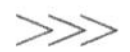

水冲破了堤防,水势汹涌不可止的现象。其具体的证状,张山雷氏有明确的描述(图 5 - 22)。

眩晕——天旋地转,日月无光——先驱证状——自觉 ⎫
昏瞀——昏然无知,莫明所若——后继证状——他觉 ⎭ 猝厥,猝仆

图 5 - 22　煎厥的证状

[**参考资料**]　王履说:"夫阳气者,人身和平之气也。烦劳者,凡过于动作皆是也。张,主也,谓亢极也。精,阴气也……夫充于身者,一气而已,本无异类也,即其所用所病而言之,于是乎始有异名耳。故平则为正,亢则为邪;阳气则因其和以养人而名之,及其过动而张,亦即阳气亢极而成火耳。阳盛则阴衰,故精绝。水不制火,故亢火郁积之甚。又当夏月火旺之时,故使人烦热之极,若煎迫然而气逆上也。"

张山雷说:"目盲不可视,耳闭不可听,则即五藏生成篇之所谓徇蒙招尤、目瞑耳聋,已是天旋地转,日月无光之候;更申之以溃溃乎汩汩乎两句,无非形容其昏然无识,莫明所若之状,谓非肝阳暴动,眩晕昏瞀,猝厥猝仆而何?"

原文　阳气者,大怒则形气绝,而血菀于上,使人薄厥。(《素问·生气通天论》)

[**提示**]　说明薄厥形成的原因及其症状。

一、薄厥的成因

薄厥是由于怒气伤肝,气上血逆而形成。经文中已明白指出它的发病机转如下(图 5 - 23)。

大怒伤肝——→气升血逆——→菀于头面——→薄厥
(发病因素)　(病理变化)　(病变所在)

图 5 - 23　薄厥的成因

根据上述薄厥机转,主要是气血并逆,头部发生病变。现在来讨论薄厥的病理关系。

(1) 气血与头部(上)的关系:《素问·脉要精微论》说:"头为精明之府。"今气血并走于上,而血菀积于"精明"之府,扰乱了"精明"应有的作用,所以发生薄厥。

(2) 气和血的关系:气和血在生理上是相辅而行的,在病理上则以并逆于上

为害。如《素问·调经论》说："血之与气并走于上，则为大厥，厥则暴死；气复反则生，不反则死。"

二、薄厥的证状

薄厥的病症在于头部，已如上述。《素问·脉要精微论》中有"厥成为巅疾"一语，更足证明"血菀于上"的"上"字，是指头部无疑。本文对薄厥证状，虽无描写，但根据病症在头的线索，从《甲乙经·六卷·阴阳清浊顺治逆乱大论》中可找到证状："乱于头则为厥逆、头痛、眩仆。"由此可知，因头部病变的薄厥证状，当是厥逆、头痛、眩仆。

[**参考资料**]　马莳："阳气者，贵于清净，若大怒而不清净，则形成经络阻绝不通，而血积于心胸之间。"

原文　血之与气，并走于上，则为大厥，厥则暴死；气复反则生，不反则死。（《素问·调经论》）

[**提示**]　大厥的病理、证状及预后。

本节所论之大厥证与上节的薄厥证同一类型，都是属于中风实证，不过在程度上似有轻重的区别。

上节薄厥的原因指出是由于大怒的关系，其病理机转为气血的上逆。本节大厥证虽未说明病因，但其病理机转也是由于气血上逆的关系，所以与薄厥证可以联系起来理解。

大厥的证状，本文简略指出为"厥则暴死"，也就是猝然昏倒，不省人事，因而称为"暴死"。此"死"是假死，从下文"气复反则生"即可明了。

关于本证的预后，不外两种情况：一为良好；一为恶化。关键决定于气血运行的自然恢复，所谓"气复反则生"。因为形成此证的病理为气血的上逆，若病势尚轻，上逆之气复反下行，血亦随之而下，所以逐渐见人事苏醒。另一方面，当然与急救处理也有关，若处理及时适当，可以更快得到恢复。如果病势严重，再加上没有能及时急救，则气血逆而不下，故预后不良。

[**参考资料**]　张锡纯说："《调经论》曰，血之与气，并走于上，则为大厥，厥则暴死；气反则生，气不反则死。盖血不自升，必随气而上升，上升之极，必致脑中充血。至所谓气反则生，气不反则死者，盖气反而下行，血即随之下行，故其人可生；若其气上行不反，血必随之充而益充，不至血管破裂不止，犹能望其复苏乎？

读此节经文内中风之理明，脑充血之理亦明矣。"

原文　因于寒，欲如运枢，起居如惊，神气乃浮。因于暑，汗，烦则喘喝，静则多言，体若燔炭，汗出而散。因于湿，首如裹；湿热不攘，大筋缑短，小筋弛长；缑短为拘，弛长为痿。因于气，为肿，四维相代，阳气乃竭。（《素问·生气通天论》）

[**提示**]　说明阳虚不能卫外时，虽四时正常气候，也能致病，并指出一般证状。

《内经》原文，在此节之前，有："阳气者，若天与日，失其所，则折寿而不彰，故天运当以日光明，是故阳因而上，卫外者也。"此段经文，强调阳气的作用。本文列举之病，皆由阳气不足所致。因阳气有卫外的功能，《经》所谓"阳者，卫外而为固也"者是。假如阳气不固，四时之邪，乃能干之，也就是说，当卫外功能薄弱时，虽处在正常的四时气候中，也能发生疾病。

（1）因于寒，欲如运枢：张隐庵说："因于寒，我身之阳气如运枢以外应。"此句意义，阳气有运枢开合的功能。当寒邪外侵时，阳气发挥其闭密作用，以抗拒外邪，不使深入，这种功能叫合；在发热期间，必借阳气鼓邪外出的作用，才能汗解，这种功能叫开。所说阳气的运枢，就是指开与合二者的功能而言。

（2）起居如惊，神气乃浮：惊是乱貌。当我们起居不节，生活没有一定的规律，常处在忙乱紧张的情况下，便会导致神气不安于内而浮越于外，因之邪气容易侵袭。

（3）因于暑，汗，烦则喘喝，静则多言：本文所言之暑，即夏季炎热时的"中暑"。

汗——暑中有火，火性急而疏泄。

烦——火与心同气相求。

喘喝——火克金，故喘；郁遏胸中清廓之气，故喝。

静则多言（心主言，暑邪在心，在烦、喘后比较安静的阶段，但仍欲自言不休）——暑邪入于心包。

以上一系列的证状，在暑温发病的整个过程，它是可以混合出现，但也可以分批出现。"混合"与"分批"是以暑温的轻重作决定的。

（4）体若燔炭，汗出而散：清徐灵胎、薛生白二氏，遵朱丹溪的原意，认为这两句应移于"因于寒"之下，同时对"起居如惊，神气乃浮"也有移动。其排列如下：“是故阳因而上，卫外者也，欲如运枢，起居如惊，神气乃浮。因于寒，体若燔炭，汗出而散。因于暑，汗，烦则喘喝，静则多言，因于湿……”我们认为这样的调动，在文义上和临床上是比较切合的。据临床所见，寒邪在表，如果治疗恰当，确实是可以一汗而散的。

（5）因于湿……弛长为痿：湿为阴邪，伤人之后，在机体所引起的病理变化，有先后的不同，因此，所反映的病理现象，也是先后各异。

1）初起：首如裹——浊气熏蒸，清道不通。

此时若治以芳化，则证状可以迅速消失，如不加治疗，或治不得法，则湿郁为热。

2）发展：如图 5－24。

$$
湿热不攘\begin{cases}大筋软短——湿热伤及气血不能养筋——拘\\小筋弛长——湿热伤筋，不能束骨——痿\end{cases}肢体运动功能障碍
$$

图 5－24　湿热不攘的发展

（6）因于气，为肿……阳气乃竭：因于气的“气”字，各家的注解不同，大致可分下列三种：①马莳：作怒气解。②胡澍：作热气解。③高士宗：作风解。

本文是论述，在阳气不能卫外的情况下，所产生一系列的疾病，所以若按怒气、热气或风来解释，则与上下文的精神不相符合，同时也与末句“阳气乃竭”不能贯通。因此我们认为，仍以阳气因虚不能运化而致肿来解释比较妥切。就是说阳气有卫外作用，若卫外不足时，外界的因素固可致病，而阳气本身，因虚而壅滞，同时也可发生疾病。例如脾阳因虚而壅滞，就可发生脾虚浮肿，这种浮肿是阳气虚竭的现象，故说“阳气乃竭”。

［**参考资料**］　吴鞠通说：“暑中有火，性急而疏泄，故令人自汗；火与心同气相求，故善烦；烦则喘喝者，火克金，故喘；郁遏胸中清廓之气，故欲喝而伸之，其或邪不外张，而藏于心则静；心主言，暑邪在心，虽静亦欲自言不休也。”

朱丹溪《格致余论》：“湿者土浊之气，首为诸阳之会，其位高而气清，其体虚，浊气熏蒸，清道不通，沉重而不爽利，似乎有物而蒙冒之。失而不治，湿郁为热，热留不去。大筋缑短者，热伤而血不能养筋，故为拘挛；小筋弛长者，湿伤筋不能束骨，故为痿弱。”

马莳说：“因于气证所致者，凡怒则伤肝，肝气有余，来乘脾土，脾土不能制水，水气泛滥于四肢，而为肿胀之疾。”

胡澍说："此气指热气而言，上云寒暑湿，此若泛言气，则与上文不类，故知气为热气也。阴阳应象大论曰热胜则肿，本篇下注引正理论曰热之所过，则为痈肿，故曰因于气为肿。"

高士宗说："气犹风也，阴阳应象大论云：阳之气，以天地之疾风名之，故不言风而言气。因于气为肿者，风淫末疾，四肢肿也。"

原文　春伤于风，邪气留连，乃为洞泄。夏伤于暑，秋为痎疟。秋伤于湿，上逆为咳，发为痿厥。冬伤于寒，春必病温。四时之气，更伤五藏。(《素问·生气通天论》)

[**提示**]　说明四时常见疾病与四时气候的关系。

一、伏而后发

（1）春伤于风，邪气留连，乃为洞泄：风——肝——木邪胜——克土——夏——洞泄。

所谓"洞泄"是木乘脾土，脾运不健的泄泻，有完谷不化的现象，与暴注下迫的热利有区别。

（2）夏伤于暑，秋为痎疟：暑——（伏邪）——汗孔疏，腠理开——秋——汗出遇风或即浴——痎疟。

夏受暑气，不即发散，暑气伏藏，即所谓伏邪。它能使人体的卫外功能不固（即汗孔疏，腠理开），造成秋天易于发疟的条件（痎疟形成的发病因素及病理变化，在后面疟论再作进一步介绍）。

（3）秋伤于湿，上逆为咳，发为痿厥：秋为燥令，为什么说伤于湿？李念莪说："土旺于四季之末，秋末亦可伤湿。"什么叫作上逆呢？王履说："湿从下受，故干肺为咳，谓之上逆。"

秋伤湿邪，伏于人体，至冬上逆于肺，发为咳嗽。肺受病后，便会形成痿厥，它的病机如下（图 5 - 25）。

$$\text{湿} \longrightarrow \text{人体} \begin{cases} \text{上逆于肺} \longrightarrow \text{气不外运} \\ \text{留滞经络} \end{cases} \text{痿厥}$$

图 5 - 25　秋伤于湿

《素问·至真要大论》病机十九条："诸痿喘呕，皆属于上。"《素问·痿论》："肺热叶焦，则皮毛虚弱急薄，则足痿躄。"由此可知，痿与肺有着密切的关系，同时可知痿厥，并不是一伤于湿就发生的，是由伤湿后，肺先病，治不得法，在肺病的基础上，才发生的。

(4) 冬伤于寒，春必病温：如图 5－26。

冬伤于寒｛感而即发——伤寒
感而不发——伏于人体——温病(春发)

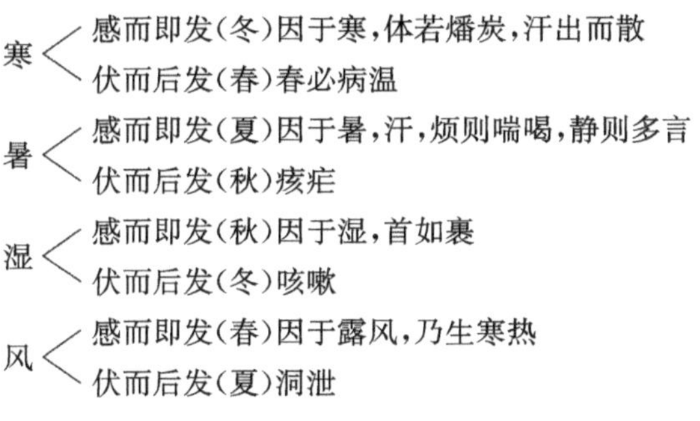

图 5－26 冬伤于寒

后世所谓“伏气温病”，其理论根据，即基于此。

四时之气，更伤五脏，就是四时气候的主气不同，所以对人体内脏的影响，也就各有区别了。

二、伏而后发与感而即发的区别

生气通天论在讨论关于四时五脏的发病问题上主要分两个方面：一是感而即发；二是伏而后发。感而即发，如上节因于寒，因于湿……伏而后发，即本节所指的病候。兹对比如下(图 5－27)。

寒＜感而即发(冬)因于寒，体若燔炭，汗出而散
伏而后发(春)春必病温

暑＜感而即发(夏)因于暑，汗，烦则喘喝，静则多言
伏而后发(秋)痎疟

湿＜感而即发(秋)因于湿，首如裹
伏而后发(冬)咳嗽

风＜感而即发(春)因于露风，乃生寒热
伏而后发(夏)洞泄

图 5－27 伏而后发与感而即发的区别

［**参考资料**］ 张景岳说：“春伤于风，木邪胜也，留连既久，则克脾土故为洞泄。”

马莳说：“春伤于风，风气通于肝，肝邪有余，来侮脾土，故邪气留连，发为洞泄之证。阴阳应象大论：岐伯曰，春伤于风，夏为洞泄，夫曰留连。则虽不言复，而义已赅矣。”

丹波元简说：“知洞泄即是飧泄。”

张隐庵说：“夏伤于暑，暑汗不泄，炎气伏藏，秋时阴气外出，与热相遇，发为痎疟。”

王履说："夫肺为诸气之主，今既有病，则气不外运，又湿滞经络，故四肢软弱而无力，而为痿厥也。"

王叔和说："冬时严寒……中而即发，名曰伤寒，不即病者，寒毒藏于肌肤，至春变为温病。"

原文　凡病伤寒，而成温者，先夏至日者为病温；后夏至日者为病暑，暑当与汗皆出，勿止。（《素问·热论》）

[**提示**]　说明温病暑病的区别，并指出暑病的治疗原则。

《经》谓先夏至日发为病温，这一"温"字，系指温热病而言，即生气通天论"冬伤于寒，春必病温"的温病。后夏至日者为病暑的暑病，是指狭义的暑病，亦即《伤寒例》中"暑病者热极重于温"的暑病，林观之认为即"热病"。本条经文所指的温病、暑病，均由伏气而致。故首句即指出发病因素"病伤寒而成温者"，说明了温病、暑病，同是冬令感受寒邪，伏而不发，至来年春夏才发；虽然感受之源相同，但发病时间和发病后的情况不同，因此须予以区别。

一、温病与暑病的区别

（1）发病时间：温病，夏至以前发（先夏至日发为温病）；暑病，夏至以后发（后夏至日发为暑病）。

（2）发病的热型：温病，热较轻；暑病，热大盛。

王启元说："此以热之微甚为义也。阳热未盛，故曰温；阳热大盛，故曰暑。"

二、温病暑病的治疗原则

温病的范围很广，本节经文所指的是夏季所发的伏气温病，因寒邪久伏化热，故内热炽盛，治当以清里热为主。柳宝诒说："伏气由内而发，治之者以清里热为主。"

暑病的治疗原则，是以清暑为主，不可止汗，暑病多汗，是其临床特点。这种多汗是暑邪的出路。若见汗而用止汗法，则暑邪内遏，易促其传入心包，故曰暑当与汗皆出勿止。

[**参考资料**]　王安道说："凡温病、热病，若见重感，表证虽间见，而里病为多，故少有不渴者；斯时也，法当治里热为主，而解表兼之，亦有治里而表自解者……"

张隐庵说："伏匿之邪，与汗共并而出，故不可止之。"

原文　帝曰：法阴阳奈何？ 岐伯曰：阳胜则身热，腠理闭，喘粗为之俯仰，汗不出而热，齿干以烦冤，腹满死，能冬不能夏；阴胜则身寒、汗出，身常清，数栗而寒，寒则厥，厥则腹满死，能夏不能冬。此阴阳更胜之变，病之形能也。（《素问·阴阳应象大论》）

[**提示**]　阴阳偏胜的证状和时令的关系。

法阴阳奈何？ 就是怎样把阴阳来做医学上的法则。因为阴阳对辨证治疗有极重大的意义。时令气候有阴阳的夏胜，人也有阴阳的偏胜；由于人身之阴阳，与天地之阴阳息息相关，所以人体的阴阳，当适应天地之阴阳。人体在阴阳平衡的正常情况下，是能适应天地之阴阳的；假如人体的阴阳有偏胜，那就不能适应天地的阴阳更胜之气了。又因为一切事物都脱离不了阴阳的范畴，我们人体的生理病理，更不外乎"阴阳之道"这一规律，所以古人提出，要法于阴阳。

一、阳偏胜的证状

阳偏胜的证状——实热证。说明于下。

身热：阳胜则火盛。

腠理闭：阳盛表实。

喘粗为之俯仰：阳实于胸。

汗不出而热：阴液受损，不能作汗，即所谓干热。

齿干：汗闭于外，则热郁于内，热盛伤液则齿干（"验齿"在临床诊断上是很有价值的）。

烦冤，腹满死：在上述病理现象下，若更加肠中阴液告竭，燥实内结，大腹满，则上下内外，皆已闭塞，故称腹满死。陈修园自谓读伤寒数十年，悟出"存津液"三字。而仲景在阴气欲绝，孤阳独亢之时，除用血肉有情峻滋阴液一法外，还有急下存阴之法，重在釜底抽薪。

二、阴偏胜的证状

阴偏胜的证状——虚寒证。恰和阳胜相反。

身寒汗出：阳衰则表不固而汗出身寒。

身常清，数栗寒：阴气盛，阳气虚。

寒则厥：寒后不能发热，更进入发厥的阶段。

厥则腹满死：阴极者，阳竭于中，阴寒内结，无阳气运以化，故成腹满，而至死亡。

同一腹满，有阳胜、阴胜的不同，因此必加辨别。如图 5-28。

$$伤寒 \begin{cases} 阳明 \\ 太阴 \end{cases} 皆有腹满 \begin{cases} 属实属热——腹痛拒按 \\ 属虚属寒——腹不痛喜按 \end{cases}$$

图 5-28　辨腹满

三、阴阳偏胜对时令气候的适应

[**词解**]　"能"：适宜、耐受的意思。

阴阳偏胜对时令气候的适应如下：阳盛阴虚——喜寒恶热——能冬（冬为寒水之令）；阴盛阳虚——喜热恶寒——能夏（夏为君火之令）。

[**参考资料**]　马莳说："夫人身之阴阳，有同于天地之阴阳。"

张景岳说："阳胜则火盛，故身热；阳盛表实，故腠理闭；阳实于胸，则喘粗不得卧而为之俯仰；汗闭于外，则热郁于内，故齿干；阳极则伤阴，故有烦冤腹满死。"

高士宗："冬时寒冷，阳胜可容；夏时炎暑，不堪煎厥矣。"又说："夏时炎暑，阴胜可容；冬时严寒，不堪凛冽矣。"

原文　黄帝问曰：今夫热病者，皆伤寒之类也。或愈或死，其死皆以六七日之间，其愈皆以十日以上者，何也？不知其解，愿闻其故。岐伯对曰：巨阳者，诸阳之属也，其脉连于风府，故为诸阳主气也。人之伤于寒也，则为病热，热虽甚不死；其两感于寒而病者，必不免于死。帝曰：愿闻其状。岐伯曰：伤寒一日，巨阳受之，故头项痛，腰脊强；二日，阳明受之，阳明主肉，其脉挟鼻络于目，故身热，目疼而鼻干，不得卧也；三日，少阳受之，少阳主胆，其脉循胁络于耳，故胸胁痛而耳聋。三阳经络皆受其病而未入于藏者，故可汗而已；四日，太阴受之，太阴脉布胃中，络于嗌，故腹满而嗌干；五日，少阴受之，少阴脉贯肾，络于肺，系舌本，故口燥舌干而渴；六日，厥阴受之，厥阴脉循阴器而络于肝，故烦满而囊缩。三阴三阳、五藏六府皆受病，荣卫不行，五藏不通，则死矣。（《素问·热论》）

[**提示**]　说明伤寒的范畴、证状、传变和预后。

一、伤寒的范畴

《素问·热论》的伤寒，是包括一切发热病而言，所以一开始就说："今夫热病者，皆伤寒之类也……人之伤于寒也，则为病热。"篇后又说："凡病伤寒而成温者，先夏至日者为病温，后夏至日者为病暑。"

张景岳说:"伤寒者,中阴寒杀厉之气也,寒盛于冬,中而即病者是为伤寒;其不即病者,至春则名为温病,至夏则名为暑病。然有四时不正之气,随感随发者,亦曰伤寒。"据张氏的解释,热论伤寒类型有以下三种。

（1）感而即发:冬日中阴寒杀厉之气即病者。

（2）伏而后发:冬日感寒,伏而不发,至春发者,名温病,至夏发者名暑病。

（3）随感随发:感受四时不正之气而发病。

上列的伤寒类型,实际上已概括了一切外感发热病,因此凡系外感发热者,均属于伤寒的范畴。所谓伤寒,即发热病的互名,后世医家分伤寒为广狭二义,即导源于此。

二、六经主证

伤寒六经主证,主要是把热病复杂的证状,加以分类归纳。因其所表现的临床证状,和经脉循行道路大致相符,同时还意味着伤寒病的传变过程,因此以六经作提纲,并不是单纯的经脉受病。例如,《素问·皮部论》:"百病之始生也,必先于皮毛,邪中之,则腠理开,开则入客于络脉,留而不去,传入于经,留而不去,传入于府。"《素问·热论》:"三阴三阳、五藏六府皆受病,荣卫不行,五藏不通则死矣。"上述原文都可以说明此中不是单纯的以六经为纲,还包含着邪从经脉的传变。

经脉是上下、表里的通路,它可反映脏腑病变的现象。所以我们认为,热病六经证状的分类归纳方法,主要包括下列两个方面。

（1）根据经脉循行道路,如"太阳从巅络脑"。

（2）六经表里传变关系,如"未入于脏者,故可汗而已"。

总的来说,热论六经证状的分类归纳,是以经脉为主,其中是贯穿着由表传里的概念。

三、六经的次序

（1）阴阳表里的次序:自外而内,先阳后阴,这是《内经》论病理的一个原则。故伤寒传经,先自三阳之表,后入三阴之里,这是阴阳、表里、先后的次序。而六经,是先三阳,后三阴,因为三阳为表,三阴为里。

（2）六经先后的次序:如图 5-29。

```
（三阳）    （二阳）    （一阳）    （三阴）    （二阴）    （一阴）
太　阳——阳　明——少　阳——太　阴——少　阴——厥　阴
```

图 5-29　六经先后的次序

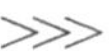

本节主要是按照这个次序来说的。仲景《伤寒论》也是按照本节的次序而分篇的。

四、六经传变

六经相传："一日，巨阳受之……二日，阳明受之……三日，少阳受之……"所谓一日二日三日，古人有两种看法。

（1）一日传一经是气传而非病传：张令韶说："传经之法，一日太阳，二日阳明，三日少阳，四日太阴，五日少阴，六日厥阴，六气以次相传，周而复始，一定不移，此气传而非病传也。"

（2）不能计日限病：高士宗说："一日受、二日受者，乃循次言之，非一定不移之期日也。领悟圣经，当勿以辞害意。"

我们认为第二种看法是比较合乎临床的。对日期应该灵活看待：热论一日传一经的说法，是一个传变的程序，不是限定它的变化趋势。我们可以理解，热病的变端百出，绝不会循轨前进的。所以《灵枢·邪气藏府病形》明确地指出："邪之中人，或中于阴，或中于阳，上下左右，无有经常。"

六经相传次序，是《内经》掌握热病传变规律，初步制订出来的原则；不能机械地去理解它。到了汉代张仲景，在此基础上发展：有循经、越经、直中等传变径路，又有合病、并病的病型。这是承受了《内经》传变学说，综合了各家经验，才能更准确地掌握疾病发展的规律，是医学向前推进的标志。

《素问·热论》和《伤寒论》六经证状的比较，如下表（表5-2）。

表5-2 《素问·热论》和《伤寒论》六经证状的比较

经　别	《素问·热论》	《伤寒论》
太　阳	头项痛、腰脊强	脉浮、头项强痛而恶寒、发热
阳　明	身热、目疼鼻干、不得卧	身热自汗、渴饮、便结、潮热谵语等
少　阳	胸肋痛而耳聋	口苦、咽干、目眩、胸肋苦满、寒热往来
太　阴	腹满而嗌干	腹满而吐、食不下、自利益甚、时腹自痛
少　阴	口燥、舌干而渴	脉微细、但欲寐、恶寒身踡、手足逆冷等
厥　阴	烦满而囊缩	消渴、气上撞心，心中疼热，饥而不欲食，食即吐蛔，下之，利不止

根据上表的比较，《素问·热论》和《伤寒论》六经证状，是同中有异的；但以

六经分类上，却异中有同。我们认为，不必斤斤计较于证状的类同。因为医学在不断地发展，对病型的认识也是逐步的广博、深微，而《伤寒论》论述的六经病证，必然比《内经》有了进步。

五、伤寒六经病的治疗和预后

（1）治疗原则：“其未满三日者，可汗而已；其满三日者，可泄而已。”这是指邪在三阳，尚在于表，发汗则病已；病在三阴，邪已入里，攻之则愈。兹列示意图如下（图 5 - 30）。

未满三日者（三阳）可　汗　而已

其满三日者（三阴）可　泄　而已

热论所谓〈三阳／三阴〉即《伤寒论》〈太阳／阳明〉有实热而无虚寒

图 5 - 30　六经病的治疗原则

柯韵伯说：“热病之六经，专主经脉为病，但有表里之实热，并无表里之虚寒。”因此，治疗上亦仅有汗下二法而已，从热论的治疗上也可看出《素问·热论》与《伤寒论》分类的异同。

（2）预后

1）预后良好：“人之伤于寒也，则为病热，热虽甚不死。”这是指寒邪初犯，邪束肌表，玄府致密，腠理闭塞，此时邪气方张，正气未衰，抗力正旺，所以产生内热。这种高热，对生命并没有危险。正如《素问·生气通天论》所说：“体若燔炭，汗出而散。”热虽剧烈，亦宜发汗解表，使邪有出路，便可安然无恙，所以说“热虽甚不死”。

2）预后恶化：“其两感于寒而病者，必不免于死。”“三阴三阳、五藏六府皆受病，荣卫不行，五藏不通则死矣。”两感，是指表里脏腑，同时感受邪气。如太阳与少阴同时受邪，阳明与太阴同时受邪，少阳与厥阴同时受邪等均是。由于邪气充斥脏腑，不得外泄，荣卫气血不通，机体不能驱除病邪，形成邪盛正竭，故曰：“不免于死。”

总的说，是指出疾病转辗相传，脏腑经络皆病，而致荣卫不通，脏腑皆伤，生机竭绝而死。

［**参考资料**］　《难经》：“伤寒有五：有中风，有伤寒，有湿温，有热病，有

温病。”

方有执说：“一日、二日、三、四、五、六日，犹言第一、第二、第三、四、五、六之次第也，大要譬如计程，如此立个前程的初式，或约摸耳，非计日限病之谓。”

柯韵伯说：“仲景六经总纲，法与《素问·热论》不同，太阳只重在表证表脉，不重在经络主病。看诸总纲，各立门户，其意可知。”

高士宗说：“热病者，伤寒之类，故人伤于寒也，则为病热；热者，人身阳热之气，阳常有余，故热虽甚不死。”又说：“其两感于寒而病者，阳脉受寒，阴脉亦受寒，阴阳皆受，脏腑俱伤，故必不免于死。”

原文 黄帝问曰：风之伤人也，或为寒热，或为热中，或为寒中，或为疬风，或为偏枯，或为风也，其病各异，其名不同，或内至五藏六府，不知其解，愿闻其说。岐伯对曰：风气藏于皮肤之间，内不得通，外不得泄；风者，善行而数变，腠理开则洒然寒，闭则热而闷。其寒也，则衰食饮；其热也，则消肌肉，故使人怢栗而不能食，名曰寒热。风气与阳明入胃循脉而上至目内眦，其人肥，则风气不得外泄，则为热中而目黄；人瘦，则外泄而寒，则为寒中而泣出。风气与太阳俱入行诸脉俞，散于分肉之间，与卫气相干，其道不利，故使肌肉愤䐜而有疡；卫气有所凝而不行，故其肉有不仁也。疬者，有荣气热胕，其气不清，故使其鼻柱坏而色败，皮肤疡溃；风寒客于脉而不去，名曰疬风，或名曰寒热。（《素问·风论》）

［**提示**］ 论风邪引起人体的几种病变。

中医学中所论之风，概括地讲可分为两大类：一指外风；一指内风。本文所说之风邪，是指外风而言，由于外感六淫之风邪具有“善行而数变”的特性，故这一致病因素引起人体的疾病有其广泛性，因此，有称“风为百病之长”。从本文所述的内容来看，正可以说明这一问题，如同属一种致病因素——风邪，但其所引起的疾病，则有寒热、热中、寒中、疬风、偏枯（风）之不同。总的精神说明人之体质有盛衰，邪气有强弱，以及侵袭部位，受病时令等的区别，因此，其产生的病证亦随之而异。

一、寒热

“寒”和“热”是一般外感疾病初起的症状，自《伤寒论》所谓太阳表证。其病理机转，正如原文所说：“腠理开则洒然寒，闭则热而闷。”因风邪初犯，邪留皮肤肌表之间，皮肤致密，腠理闭塞，因而产生寒热症状。

二、热中寒中

"中"读如中间之中，非中风之中。"热中"与"寒中"实际上是指虚实两大类型的证候。根据原文所讲，其风入阳明胃经，肥人得之者为热中；瘦人得之者为寒中。可见这两类病变的产生，虽同属风邪，但因体质之强弱不同，其病理机转则各异，原文所谓："其人肥则风气不得外泄，则为热中而目黄；人瘦则外泄而寒，则为寒中而泣出。"正说明了其所以产生寒中热中之不同病候的机制。

另外，《内经知要》引调经论云："因饮食劳倦，损伤脾胃，始受热中，末传寒中。"李念莪注解说："病初起时，元气未虚，邪气方实，此谓热中；病久元气日虚，邪气日退，此谓寒中。"与本文可互作参考。

总之，此所谓寒和热，含有阴性、阳性、虚性、实性的意义；与"邪气盛则实，精气夺则虚"的基本精神是一致的。

三、疠风

"疠风"即现代所谓麻风病，古又称大风、癞病。《素问·长刺节论》曰："病大风，骨节重，须眉堕，名曰大风。"《巢氏病源》曰："凡癞病皆是恶风。"《肘后方》云："凡癞病皆起于恶风，乃触犯禁忌得之。"因此，本病的致病因子仍属外风，是一种特殊恶劣的风邪引起。其病理机转，原文有详细描述。总的是说，风邪客于脉中，留而不去，使营卫运行之道闭塞，风久化热，热甚则肉腐，故致溃烂，因而产生各种证状。

四、偏枯

"偏枯"是指偏瘫、半身不遂之类症状。本文之"偏枯"二字，恐系"偏风"之误，滑寿说："偏枯，当作偏风；下文以春甲乙云，则为偏风。"这种偏风病的立名，是以其感受病邪的时令不同，因而中伤的内脏也各异。所以原文又说："风中五脏六腑之俞，亦为脏腑之风，各入其门户所中，则为偏风。"王冰注云："随俞左右而偏中之，则为偏风。"此种风病由于受病之脏器不同，名为肾风、心风、脾风等，皆属偏风之类。其各种风病之症状，则又必须随各脏受病的具体情况而定。

原文黄帝问语中还有"或为风也"一句，在本节条文下有漏风、内风、首风、泄风等，皆属风病范围，总之都是发病之诱因不同而分出的各种名称。如"饮酒中风，则为漏风"；"入房汗出中风，则为内风"；"新沐中风，则为首风"；"久风入中，则为肠风飧泄；外在腠理，则为泄风"。有关这些风病，临床体会较少，这里从略。

总之，本节所论皆属风邪引起的各种疾患。

原文　肺热叶焦,则皮毛虚弱急薄,著则生痿躄也。心气热,则下脉厥而上,上则下脉虚,虚则生脉痿,枢折挈,胫纵而不任地也。肝气热,则胆泄口苦,筋膜干,筋脉干,则筋急而挛,发为筋痿。脾气热,则胃干而渴,肌肉不仁,发为肉痿。肾气热,则腰脊不举,骨枯而髓减,发为骨痿。(《素问·痿论》)

[**提示**]　说明五痿的成因、症状及与内脏的关系。

一、五痿的成因和证状

五痿的发生,虽皆各有其原因,但总的病理方面,它和肺脏有密切的关系。张景岳说:"肺主气,以行荣卫、治阴阳,故五脏之痿,皆因肺气;热则五脏之阴皆不足;皆痿躄之生于肺也。五脏之证虽异,总皆谓之痿躄。"又如病机十九条有"诸痿喘呕,皆属于上"。因此说痿之形成,和肺脏有密切关系。

痿证总的概念是身体软弱,手不能握,足不能行。痿的病机是肺热叶焦。

兹按全篇原文总的精神,将五痿的主因及证状列于下(图5-31)。

痿躄(肺痿){ 成因——有所失亡,所求不得
　　　　　　　证状——色白,毛败,痿足膝无力而不能任地

脉痿(心痿){ 成因——悲哀太甚
　　　　　　　证状——色赤,四肢关节之处如枢纽之折而不可提挈,足胫纵缓,溲血

筋痿(肝痿){ 成因——思虑太过,所愿不遂,入房太甚
　　　　　　　证状——色苍爪枯,口苦,筋急而挛,男则精滑,女则带下

肉痿(脾痿){ 成因——居处卑下多湿,好饮水浆
　　　　　　　证状——色黄而肉蠕动,口渴,肌肉不仁

骨痿(肾痿){ 成因——远行劳倦
　　　　　　　证状——色黑而齿枯,足不任身,腰脊不能伸举

图5-31　五痿的主因及证状

本条所说的痿是"肺热叶焦,五藏大热"而成形。《素问·生气通天论》:"因于湿……大筋缓短,小筋弛长,缓短为拘,弛长为痿。"彼痿是全属于湿,和本文有不同之处,惟和本节内肉痿相似,须细辨之,不可混淆。

二、五痿和内脏的关系

肢体所以能举止动作,是倚靠内脏精气的灌注营养,然后血脉筋骨才能保持正常的活动。《素问·痿论》:"肺主身之皮毛,心主身之血脉,肝主身之筋膜,脾主身之肌肉,肾主身之骨髓。"因五脏各有所合,故内因而合之于外,五脏热,而其所合者发生病态。如肺热叶焦,为内因,在外则发生皮毛虚弱而成痿躄。又如,

心气热,发为脉痿,因心之合为脉。余可类推。

三、后世对痿证的治疗

痿:燥热——滋肝肾;湿热——清湿热。

原文　风寒湿三气杂至,合而为痹也。其风气胜者为行痹,寒气胜者为痛痹,湿气胜者为着痹。(《素问·痹论》)

[**提示**]　痹证的分类和成因。

一、痹的意义

"痹",是闭塞的意思,含有血气凝滞不和的意义。《内经》中对"痹"字却有四种不同的含义:①为病在于阴的总称;②专作闭塞不通;③作麻痹之痹;④作痛风历节。

本文的行痹、痛痹、着痹,是属于第四种。

二、痹的成因、证状和分类

痹的成因,本节经文已明确指出"风寒湿三气杂至",但三气之中人,多有偏胜,因之所表现的证状也就不同(图 5 - 32)。

```
      ┌ 风气胜——行痹——其痛流行而无定处,如走注历节痛之类
痹 ┤ 寒气胜——痛痹——痛不可忍,甚则如锥刺刀割(即痛风)
      └ 湿气胜——着痹——重着不移,顽麻不仁,痛轻
```

图 5 - 32　痹证的证状

本文把痹证分为行痹、痛痹、着痹三种,是一个疾病的三种类型,是便于随证施治的分类方法。我们根据上述归类的临床证状,就能辨证识因,从而掌握治疗关键。

三、痹证的鉴别、病理机转和治疗原则

(1) 病理机转

1) 痛的病机:"寒气多也,有寒故痛也。"因为寒气多,血脉必凝滞,故痛。

2) 不仁的病机:"病久入深,荣卫之行涩经络时疏,故不通,皮肤不荣,故为不仁。"

皮肤之血气,不营运于遍体,皮肤不荣,血气内而不外,故不知痛痒而为不仁。

(2) 治疗原则

1) 行痹:散风为主,而以除寒祛湿佐之,并参以补血之剂,所谓治风先治血,

血行风自灭。

2）痛痹：散寒为主，而以疏风燥湿佐之，并参以补火之剂，所谓热则流通，寒则凝塞，通则不痛，痛则不通。

3）着痹：燥湿为主，而以祛风散寒佐之，又参以补脾之剂，盖土旺则能胜湿，而气足自无顽麻。

（3）痹、痿的鉴别：如下表（表5-3）。

表5-3　痹证和痿证的鉴别

病名	痹	痿
病因	风寒湿→五脏→外合（皮肉筋骨脉）	五脏大热→外合（皮肉筋骨脉）
证状	游走作痛或痛有定处，或重着少力	软弱无力，手不能动，足不能行，不痛

[**参考资料**]　罗东逸说："痹者闭也，三气杂至，壅闭经络，血气不行，故名为痹。"

《灵枢·寿夭刚柔》："病在阳者名曰风；病在阴者名曰痹。"

费伯雄说："风为阴中之阳，中人最速，其性善走，窜入经络，故历节作痛，而为行痹。"

李中梓说："阴寒之气，乘于肌肉筋骨，则凝泣稽留，闭而不通，不通，故为痛痹，即痛风也。"

张景岳说："着痹者，肢体重着不移，或为疼痛，或为顽麻不仁，湿从土化，病多发于肌肉。"

高士宗说："痹之生也，生于风寒湿三气杂至于身，合于经脉，而为痹也。"

尤在泾说："五脏六腑之正气，为邪所闭，则痹而不仁也。"

原文　卧出而风吹之，血凝于肤者为痹；凝于脉者为泣；凝于足者为厥。此三者，血行而不得反其空，故为痹厥也。（《素问·五藏生成》）

[**提示**]　说明痹厥的病因及病理。

痹厥的成因、病理和症状

（1）痹厥的成因与病理机转：人体的卫气，有卫外的功能，可抵抗外邪的侵入，同时，人体的血液，也是随着卫气进行的，所以凡是血液周流的地方，就有卫气的存在。本篇经文有"人卧血归于肝"的生理机制，说明了当人睡眠的时候，血液是趋向内脏的,因之卫气也是内趋,正因为卫气内趋,就失去卫外的职守。"卧出而风吹之",就是睡眠初起的时候,卫外功能薄弱,风气易于侵入。兹将痹厥的成因、病机示意于下(图 5-33)。

$$风\longrightarrow卫(弱不能卫外)\longrightarrow血凝 \begin{cases}皮肤——痹(麻木)\\血脉——泣(凝滞)\\足——厥(发冷)\end{cases} \left.\begin{array}{l}血行不得\\反其空\end{array}\right\} ——痹、厥$$

图 5-33　痹厥的成因、病机

(2) 痹厥的主要证状:手足麻痹,脉涩滞,足厥冷。

(3) 痹厥与风寒湿痹的区别如下(表 5-4)。

表 5-4　痹厥与风寒湿痹的区别

病　名	病　因	病　状
痹　厥	卫气不达于表,卧出受风	麻痹不仁
风寒湿痹	风寒湿三气合而成之	痛多痹少

从上面的对比中,可以看出,痹厥与三痹在病因上和症状上都有所不同。《内经》论痹的范围是比较广泛的,分类也比较细致,所以有多种痹证的论述。它是根据临床证状的表现,并分析异同,来推测病因的;并把各种不同证状加以分类,归纳出不同类型的痹证,以便于我们随证施治。因此说,痹是一个综合病名,类型却各有不同。

[**参考资料**]《灵枢·本藏》:"卫者,所以温分肉,充皮肤,肥腠理,司开合者也。"

丹波元简说:"为痹,王注,痛字,音顽,痹也。痹病所指极广,故加痛字,明其麻痹之痹。"

尤在泾说:"不仁者,肌体顽痹,痛痒不觉。"

原文　有伤于筋,纵,其若不容;汗出偏沮,使人偏枯;汗出见湿,乃生痤痱;高粱之变,足生大丁,受如持虚,劳汗当风,寒薄为皶,郁乃痤。(《素问·生气通天论》)

[**提示**]　说明筋纵、偏枯、痤痱、大疔等症的发生,与阳气不固的关系。

一、筋纵、偏枯与阳气的关系

(1) 有伤于筋,纵,其若不容:阳气有温煦濡养的作用,故本篇说:"阳气者,精则养神,柔则养筋。"形成四体弛纵,是阳气不能养筋所致。所谓弛纵,就是四体不能动作。这些症状往往是薄厥的后遗证,因为本节经文是紧接薄厥之后而言的。当"薄厥"发生过程中,阳气上逆,血随气升,因此,阳气不能养筋,则筋受伤,而四肢弛纵,不容自己运用了。

(2)汗出偏沮,使人偏枯:阳气通会于肌腠,外会于皮毛,有开有合,有出有入。阳气虚,则不能充身偏泽,因此,而成偏枯之症。"汗出偏沮",是发生偏枯的先驱症,也是偏枯发生的先兆;根据"汗出偏沮",可以帮助我们早期诊断偏枯症,从而作出预防性治疗的措施。

二、皶、痤疿、疔疮与阳气的关系

(1)"汗出见湿,乃生痤疿":王冰说:"阳气发泄,寒水制之,热怫内余,郁于皮里,甚为痤疖,微作疿疮。"

(2)"高梁之变,足生大丁":张隐庵说:"高梁厚味也,厚味伤形,气伤于味,形气伤则肌腠虚矣。高梁所变之热毒,逆于肉理,而多生大丁。盖肤腠虚而热毒乘之,有如持虚之器而受之也。"说明了高梁所变之热毒,乘肌肤之虚,郁结而生疔疮。总的说,以上的疾病形成,皆是由于阳气发生偏胜或偏衰所导致的。

[**参考资料**]　吴崑:"纵而不收,其若不能为容止矣。"

《灵枢·刺节真邪论》:"虚邪偏容于身半,其入深、内居荣卫,荣卫稍衰,真气去,邪气独留,发为偏枯。"

高士宗说:"薄厥,虚极而厥逆也。血不养筋,则有伤于筋,筋伤则纵。所谓纵者,转动不能,其若不容者然,此大怒气逆,而血不养筋也。"

《巢氏病源》说:"人皮肤虚,为风邪所折则起隐疹;寒多则色赤,风多则色白,甚者痒痛,搔之则成疮。"

原文　黄帝问曰:肺之令人咳何也？岐伯对曰:五藏六府,皆令人咳,非独肺也。帝曰:愿闻其状？岐伯曰:皮毛者,肺之合也,皮毛先受邪气,邪气以从其合也。其寒饮食入胃,从肺脉上至于肺,则肺寒;肺寒则内外合邪,因而客之,则为肺咳。五藏各以其时受病,非其时,各传以与之。人与天地相参,故五脏各以治时;感于寒则受病,微则为咳,甚者为泄为痛。乘秋则肺先受邪,乘春则肝先受之,乘夏则心先受之,乘至阴则脾先受之,乘冬则肾先受之。(《素问·咳论》)

[**提示**]　说明咳由于肺的发病机转及与四季气候的关系。

一、咳与肺的关系

《内经》论咳，虽认为五脏六腑皆能令人咳，但特别指出咳与肺的关系最大，故本节经文，首先讨论肺咳，说明咳属肺脏的本病。又如《素问·宣明五气论》说："肺为咳。"后世医家如高士宗说："咳，肺病也。"汪昂说："肺主气，又属金，主声，故咳必由于肺也。"

上述引证，都是具体地指出，凡是咳嗽，都脱不了肺的关系。古人已知咳嗽是肺脏病变的反映，这是十分客观的分析。

二、咳的原因及病理机转

咳论言咳的病因有：①外因：皮毛先受邪气。②内因：寒饮食入胃。

所谓邪气，张景岳、马莳都认为是"风寒"，以及人体感受了风寒又吃了寒冷饮食。为什么能令人咳？现以下面示意图来说明其中的病理机转（图 5－34）。

外感风寒（外寒）——→皮毛 ⎫
寒冷饮食（内寒）→胃→肺脉 ⎬ 肺——肺伤——→咳

图 5－34　咳的病理机转

（1）风寒袭人，必先由皮毛而后入于肺，因皮毛为肺之合，皮毛先受邪气，然后从其合而内伤肺脏。

（2）肺脉起于中焦，循胃口上膈属肺，胃中饮食之寒，从肺脉上于肺则肺寒，此为内寒；风寒是外寒，内外之寒合并而客于肺，则肺伤而致咳嗽。《灵枢·邪气藏府病形》所说："形寒寒饮则伤肺。"就是这个道理。

三、咳与四时气候及内脏传变的关系

人生存在大自然中和自然界的关系，可以说是息息相通的，故四时气候和五脏间，都有一个与本脏相应的季节，经文所说"人与天地相参，故五藏各以治时"，就是这个意思。五脏的受病与本脏相应的季节最有关系，例如"乘春则肝先受之"：因春季与肝脏相应，不正常气候直接影响肝脏，这是当令季节发病，所以说"五藏各以其时受病"。

春季肝脏发病以后，可以间接影响肺脏而为咳，故高士宗说："肝心脾肾，虽先受之，皆传于肺而为咳。"肺咳经久也能影响而产生续发证候，如下文有"五藏久咳，乃移于六府"。这就意味着咳久不已，也会影响其他内脏。

原文　帝曰：何以异之？岐伯曰：肺咳之状，咳而喘息有音，甚则唾血；心咳之状,咳则心痛,喉中介介如梗状,甚则咽肿喉痹;肝咳之状,咳则两胁下痛,甚则不可以转,转则两胠下满;脾咳之状,咳则右胁下痛,阴阴引肩背,甚则不可以动,动则咳剧;肾咳之状,咳则腰背相引而痛,甚则咳涎。帝曰:六府之咳奈何? 安所受病? 岐伯曰:五藏之久咳,乃移于六府,脾咳不至,则胃受之,胃咳之状,咳而呕,呕甚则长虫出;肝咳不已,则胆受之,胆咳之状,咳呕胆汁;肺咳不至,则大肠受之,大肠咳状,咳而遗矢;心咳不已,则小肠受之,小肠咳状,咳而失气,气与咳俱失;肾咳不已,则膀胱受之,膀胱咳状,咳而遗溺;久咳不已,则三焦受之,三焦咳状,咳而腹满,不欲食饮。此皆聚于胃,关于肺,使人多涕唾,而面浮肿气逆也。(《素问·咳论》)

[**提示**] 按咳嗽并发的症状不同,用五脏六腑作为归类方法。

一、咳的分类

(1) 分类的意义:咳嗽兼见复杂证状,单纯治咳,没有效果。把这些复杂证状加以分析归类后,按脏腑施治,不致见证治证,在临床治疗上是有一定的价值和意义。

(2) 归类的方法:古人在临床实践中,经历了长久的观察和分析,发现咳嗽的兼见证状和脏腑的功能及脏腑的经络通路有关,以五脏六腑来归类,对辨证治疗,有许多方便,所以才作出这样的归类方法。

现在把咳的症状和脏腑的关系列表于后。

1) 五脏咳的归类,主要是按脏腑经络和脏腑功能进行归类(表 5-5)。

表 5-5 五脏咳的归类

病 名	证 状	经络通行及脏腑功能
肺 咳	咳而喘息有音,甚则唾血	肺主气而司呼吸
心 咳	咳则心痛,喉中介介如梗状,甚则咽肿喉痛	心脉起于心中,上挟于咽
肝 咳	咳则两胁下痛,甚则不可以转,转则两胠下满	肝脉布于胁肋
脾 咳	咳则右胁下痛,阴阴引肩背,甚则不可以动,动则咳剧	脾脉上膈挟咽,其支者复从胃别上膈
肾 咳	咳则腰背相引而痛,甚则咳涎	肾脉贯脊系于腰背,其直者入肺中,循喉咙

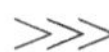

肺咳是按脏腑功能，心肺脾肾咳是按经络通路的病变为主。

2）六腑咳的归类，主要是按脏腑功能归类（表5-6）。

表5-6 六腑咳的归类

病 名	证 状	原 因
胃咳	咳而呕，呕甚则长虫出	胃气上逆
胆咳	咳呕胆汁	胆火上逆
大肠咳	咳而遗矢	大肠传导失职
小肠咳	咳而失气，气与咳俱失	小肠传化失职
膀胱咳	咳而遗溺	膀胱不约
三焦咳	咳而腹满，不欲食欲	三焦水道不利

二、咳的传变

在前面藏象章已介绍过人体内脏（脏与脏，腑与腑）之间在正常活动的情况下，是相互联系的，在病变情况下，同样也是相互影响的。兹就本节所论脏腑相互影响作如下讨论。

（1）其他脏腑影响肺而咳：各脏腑病变，皆可影响肺脏而发生咳嗽。如："五藏六府皆能令人咳"，"其寒饮食入胃……则为肺咳"等，已在上节讨论，不重赘。

（2）咳久而影响其他脏腑："五藏之久咳，乃移于六府"，以致病势发展，由轻而重。

"脾咳不至，则胃受之……肝咳不至，则胆受之。"受移传的腑，和原病变的脏本有表里关系。

脏腑相移的基本精神，是指病势的发展，至由轻而重，由单纯到复杂。所谓移，可以说是传变的意思，或加重证状。病邪由脏移腑，就是由五脏影响到六腑，受邪之腑，和移邪之脏两者之间是表里关系，如脾与胃，肝与胆等。

应该指出，本文由脏传腑，和外感热病由脏出腑是根本不同的：外感热病由脏出腑是由阴转阳，由虚转实的过程，本文是病势扩展过程，不能等同相看。

三、咳嗽的分类对治疗的指导意义

（1）按照五脏、六腑来分类，对临床治疗有实际的指导意义。

1）心咳：咽肿喉痹，则在治咳的同时，必参用清心泻火之剂。

2）肝咳：两胁下痛，在治咳的同时，必参疏肝理气之剂。

（2）本文与后世治疗咳嗽的关系：后世医家，在咳论的分类基础上，是有所发展的，如把咳嗽分为外感内伤两大类。

1）外感：由肺及脏。

病机：外邪→皮毛→肺→脏。

治则：由表而入者，其病在阳，必自表而出；故宜辛温，邪得温而散。

2）内伤：由脏及肺。

病机：劳欲情志→伤脏→损阴→阴虚阳浮→肺病。

治则：自内而生者，伤及阴分，故治宜甘以养阴，润以养肺，使水壮气复而肺自宁。

（3）"此皆聚于胃，关于肺"的讨论：这是把咳论作了一个总结，总结咳的原因虽多，但与肺胃更有密切的关系。在上一节经文里论咳，首先提出致咳的两大原因："皮毛先受邪气"，"其寒饮食入胃"，具体地说明肺胃为成咳之源。高士宗说："六腑以胃为本，五脏以肺为先，故承上文五脏六腑之咳而言。此皆聚于胃而关于肺，聚于胃使人多涕唾而面浮肿，关于肺则气逆也。"

［**参考资料**］ 张景岳说："盖咳有内伤外感之分，故自肺而传及五脏者有之。如风寒暑湿伤于外，必先中于皮毛，皮毛为肺之合，而受邪不解，此则自肺而后传于诸脏也。劳欲情志伤于内，则脏气受伤，先由阴分而病及上焦，此则自诸脏而后传于肺也。"

李中梓说："聚于胃者，胃为五脏六腑之本也；关于肺者，肺为皮毛之合也；涕唾者，肺与胃司之；面浮肿者，气上逆而急也。"

原文 帝曰：愿闻胀形？岐伯曰：夫心胀者，烦心短气，卧不安；肺胀者，虚满而喘咳；肝胀者，胁下满而痛引少腹；脾胀者，善哕，四肢烦悗，体重不能胜衣，卧不安；肾胀者，腹满引背，央央然，腰髀痛。六府胀：胃胀者，腹满胃脘痛，鼻闻焦臭，妨于食，大便难；大肠胀者，肠鸣而痛濯濯，冬日重感于寒，则飧泄不化；小肠胀者，少腹䐜胀，引腰而痛；膀胱胀者，小腹满而气癃；三焦胀者，气满于皮肤中，轻轻然而不坚；胆胀者，胁下痛胀，口中苦，善太息。（《灵枢·胀论》）

［**提示**］ 指出五脏六腑胀的证状。

一、胀的意义和范围

（1）意义："胀"，一般指胸腹膨大、有形，可从形体上观察出来（图 5 - 35）。

《内经》:"诸腹胀大""腹满䐜胀"｝指腹部胀大
王肯堂:"胀在腹中"

图 5－35　胀的意义

王氏文说:"胀有形,痞无形。"把胀与痞作了对待,说明了胀是可以从形体上观察出来的。

(2) 范围:胀｛胀满 皮肤浮肿

胀的范围是比较广泛的,除腹满可称胀外,皮肤浮肿亦可称胀。本论所称之胀,是包括腹胀和肤胀的。《灵枢·胀论》有:"夫胀者,皆在于藏府之外,排藏府而廓胸胁,胀皮肤,故名曰胀。"具体地描绘了胀的形状,也就是指出胀的范围。所谓"排""廓""胀",是形容胀病情状,有排挤、撑胀、浮肿等症状;说明胀之形成,是有气或水停留脏腑之外,胸腹之内。

二、胀病的原因和病理机转

(1) 形成胀病的原因:胀病的原因很多,大致可分三个方面。

1) 风寒热湿:例如,"胃风囷塞不通,腹善胀","寒胜则浮","藏寒生满病","热胜则肿","诸腹胀大,皆属于热","诸湿肿满"等。

2) 饮食起居的失节:"饮食起居失节,入五藏则胀满闭塞。"

3) 脏腑本身病变:"胃病者,腹䐜胀","脾气实则腹胀,泾溲不利"。

(2) 胀病的病理机转:厥气在下──→营卫留止──→寒气逆上──→真邪相攻,两气相搏──→胀。

"厥气在下",这是病根,大气既厥,则营卫流行失其常度,于是寒气上逆,与真气相搏,寒气留而不行,乃成为胀。

三、胀病的分类

据《灵枢·胀论》的叙述,没有指定一脏一腑的胀病,而是指腹满肤胀症。本节五脏六腑之胀,主要精神是把胀病的兼见证状,加以分类而已。以脏腑作提纲是这些兼见证状与脏腑病变相同,这样在指导辨证上、用药上均有所依据,和咳病用五脏六腑分类有同样的意义。

[**参考资料**]　张景岳说:"中满者,谓之胀,而肌肤之胀者,亦谓之胀。"又说:"至真要大论曰,诸湿肿满,皆属于脾;水热穴论曰,其本在肾,其末在肺,皆聚水也。又曰:肾者,胃之关也,关门不利,故聚水而从其类也。由此言之,则诸经虽

有胀，然无不干于脾肺肾三脏。盖脾属土，其主运化；肺属金，其主气；肾属水，其主五液。凡五气所化之液，悉属于肾，五液所行之气，悉属于肺，转输二脏之中，以制水生金者，悉属于脾，所以肿胀之生，无不由此三者。"

《灵枢·胀论》："然后厥气在下，营卫留止，寒气逆上，真邪相攻，两气相搏，乃合为胀也。"

罗东逸说："厥气在下者，此病根也……大气既厥，则营卫之流行经络者留止，而无根之阴气于是逆上，与真气相抟，寒气流而不行，乃为胀也。"

原文　夫痎疟皆生于风，其蓄作有时者，何也？岐伯对曰：疟之始发也，先起于毫毛，伸欠乃作，寒栗鼓颔，腰脊俱痛；寒去则内外皆热，头痛如破，渴欲冷饮。帝曰：何气使然？愿闻其道。岐伯曰：阴阳上下交争，虚实更作，阴阳相移也。阳并于阴，则阴实而阳虚，阳明虚，则寒栗鼓颔也；巨阳虚，则腰背头项痛；三阳俱虚，则阴气胜，阴气胜则骨寒而痛，寒生于内，故中外皆寒。阳盛则外热，阴虚则内热；外内皆热，则喘而渴，故欲冷饮也。此皆得之夏伤于暑，热气盛，藏于皮肤之内，肠胃之外。此营气之所舍也。此令人汗空疏，腠理开；因得秋气，汗出遇风，及得之以浴，水气舍于皮肤之内，与卫气并居。卫气者，昼日行于阳，夜行于阴，此气得阳而外出，得阴而内薄，内外相薄，是以日作。帝曰：其间日而作者何也？岐伯曰：其气之舍深，内薄于阴，阳气独发，阴邪内着，阴与阳争不得出，是以间日而作也。（《素问·疟论》）

［**提示**］　说明疟疾的成因、证状和病理。

本节经文，可分三段来讨论。

"先起毫毛……头痛如破，渴欲冷饮"是第一段。这一段说明疟疾的症状。

"帝曰：何气使然？愿闻其道……则喘而渴，故欲冷饮也"是第二段。这一段说明疟疾的病理。

"此皆得之夏伤于暑……是以间日而作也"是第三段。这一段说明疟疾的成因，及逐日作间日作的道理。

一、疟疾的证状

本文第一段把疟疾的典型证状突出地描绘出来，兹据经文，分为三个阶段。

（1）先驱证状："先起毫毛，伸欠乃作。"

所谓"先起毫毛"，是憎寒毫毛竖起；"伸欠"是伸展四肢而呵欠。

　　（2）发寒阶段：“寒栗鼓颌，腰脊俱痛。”

　　（3）发热阶段：“寒去则内外皆热，头痛如破，渴欲冷饮。”

　　上列证状的出现，是有间歇性的，所以经文指出，“蓄作有时”，这是疟疾的特证。而上列证状出现的原因是阳明虚，巨阳虚，三阳俱虚。

　　阳明虚则寒栗鼓颌。阳明经脉循颐颊，环口，入齿中，故阳明脉虚则寒战，时必鼓颌扣牙。

　　巨阳虚则腰脊头项痛。巨阳经脉从巅入脑，出项、挟脊、抵腰，故巨阳脉虚则腰背头项痛。

　　三阳俱虚则阴气胜，阴气胜则骨寒而痛；阴气胜则阳气不行，血脉凝滞，故骨寒而痛。

二、疟疾寒热的病理

　　恶寒——阴寒而阳虚。疟气始并于阴，则阴盛，阴盛则阳虚；阳主外主气，阳虚则外无气，故先寒栗。

　　发热——阳盛而阴虚。疟气继并于阳，则阳盛，阳盛则阴虚；阳盛则外热，阴虚则内热，故内外皆热。

　　由此可知，疟疾的或寒或热，是决定于邪正相争的阴阳盛衰；先寒后热，是阴阳偏胜过程中“阴气逆极，则复出之阳”的阴阳转化。

三、疟疾的成因

　　按照本文疟疾的成因有二。

　　（1）主因：“夏伤于暑，热气盛，藏于皮肤之内，肠胃之外，此荣气之所舍也。”这说明疟疾的主因是夏天感受暑热，伏而不发，即后世所谓伏邪。在《素问·生气通天论》中指出：“夏伤于暑，秋必痎疟。”感邪虽不即病，但邪伏却能使“汗空疏，腠理开”，形成了易受诱发因素的条件。

　　（2）诱因：“因得秋气，汗出遇风，及得之以浴，水气含于皮肤之内，与卫气并居。”这说明伏邪必待秋季新感外邪等诱发因素后，才会发病。

四、疟疾逐日与间日发作的病理

　　逐日发作，邪入浅，“此气得阳而外出，得阴而内薄，内外相薄，是以日作”。

　　卫气行于人身，是一日一周的，邪气与卫气并居，故和卫气同行，因此疟疾也是一日一作。

　　间日发作，邪入深，“其气之舍深，内薄于阴，阳气独发，阴邪内蓄，阳与阴争不得出，是以间日而作也"。

　　这是说明间日发作是邪气中人较深，在阴之邪与阳气交争，则不得与卫气俱出，故间日而作。《灵枢·疟论》又有："其间日发者，由邪气内薄于五藏，横连膜原也，其道远，其气深，其行迟，不能与卫气俱行，不得皆出，故间日乃作也。"更进一步说明了间日而发的病理机转。

　　[**参考资料**]　张景岳说："阳明者，胃气主所出，其主肌肉，其脉循颐颊，故阳明虚，则为寒栗鼓颔。"又说："腰背头项，皆太阳经也。阳虚则寒，邪居之，故为痛。"又说："三阳者，兼阳明少阳而言，阴胜则阳气不行，血脉凝滞，故骨寒而痛。"

　　《灵枢·疟论》："疟气者，并于阳则阳胜，并于阴则阴胜，阴胜则寒，阳胜则热。"

　　马莳："言间日而作者，由于邪气之舍深，内薄于营气间，与夫五脏之横连膜原，其道远，其气深，其行迟。彼卫气每独发于外，而此阴邪附着于内。独发者，其行速，而内着者，其发难，阴邪方与邪气相拒而争，不能与卫气俱行，而不得皆出也，是以间日而作耳。"

　　原文　卒然多食饮，则肠满。起居不节，用力过度，则络脉伤；阳络伤则血外溢，血外溢则衄血；阴络伤则血内溢，血内溢则后血。肠胃之络伤，则血溢于肠外；肠胃有寒，汁沫与血相搏，则并合凝聚而不得散，而积成矣。（《灵枢·百病始生》）

　　[**提示**]　络脉受伤的原因、症状及其后遗症。

一、络脉受伤的原因和症状

　　本文所称之络脉是什么？张隐庵说："络脉者，即脏腑所出血气之别络也。"络脉有阴阳之分。

　　阳络——是指在上的血络而言。张隐庵："阳络者，上行之络脉。"

　　阴络——是指在下的血络而言。张隐庵："阴络者，下行之络脉。"

　　（1）原因：络脉受伤的原因是猝然多食饮，加以起居不节，用力过度。假如单纯的暴饮暴食，使肠胃运化不及，亦能形成食积停滞的痞满症（肠病），但不至于络脉受伤而出血，必加上起居不节，用力过度，在此双重因素的刺激下，才会引起络脉的损伤而出血。

　　（2）症状：络脉受伤的症状，经文已明显地指出。

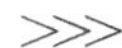

阳络伤则血外溢——衄血。

阴络伤则血内溢——后血（便血）。

二、肠胃络伤血溢的后遗症

肠胃之络伤，则血溢于肠外，血不上下行而瘀滞，与肠外寒气汁沫相抟聚，成为积（癥块）。

肠胃之络伤则血溢于肠外，溢出肠外之血，既不能上行为衄，又不能下行为便血，猝成瘀血；瘀血与肠外之寒气汁沫相抟聚，日益以大，便形成积证。

何谓积？张景岳说："以饮食之滞，或以脓血之留，凡汁沫凝聚，旋成积块者，皆积之类。"成积的原因，也必须瘀血加寒气汁沫，所以尤在泾说："痰食气血，非得风寒未必成积，风寒之邪，不遇痰食气血，亦未必成积。"

[**参考资料**]　唐容川："阳络者，谓躯壳之外，肌肉皮肤脉络之血从阳分循经而上，则干清道，而为衄血。"又："阴络者，谓躯壳之内，脏腑膜油之脉络，内包肠胃，故主便血。"

尤在泾："从阳经并督脉而出者，为衄，故衄病皆在阳经。"

原文　帝曰：脾病而四肢不用何也？岐伯曰：四肢皆禀气于胃，而不得至经，必因于脾乃得禀也。今脾病不能为胃行其津液，四肢不得禀水谷气，气日以衰，脉道不利，筋骨肌肉皆无气以生，故不用焉。（《素问·太阴阳明论》）

[**提示**]　说明脾病而四肢不用的道理。

一、关于脾为胃行其津液的问题

脾为胃行其津液，是消化运行的生理机制。其运行顺序如下：饮食——胃——精微——脾——肺——五脏六腑——全身。

以上的示意图，是根据经脉别论"饮入于胃"的一节经文而来。

二、脾病导致四肢不用的病理

脾病导致四肢的病理，如图 5-36。

脾　{生理——"脾主四肢肌肉"（四肢肌肉全赖脾运输胃所化的水谷精微来营养）

病理——"四肢懈堕，此脾精之不行也"（示从容论）（脾之精气不行于四肢才使四肢懈堕）

图 5-36　脾病导致四肢的病理

基于上述论说，我们从生理上可理解脾病四肢不用的病理，也可从病理上体会脾主四肢的生理论点。同时更可认识到不论在生理功能上，还是病理变化上，

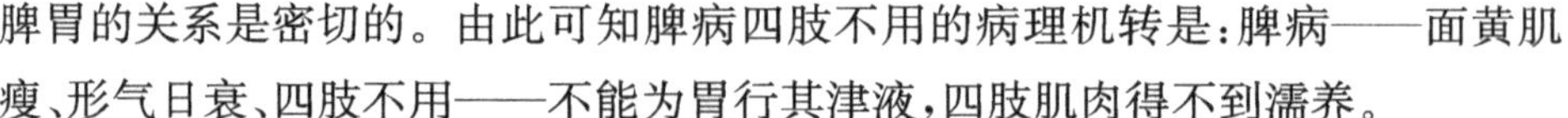

脾胃的关系是密切的。由此可知脾病四肢不用的病理机转是：脾病——面黄肌瘦、形气日衰、四肢不用——不能为胃行其津液，四肢肌肉得不到濡养。

[**参考资料**] 张景岳说："因其经，因其脾经也，脏腑得禀于阳明者，以脾经贯胃，故能为胃行其津液也。"

《素问·痿论》中说："脾主身之肌肉……脾气热，则胃干而渴，肌肉不仁，发为肉痿。"

《巢氏病源》中说："脾胃二气相为表里，胃为水谷之海，主受盛饮食者也，脾气磨而消之。"

马蒔说："若夫四肢懈堕者，正以脾主四肢而脾之精气不行于四肢也。"

张景岳说："四肢之举动，必赖胃气以为用；然胃气不能自至于诸经，必因脾气之运行，则胃中水谷之气化为精微，乃得及于四肢也。若脾病则胃气不行，故各经脉道日以衰微，而四肢不为用矣。"

原文 二阳之病发心脾，有不得隐曲，女子不月，其传为风消，其传为息贲者，死不治。(《素问·阴阳别论》)

[**提示**] 因情欲不遂所引起的女子不月，在患病过程中的演变情况。

一、对隐曲的讨论

(1)《内经》中关于"隐曲"二字的记述有五：《素问·阴阳别论》二；《素问·至真要大论》二；《素问·风论》一(以上三篇的原文记载，见后面的参考资料)。

(2) 对隐曲的解释：历来注家对"不得隐曲"的解释各有不同，归纳起来，可分下列三种：①作情欲不遂解——以张山雷、王一仁、秦伯未等为代表。②作不得大小便解——以杨上善为代表。③作阳道病解——王冰、李念莪、高士宗等。

古代注家，对"不得隐曲"的看法，绝大多数认为是阳道病。他们之所以作阳道病解的依据，是从上述各篇经文中"隐曲"的意义类推而来。张景岳说："隐曲二字，本经见者凡五，皆指阳道而言，以类察之，可得其义。"张氏之言，可代表历来各注家作阳道病解的所由来了。

我们认为：照本篇文字的文法及病理上来看，以第一种解释较为合理。在文法上，下句既称女子不月，上句何不称男子不得隐曲？且本节描写病理重心，在于心脾；其病因为"不得隐曲"；其初步现象为不月，这样叙述也是合乎文法的。

在病理上：①注家所谓阳道病，即指阳痿，阳痿不完全由心脾所引起。②阳痿一般属肾虚，为男子常见疾病，在临床上，从不见像经文描写传为"风消""息贲"那样的不良转归，因此我们同意第一种解释。

二、二阳之病发心脾

对本句经文，胃先病，抑心脾先病，《内经》注家也有两种看法。

（1）胃先病而后影响心脾（如王冰、李念莪等原注，见参考资料）。

（2）心脾先病而后影响及胃（如马莳、张景岳等）。其过程如下：心病不能生血→血不能养脾→脾不能运化→胃弱不纳。

心病不能生血，血不养脾，脾失运化之职，因之胃弱不能纳受。从二阳之病发心脾一句理解，以第二种意见为是，因本节病变，完全由"心病"所引起也。

三、本病发展的机转

本病发展的机转如下：不得隐曲→心脾→胃→女子不月→风消→息贲→死（发展过程）（发病阶段）（恶化过程）。

发展过程：是由于精神的抑郁，心神不宁——→脾失健运——→胃纳不佳。

发病阶段：女子不月，因此源既断，故月经停止，至此时期，多有潮热、咳嗽、失眠等症伴随而来。

恶化过程：风消——→息贲（喘咳气促），液尽血枯，肺金无所奉养，则不独心脾受病，肺肾亦病，故死。

张石顽说："室女经闭，面黄肌瘦，身热，为虚劳，诊其肝脉弦出鱼际，非善所能治，急以婚配，自然经行而愈。"药则用加味逍遥散治疗，但张山雷认为："药逍遥而人不逍遥，总属无功。"

[**参考资料**]　《素问·阴阳别论》："三阴三阳俱搏，心腹满，发尽，不得隐曲，五日死。"

《素问·至真要大论》："寒厥入胃，则内生心痛，阴中乃疡，隐曲不利，互引阴股。"又："湿客下焦，发为濡写及为肿，隐曲之疾，主胜则寒气逆满，食饮不下，甚则为疝。"

《素问·风论》："肾风之状，多汗恶风，面庞然浮肿，脊痛不能正立，其色焰，隐曲不利，诊在肌上，其色黑。"

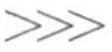

张山雷："经言不得隐曲，即指所思不遂，谋虑拂逆而言。"

王一仁："阳明胃病之发生，每由于心神思虑过劳，于隐曲之念太多，不得遂其志。"

秦伯未："隐曲之事，抑郁于心。"

杨上善："隐曲，大小便。"

王冰："味不化则男子少精，是以隐蔽委曲之事，不能为也。"

李念莪："不得隐曲，阳事病也。"

张景岳："不得隐曲，阳道病也。"

高士宗："不得隐曲者，男子精虑，不得为房帏之隐曲也。"

李念莪："胃伤而心脾受伤者何也？脾与胃为夫妻，夫伤则妻亦不利也，心与胃为子母，子伤则母亦不免也。"

王冰："肠胃发病，心脾受之。"

马莳："此病由心脾所发，正以女子有不得隐曲之事，郁之于心，故心不能生血，血不能养脾，始焉胃有所受，脾不能运化；而继则胃渐不能纳受矣，故知胃病发于心脾也。"

张景岳："盖胃与心，母子也，人之情欲，本以伤心，因伤则害及其子；人之劳倦本以伤脾，脏伤则病连于府，故凡病而伤精，外而伤形，皆能病及于胃，此二阳之病所以发心脾也。"

原文　帝曰：人生而有病巅疾者，病名曰何？安所得之？岐伯曰：病名为胎病。此得之在母腹中时，其母有所大惊，气上而不下，精气并居，故令子发为巅疾也。（《素问·奇病论》）

[**提示**]　说明先天性癫痫的原因及病理机转。

一、巅癫的辨析

《经》言"巅疾"，这里应作"癫痫"。如张隐庵、张景岳、高士宗已加辨证，惟张景岳析之较详，他说："巅疾者，即癫痫也。《本经》巅、癫通用，于此节之义可见，诸家释为顶巅者非。盖儿之初生，即有病癫痫者，今人呼为胎里疾者即此，未闻有胎病顶巅者也。"

二、癫痫的原因

从本节经文里，说明了初生儿的癫痫，有属于先天性的。故高士宗说："生而病癫,先天所受之病也,故名为胎病。"其成因,经文已明白指出:"在母腹中时,其母有所大惊。"后世儿科,关于癫痫的形成,均据此加以演绎。如钱乙描写小儿癫痫原因说:"小儿发痫因血气未充,精神未实,或为风邪所伤,或为惊怪所触,亦有因妊娠时七情惊怖所致。"

惊是本病主因。盖胎儿在胞中成长,完全靠母体精气的营养。故胎儿与母亲的气血精神,是息息相应的,在特殊惊恐的刺激下,精神极度紊乱,甚则可发生子痫,轻则影响胎儿,出生后发为癫痫。

三、癫痫的病理机转

癫痫的病理机转:妊娠——→大惊——→气上不下——→惊与精气并居——→影响胎儿——→生后为癫痫。

妊娠中受了大惊,则引起精神紊乱(气上不下),因而影响供养胎儿的"精气";精气受了精神异常的影响,和无病的正常精气不同,胎儿受此异常精气,在发育上亦变为异常,所以出生以后,发为癫痫。

[**参考资料**]　高士宗:"巅作癫。"

张隐庵:"巅当作癫,按婴儿癫痫,多因母腹中受病所致。"

马莳:"此言人之初生,而有发顶巅之疾者,乃胎中之有病也。顶巅之病,凡病在于顶巅者皆是也,非止头痛而已。"

《素问·举痛论》:"惊则气乱。"又:"惊则心无所依,神无所归,虑无所定,故气乱矣。"

谢观:"惊,卒闻巨响,或目击异物,或遇险临危,致心惕惕然而惊。"

原文　血脉营卫,周流不休,上应星宿,下应经数。寒邪客于经络之中,则血泣,血泣则不通,不通则卫气归之,不得复反,故痈肿。寒气化为热,热胜则腐肉,肉腐则为脓;脓不泻则烂筋,筋烂则伤骨,骨伤则髓消,不当骨空,不得泄泻;血枯空虚,则筋骨肌肉不相荣;经脉败漏,熏于五藏,藏伤故死矣。(《灵枢·痈疽》)

[**提示**]　痈的形成及化脓和恶化过程。

一、痈的形成

首先须加说明,本文"寒气客于经络"这个"寒气",应作代表外邪来看。因为痈肿的致病因素,范围是比较广的,如热、湿等都是,非单纯的"寒气"所致也。

痈肿形成的机转，示意如下：外邪——→经络——→血液循环不畅——→营卫运行失常——→卫气聚集于局部——→痈肿。

当致病因子（外邪）侵入人体经络后（寒邪客于经络之中），阻碍经脉中气血流行，导致血液循环不畅（血泣），影响营卫正常的运行（卫气归之，不得复反），使卫气聚集于局部，痈肿遂得形成。由此可知，痈肿的病理是"气血凝滞"。故后世外科治疗痈肿，初期常用活血通络法，其理论根据，即导源于此。这也说明了中医外科仍与内科的理论体系是一致的。

二、化脓及恶化过程

（1）化脓的机转：寒气化热——→肉腐——→脓。

在成脓后，若能自溃，或经人工切开引流，则脓毒郁热，因而排除，一般可告痊愈。否则，脓毒不得向外排泄，而向内传变，造成恶化情况。

（2）恶化过程：脓不泻——→脓毒内侵筋膜——→筋烂——→伤骨——→髓消——→经脉败漏——→熏于五脏——→死亡。

痈肿的恶化过程，由于不能及时切开引流所致。因此，后世疡科，对痈肿化脓非常注意排脓，使脓毒外出而不致内攻，并且因各人体质不同，正气的盛衰不同，而创造各种排脓的方法。如内托排脓，围药排脓等，不一而足，这都是在《内经》的指导思想下发展起来的。

小结

痈肿自形成到恶化，不外上述三个阶段：痈肿——→化脓——→内攻。但不是每个痈肿的必然发展过程，大多数在一、二阶段得到痊愈。在未化脓时即已消散，或在化脓后及时排脓，不致发生腐骨伤筋的恶化现象；亦有少数痈肿发展到第三阶段，经过及时治疗，而免得恶化贻患。

原文 黄帝曰：夫子言痈疽，何以别之？岐伯曰：荣气稽留于经脉之中，则血泣而不行，不行则卫气从之而不通，壅遏而不得行，故热。大热不止，热胜则肉腐，肉腐则为脓，然不能陷，骨髓不为焦枯，五藏不为伤，故名曰痈。黄帝曰：何谓疽？岐伯曰：热气淳盛，下陷肌肤，筋髓枯，内连五藏，血气竭，当其痈下，筋骨良肉皆无余，故名曰疽。疽者，上之皮夭以坚，上如牛领之皮；痈者，皮上薄以泽，此其候也。（《灵枢·痈疽》）

[提示]　主要说明痈疽的区别及诊断。

一、痈疽的形成

（1）痈症

1）关于痈症的形态，本节和上节基本上是相同的。

2）"然不能陷，骨髓不为焦枯，五藏不为伤。"这一段说明痈症一般是毒气不内陷，骨髓和内脏皆不为损伤。与上节痈毒亦可内攻似有矛盾，然细加分析，是"常"与"变"的问题。本节虽言痈症毒不内陷，是言痈之常；上节言痈症化脓后不进行排除，才引起痈毒内攻，而发生烂筋、伤骨、髓消等恶化现象，是言痈之变。常与变，应该有所区别，因此说，本节经文与上节意义是统一的。

（2）疽症

1）病因上热气较重——"热气淳盛"。

2）发病的部位较深——"下陷肌肤"，"当其痈下"。

3）发展趋向不良——"筋髓枯，内连五藏，血气竭"，"筋骨良肉皆无余"。

以上三个特点，与痈的属阳证者迥然不同。

二、痈和疽的鉴别诊断

"疽者，上之皮夭以坚，上如牛领之皮。""痈者，皮上薄以泽。"从这几句经文中已描写出痈疽的形态色泽。后世外科医家，在此基础上发展了痈和疽病因和属性不同的两大类型。它们的鉴别诊断如下（图 5-37）。

鉴别 { 痈——高大红肿灼热，皮薄光亮，疼痛剧烈——属阳症，病浅而轻
疽——漫肿无头，皮色不变，或无光泽，麻木而痛轻——属阴症，病深而重

图 5-37　痈和疽的鉴别诊断

原文　五气所病，心为噫；肺为咳；肝为语；脾为吞；肾为欠，为嚏；胃为气逆，为哕，为恐；大肠、小肠为泄；下焦溢为水；膀胱不利为癃，不约为遗溺；胆为怒，是为五病。（《素问·宣明五气》）

[提示]　说明五脏本气自病，举出其表现于外的具有代表性的特征。

五气所病，就是五脏六腑在气化或功能方面的病变，而不是脏腑的实质

病变。

　　上面原文中包括六腑在内，何以只称"五气所病"，此中关键是因为脏腑是以五脏为主，举五脏即可以概六腑。古人认为五脏包括精神情志的活动；六腑则除胆和心包代表心和肝一部分情志活动外，一般不包括情志活动在内。所以《素问·六节藏象论》说六腑"名为器"；《灵枢·本神》说："五藏者，所以藏精神血气魂魄者也。六府者，所以化水谷而行津液者也。"不过脏腑相互关系非常密切，五脏病可以影响六腑，六腑病也可以影响五脏的功能。

　　现在只就经文中提出关于五病的特征，逐次地简单讨论一下。

一、心为噫

　　（1）噫、嗳、哕的讨论：《内经》无"嗳"字，嗳即噫的俗字，张景岳已辨析于前，丹波元简考订于后，更与《素问·脉解》《灵枢·口问》记述者相印证，似无疑义。但嗳与哕亦不同：哕即呃忒，声短而小；嗳则声大而长。正因为经文无明确分类，故后人往往噫、呃不分，因此讨论如上。

　　（2）噫与心及脾胃的关系：本篇认为噫属心，然《灵枢·口问》说："寒气客于胃，厥逆从下上散，复出于胃，故为噫。"是则言噫出于胃。同是一噫，《素问》言心，而《灵枢》言胃，何则？《素问·脉解》说："所谓上走于心为噫者，阴盛而上走于阳明，阳明络属心，故曰上走心为噫。"由此可知，心、脾、胃三脏，皆能为噫，在噫病范围内有相互关系。

二、肺为咳、肝为语

　　语出于肝，故病气在肝则为语。所谓语，多言也，絮叨不休之状（详见咳论）。

三、脾为吞

　　吞，即吞酸，和吐酸不同。龚廷贤说："吞酸，水刺心也；吐酸者，吐出酸水也。"

　　朱丹溪所谓："或得热汤，津液得行，亦可暂解。"是由于土弱木乘，浊液中停，从木气而化酸，为脾阳不足，治当健脾补土。故薛立斋说："吞酸嗳腐，多属脾虚木旺。"

四、肾为欠、为嚏

　　关于欠和嚏的病理机转，《灵枢·口问》有较详细的记载："阳者主上，阴者主下。故阴气积于下，阳气未尽，阳引而上，阴引而下，阴阳相引，故数欠。"这就是说明阳欲上达而被阴气所遏抑，不能宣达。而人之真阴真阳的根本，皆在于肾，故称肾为欠。

"阳气和利,满于心,出于鼻,故为嚏。"阳气是指太阳之气,太阳与肾为表里,足太阳抵抗力之强弱,以足少阴肾气之强弱为决定,所以嚏出于肾。

据上述经文的描述,可得出这样一个概念(图 5 - 38)。

$$肾气\begin{cases}虚弱——欠——阳气不足——阴阳相引,阳不宣达\\强盛——嚏——阳气充足——正气抗邪,阳气宣达\end{cases}$$

图 5 - 38　欠和嚏的病理机转

五、胃为气逆、为哕、为恐

(1) 胃为气逆、为哕:胃为水谷之海,胃有不和,则为气逆;胃中有寒,则为哕。

(2) 胃为恐:《素问·阴阳应象大论》:"肾在志为恐。"《灵枢·经脉》:"肾……气不足,则善恐。"本篇下文也说:"精气并于肾则恐。"而本节却说"胃为恐",似有矛盾。各注家对此有两种看法:①"胃属土,肾属水,土邪伤肾,则为恐。"(张景岳)②"肾水动而胃土不能制之,故恐亦属胃。"(唐容川)

前者说明胃土克水,后者说明土不能制水。因此,我们认为,两者对引起"恐"的病源虽有异议,而病机在于"戊癸不合"则完全相同,最后指出"恐出于肾"的意见也是一致的。经文言"胃为恐"是胃为病源,《经》有:"肾者,胃之关。"说明了二者的密切关系,故于此可说:胃为致恐之源,肾为生恐之机。

六、大肠、小肠为泄,下焦溢为水

(1) 大肠、小肠为泄:大肠为传道之腑,小肠为受盛之腑而泌别清浊。今大小肠病,则清浊不分,传道失常,故为泄利之证。

(2) 下焦溢为水:下焦为渎,决渎之官失职,水道壅滞,则水气泛滥而为水肿。

七、膀胱不利为癃,不约为遗溺

《素问·灵兰秘典论》说:"膀胱者,州都之官,津液藏焉,气化则能出矣。"可知膀胱利与不利,与气化有关,若气滞不利,则为"溺闭"(癃);如气虚不能约束,则为"遗溺"。故《灵枢·本输》说:"实则闭癃,虚则遗溺。"但溺闭也有因肾气下虚,不化津液而致者,所以不可概认溺闭皆属实证。

八、胆为怒

《素问·阴阳应象大论》说:"肝在志为怒。"而本篇说:"胆为怒。"何则?因肝胆为表里，其气皆刚，而肝取决于胆，胆病则气郁不舒，亦可为怒。唐容川说："胆者，木生之火，木气条畅，火气宣达，则其人和平。若木郁生火，火郁暴发，则为震怒。凡病之易怒者，皆责之于胆也。"充分说明了二者相互影响的关系。

[**参考资料**]　张景岳："噫，嗳气也。偏考《本经》，绝无嗳气一证，而惟言噫者，盖即此也。"

丹波元简："嗳，嗳气也。盖嗳，即噫俗字。"

马莳："夫《素问》言心，《灵枢》言胃，则此篇（指脉解篇）兼言阴气，走于胃；胃走于心，见三经相须而为噫也。"

张景岳："是心脾胃三脏，皆有是证，盖由火土之郁，而气有不得舒伸，故为此证。"

高士宗："病气在肝则为语；语，多言也。"

张景岳："阳未静两阴引之，故为欠；阳欲达而阴发之，故为嚏。阴盛于下，气化于水，所以皆属乎肾，故凡阳盛不欠，下虚者无嚏，其由于肾也可知。"

《金匮要略》："夫中寒家善欠，其人清涕出，发热色和者善嚏。"

张隐庵："胃之逆气下并于肾，则为恐。盖肾于胃，戊癸相合也。"

高士宗："恐，戊癸不合也。"

马莳："大肠为传道为府，小肠为受盛之府。今受盛之气既虚，传道不同不禁，故为泄利之证也。"

张景岳："小肠之清浊不分，则大肠之传道不固，故为泄。"

张隐庵："下焦如渎，水道出焉，病则反溢而为水也。"

张景岳："膀胱为津液之府，其利与不利，皆由气化。有邪实膀胱，气不通利而为癃者；有肾气下虚，津液不化而为癃者，此癃闭之有虚实也。若下焦不能约束而为遗溺者，以膀胱不固，其虚可知。"

《灵枢·本输》："三焦者……太阳之别也……并太阳之正，入络膀胱，约下焦，实则闭癃，虚则遗溺。"

张景岳："怒为肝志，而胆亦然者，肝胆相为表里，其气皆刚，而肝取决于胆也。"

原文　五藏所恶：心恶热，肺恶寒，肝恶风，脾恶湿，肾恶燥。（《素问·宣明五气》）

[**提示**] 　主要说明人的五脏气化和外界五气的关系。

心恶热——心属火，火之性热，而发热则病，故恶热。

肺恶寒——肺属金，金之体寒，而受寒则病，故恶寒。

肝恶风——肝属木，其性与风气相通，而感则伤筋，故恶风。

脾恶湿——脾属土，其应湿，湿胜则伤肌肉，故恶湿。

肾恶燥——肾属水，其性润，而得燥则精涸，故恶燥。

张隐庵说："五脏之气，喜于生化，故本气自胜者恶之。"所谓恶，似为恶偏胜之气，正常之气，是无所恶的。

[**参考资料**] 　马莳："此言五脏之性，有所恶也。心本属火，火之性热，而受热则病，故恶热。肺本属金，金之体寒，而受寒则病，故恶寒。肝属木，其性与风气相通，而感风则伤筋，故恶风。脾属土，土湿则伤肉，故恶湿。肾属木，其性润，而得燥则精涸，故恶燥。是为五脏之所恶也。"

原文　诸风掉眩，皆属于肝。诸寒收引，皆属于肾。诸气膹郁，皆属于肺。诸湿肿满，皆属于脾。诸热瞀瘛，皆属于火。诸痛痒疮，皆属于心。诸厥固泄，皆属于下。诸痿喘呕，皆属于上。诸禁鼓栗，如丧神守，皆属于火。诸痉项强，皆属于湿。诸逆冲上，皆属于火。诸胀腹大，皆属于热。诸躁狂越，皆属于火。诸暴强直，皆属于风。诸病有声，鼓之如鼓，皆属于热。诸病胕肿，疼酸惊骇，皆属于火。诸转反戾，水液浑浊，皆属于热。诸病水液，澄澈清冷，皆属于寒。诸呕吐酸，暴注下迫，皆属于热。（《素问·至真要大论》）

[**提示**] 　病机十九条（图5-39）。

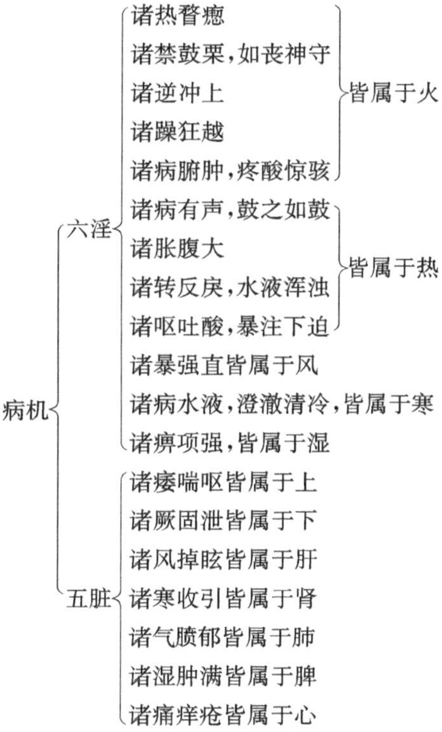

病能的内容，包括发病因素、病理机转、症状、预后等。病机是其中一个部

图5-39　病机十九条

分，并不是病能和病机各是一章。这十九条病机的原文，出于《素问·至真要大论》，后世名为病机十九条。它在病能章中，也是一个比较重要的内容，所以历代医家，对这十九条经文，都有程度不同的研究和发挥。为了便于进行研讨，我们首先说明下列几点。

一、对"病机"字意的解释

王冰说病机就是"病之机要"。谢利恒认为病机是"病之机括"。总之，用现代的语汇来说，病机是指疾病的主要问题。

二、病机的基本精神

（1）把很多不同的症状，归纳于一种病因之下：例如本章小结的图表中，有属火者五条，虽然症状不一，表现不同，而其病因皆属于火，这就便于临床掌握重点，只要掌握住治火这一原则，就可以解决一系列的症状（当然治火的方法很多）。如阳明腑实证，谵语、潮热、腹病拒按、便秘等症状虽多，但只要掌握住阳明实火这一病因，用承气汤下之，就可解决上述一系列症状。这就与本文以病因归纳症状，有密切关系。

（2）利用不同的病因，进行分析疑似相同的症状：例如某些症状相似，而其病因却不相同，治疗亦有区别。如诸转反戾（属热）、诸痉项强（属湿）、诸暴强直（属风）三者，虽都呈现角弓反张的证状，而病因则有热、湿、风的区别。这就是症状虽同，而病因不同的例子。如何能知道它们的病因不同呢，这就必须根据其综合的症候，如属于热的，必兼有水液混浊、脉数、苔黄等细加辨析。

如上所述，我们可以看出病机十九条的价值：第一，是将某些临床症状，进行分类，从而把复杂的症状，提出纲领，作为据证求因的概念。第二，它可以作为临床上辨析某些疑似症状的方法。

三、"诸"和"皆"字的意义

我们首先举例来说明，如何正确理解"诸"和"皆"字。例如"诸风掉眩，皆属于肝"。若按"诸""皆"二字的字义讲，即"凡是"肢体振摇及头眩的现象，"都"属于肝。但事实上，肢体振摇及头眩等不尽属肝，例如《伤寒论》第82条："心下悸、头眩、身𥆧动，振振欲擗地。"这些症状的原因，是由于误汗而导致阳虚，水气上逆，应以真武汤扶阳利水。若是把真武汤证的头眩、身𥆧动，也看成是属于肝的掉眩，而用平肝熄风的方法去治疗，这显然是极端的错误。所以历代医家，有的主张要适当地补充经文，才能比较全面；有的认为所以不能概括全面，是由于经文有所错简。其实这些议论纷纷的原因，都是把"诸""皆"两字，看成包罗一切了。

我们认为本篇"诸""皆"二字的意义，只能代表《素问·至真要大论》范围，即使广泛一些，也只能包括《素问》里面有关病机方面的一些论点；并不是举凡关于病机方面的学说，都包涵在内，更不能包括后世学说。为什么这样讲呢？我们现在已经初步看出《内经》一书，非一人手笔，于此可知一篇文字，是不能代表整个《内经》的，应该综合全貌，才能全面理解。后世的医学理论，都是从《内经》的基础上发展起来的。我们如果用发展的眼光看，是应该结合后世医学来充实病机十九条，而不能把病机十九条去包罗后世学说。若是机械于十九条的推敲，不从发展方面看问题，这就无怪后世医界的怀疑或争论了。

我们对"诸""皆"在下面的解释，是从两方面来介绍的：一是介绍本文范围内的疾病；另一方面，结合后世学说来对比，说明不能包罗一切的意义所在。这样介绍，是否确当，尚望大家讨论和指正。

为了便于讨论，现在将十九条，归纳为两大类，即"六淫"和"上下五脏"两个部分。

（一）六淫

1. 属于火的一类　首先要明确一个问题：火和热的性能，固然是相似的，但火不完全等于热，热也不完全等于火。例如泻火药不等于是清热药，清热药也不等于是泻火药。这两者虽不是一个绝对的界限，但事实上是有一定的区别。一般说，"火"是指以下两个方面而言。

（1）外感六淫的火：指部分壮热。一般的壮热，不一定是火邪。因为寒邪也能引起壮热。若在壮热的时候，同时伴有口渴、舌绛、苔糙、神昏谵语等情况，则为火邪。

（2）内伤五志的火：指功能偏胜及无热而精神失常等。例如：由于功能偏胜，虽无发热而自觉心烦易怒、头晕耳鸣、舌绛等，一般称为肝火或虚火；又由于精神刺激，五志之火内燔，神志失常，骂詈不避亲疏的狂疾，一般称为痰火（图 5－40）。

火 { 无热而自觉心烦易怒，头晕耳鸣，属于肝火或虚火骂詈
不避亲疏，无热而精神失常，属于痰火

图 5－40　内伤五志的火

原文 诸热瞀瘛，皆属于火。

[**词解**] "诸热"：唐容川："诸热指发热、恶热、瘟暑等证而言。"

"瞀"：心中昏闷，即神志不清的意思。

"瘛"：抽掣的意思。

火 { 神志→神志不清（瞀）
筋脉→筋脉挛急（瘛）

图 5 - 41　外感六淫的火

如前所述，这个火是属于外感六淫之火，即指部分壮热而言（图 5 - 41）。"诸热"二字，可以作壮热看，即在发热、恶热、瘟暑等热性病的壮热过程中，火邪伤人神志，则神志不消，如张景岳说："热邪伤神则瞀。"同时热性病，常伴有抽搐、痉挛，所以张景岳又说："亢阳伤血则瘛。"

在临床中，发热、神昏、抽搐的病人，属火邪的居多。例如：《医宗金鉴》儿科火郁生风的急惊风，以及温病逆传心包，舌绛神昏之至宝丹、牛黄丸证等都是属于诸热瞀瘛，皆属于火的一类。但是并非所有瞀瘛皆属于火，例如：中脏（中风证的中脏）→无热而瞀（五绝）→虚寒；慢脾风→瘛、肢厥、便溏→脾虚寒。

原文 诸躁狂越，皆属于火。

[**词解**] "躁"：躁动不安的意思。

"狂"：狂妄。

"越"：登高而歌，弃衣而走的含义。

刘河间说："热盛于外，则肢体躁扰；热盛于内，则神志躁动。"总的说，这是火邪亢盛的关系，《景岳全书》狂症门说："狂病多因于火……当以治火为先。"清代吴鞠通医案，对狂症多用直折苦降法，如黄连、山栀、芦荟等。

形成属火的烦躁狂越，可能有两种病因：①热势由轻转重，形成烦躁不安，所谓邪郁化火。②五志郁结，煽动痰火，可以发现无热而躁狂的症状（图 5 - 42）。

火 { 热势由轻转重，烦躁不安——邪郁化火
无热而躁狂——五志郁结，煽动痰火

图 5 - 42　烦躁狂越

但必须指出，躁证有些是阴躁，例如："欲坐井中，但欲饮水不欲入口。"此证在人体阴阳机转来说是阴盛格阳，在病候判断上，是真寒假热，这就不属于火。

原文 诸禁鼓栗，如丧神守，皆属于火。

［词解］　"禁"：口噤，即牙关紧闭的意思。

"鼓栗"：鼓是鼓颔，栗是身体战抖。

"如丧神守"：心神惶恐不安的样子。

例如：某些温热病，火邪内攻的前期，往往有恶寒战栗、口噤鼓颔、惶恐不安，继而神志蒙眬，甚或昏迷，这种情况是临床比较常见的。这是由于温邪不得外达，抑郁化火向内传陷所致，也是属于火邪的一类。

但是临床所见的口噤和鼓栗，并不完全属火，例如：在疟疾发作时，也发现鼓栗，但不是火邪使然。又如《伤寒论》所说的，或已发热，或未发热，必恶寒，也是寒邪所伤而非火邪。

原文　诸逆冲上，皆属于火。

［词解］　"逆"：凡是功能本来向下，因病而反向上叫逆，如肝气横逆，胃气上逆之类。

"冲上"：突然向前进行叫冲，冲上是突然向上之意，如呕吐、呃忒之类。

张景岳说："火性炎上，故诸逆冲上者，皆属于火。"我们应该明确，冲逆的现象，固然属火，但不是所有的冲逆都属于火。例如呃忒，而伴有便秘、口唇干燥的现象，可用承气汤下之，这就是因火而冲逆。若因久病胃虚的呃忒，伴有脉沉息微，呃声低弱，多用理中以温之，这又是属于虚寒的呃忒，并非火邪所致（图 5－43）。

呃忒 { 伴有便秘，口唇干燥——可用承气汤下之——实
伴有脉沉息微，呃声低弱（见于久病后）——多用理中汤——虚寒

图 5－43　呃　忒

再如呕吐，同样也有寒热的不同，陈修园说："阳盛之呕吐，多是声色俱厉。"（这也说明冲上的冲字，用得非常简练）一般多主以苦寒降火之味，但因寒而呕吐者，须用吴茱萸汤的辛温通阳，这就不属于火。

原文　诸病胕肿，疼酸惊骇，皆属于火。

［词解］　"胕"：《医经精义》："胕同跗，即足背。"

张氏《类经》胕作浮肿解。按临床所见来推测，这一胕字，不能作浮肿解释，应作跗解。其原因有二：一，由火邪所引起的全身浮肿，临床上确实少见。二，全身浮肿和痛酸惊骇，很少同时出现，所以说胕不能作浮肿解。若按跗来解释，比

较妥切，例如足部的某些无名红肿热痛疾病，事实在临床上，也多以清火凉血为主。考《医宗金鉴》之《外科心法要诀》肾游风的记载："红肿如云片，游走不定，疼如火烘，由火邪内蕴，外受风邪所致。"当然我们不是说，肾游风就是胕肿、疼酸、惊骇，但是按照文献记载和我们临床所见，以及发病部位又相近似，所以说与此条经文相似。总之，我们仍认为这是指一些湿毒流火一类的疾病。

我们在临床上，见到有些踝跗部红肿灼热的病人，由于严重的疼痛，所以将体位固定一定的姿式，因此可能发生酸痛的苦楚，甚至从梦中因疼痛而惊醒，所以说，痛酸惊骇。此类疾病，古人多用苦寒泻火的药品。

2. 属于热的一类　　如前所述，部分壮热，可以说是火邪，但必须是在壮热的基础上，同时伴有口渴舌绛苔糙，神昏谵语等，才能算为火邪；如果单纯的一般发热，则不能指为火邪。此处之属热四条，并不能代表火邪，只能作为和寒邪相对待而言来理解。

原文　诸病有声，鼓之如鼓，皆属于热。

张景岳说："鼓之如鼓，胀而有声也。"所谓有声如腹胀肠鸣等。前一鼓字系动词，敲打的意思；后一鼓字是形容词，所谓鼓之如鼓，即用叩诊的方法去检查，好像敲鼓一样的空响，这是产生鼓音的部位，充满了气体的表现。临床中常见因积热壅滞而致的腹胀，如小儿疳症初起的腹部膨胀，就属于此类疾病。《医宗金鉴》儿科疳症门说："乳食过饱或因肥甘无节，停滞中脘，传化迟滞，肠胃渐伤，则生积热。"我们认为传化迟滞，必致产生气胀，而鼓之如鼓，由此可知此节系指饮食过饱，或肥甘无节，所引起的积热壅滞的腹胀如鼓。但是单凭一个腹胀如鼓，还不能肯定它是属于热，必须根据脉象及其他的兼证，细心体认。一般说伴有腹满、大便不爽、矢气恶臭、肠鸣、口唇干燥、脉数或沉而有力等，才能构成因热而腹胀的条件。

因为腹胀肠鸣，鼓之如鼓的病，不尽属热，也有很多属寒的，如《灵枢·水胀》："寒气客于皮肤之间，𪐴𪐴然不坚，腹大身尽肿皮厚。"就是因寒所致的。因此在临床上不得把鼓之如鼓的病，都诊为热邪所致。

原文　诸胀腹大，皆属于热。

[词解]　"胀"：依刘河间的注解，胀作肿胀解。

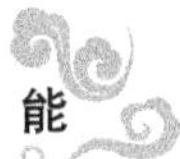

　　《素问·脉要精微论》说："胃脉实则胀。"《灵枢·本神》说："脾气实则腹胀，泾溲不利。"这都是因热而致腹胀的一类。李士材论肿胀说："大抵阳证必热，热者多实。""阳邪急速，其至必暴，每成于数日之间。"这是热胀的发病情况。临床上每见嗜酒厚味的人，由于湿热郁结于中，而至胀满，东垣主以中满分消丸（中满寒胀，用中满分消汤。中满热胀，用中满分消丸），方中主要用黄芩、黄连、紫草之苦降，半夏、干姜之辛通，猪苓、泽泻之渗利，达到泻热利湿消胀的目的。此即《素问·阴阳应象大论》所谓"中满者，泻之于内"的精神。

　　腹大胀满，并不完全属热。《素问·异法方宜论》说："脏寒生胀满。"所以说：因热而胀，是各种腹胀原因的一种，不能概括全面。

　　本条和上述的诸病有声，鼓之如鼓，两者虽同为腹胀，也同属于热，其主要的分别在于，前者是胀而有声，中空无物，而本条所论肿胀为中实之证，已意在言外。

　　原文　诸转反戾，水液浑浊，皆属于热。

　　[**词解**]　"转"：《医经精义》："转，左右扭转。"

　　"反"：《医经精义》："反，角弓反张。"

　　"戾"：《说文》："戾，曲也，从犬出户下，其身曲戾。"

　　"水液"：这里作小便解释。张景岳："水液，小便也。"

　　我们认为转、反、戾三者，虽症状不同，但总的说来，都是筋脉挛急的现象。李士材说："筋脉挛急，燥热所致。"

　　应该说明，转、反、戾等筋脉挛急的原因很多，如诸痉项强，皆属于湿；诸暴强直，皆属于风等，皆是筋脉挛急现象。但属于热的转、反、戾，必兼有其他热象，所以本条经文接着有"水液浑浊"一句。其水液混浊的原因，正是因为热邪内扰，而致小便赤黄短少。因此，转、反、戾，如果属于热的范畴，则水液混浊，也是其中特征之一。

　　至于水液混浊，也不完全属热，例如小儿伤食，往往小便浊如米泔。《灵枢·口问》说："中气不足，溲便为之变。"临床上有用补中益气汤加减治愈小便混浊的，这都不属于热。大凡属于热的水液混浊，其小便的颜色必黄赤，甚至解小便时有灼热感。

　　原文　诸呕吐酸，暴注下迫，皆属于热。

　　[**词解**]　"暴注"：注，水流射。暴注，是发生较急的喷射样的腹泻。

“下迫”：迫，逼迫也。下迫，是形容下利时，直肠及肛部发生窘迫的感觉，即所谓里急后重。

刘河间说：“胃膈热甚则为呕，火气炎上也。酸者，肝木之味也，由火胜制金，不能平木，故肝木自甚，故为酸也。”后世方书，对脘中灼热，渴思冷饮的胃热呕吐，多主以加味温胆汤。其火胜制金，肝木自甚的呕吐吞酸，叶天士主以寸冬、沙参、枇杷叶、竹茹、石斛等强金制木法，这是后世治热呕的方法之一。

暴注下迫，是一种突然发生的泻下，同时伴有里急后重的现象。张洁古说：“暴泻非阴，久泻非阳。”颇合泻利的一般规律。换言之，临床所见的暴注下迫，都是热邪所引起的。李士材论火邪说：“腹痛泻利肠鸣，疼一阵，泻一阵，黄芩芍药汤主之。”这是后世治热利方法之一。

根据一般方书记载和临床体会，属热的呕吐吞酸、暴注下迫，多伴有心中烦热、渴欲冷饮、呕出物酸而有腐味；肛门急迫，大便泻下深黄色，或夹有黏液，解便时，有觉灼热，腹中急痛等证，才是属热的主要特征。

综上所述，呕吐酸腐、暴注下迫两者，固然可以同时出现，但也可个别出现。暴注下迫，一般都是属热的。而呕吐酸水，则不完全属热。例如李东垣说：“呕吐酸水者……令上下牙酸涩不能相对，以大辛热剂疗之必减。”这是属于寒的。但能够用大辛热剂的呕酸，一定有舌苔白厚，脉象沉迟，呕吐物清冷而酸等证象。

3. 属于风的一类

原文　诸暴强直，皆属于风。

[词解]　“暴”：《博雅》：“暴，猝也。”突然的意思。

“强直”：张景岳说：“筋病强劲，不柔和也。”

“风”字在中医学术中，包括的范围很广，它既代表致病因素，又可用作代表某些临床证状。

(1) 用作代表病因：指因风而致病，但风有内外之分（内风与外风，是后世的学说，《内经》中很少明文分类）。凡外感风邪所致的疾痛称外风，如中风（指《伤寒论》的中风证）、风温等；肝风、虚风等叫作内风（图 5 - 44）。

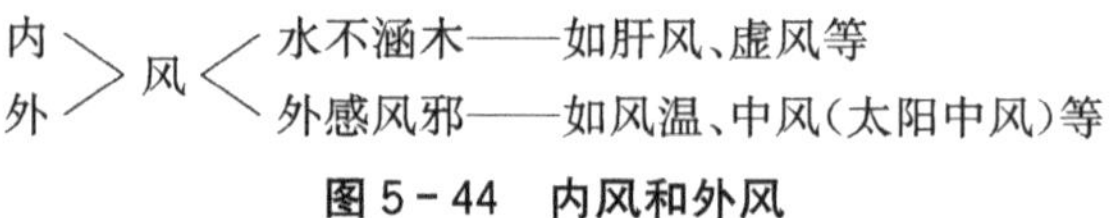

图 5 - 44　内风和外风

(2) 用作代表某些临床证状：如惊风、暑风等。这是用风来形容肢体的抽动。

"诸暴强直,皆属于风"一条的风,是指病因而言。按各家注解和我们的临床体会,认为它偏重于外风一类(图5-45)。

一般说来,内风强直一证,多由肝气、肝阳逐渐发展所致,故病理过程较外风强直为缓;外风所致的强直,病理过程较急,所谓"风者,善行而数变"是也。此条经文所谓"诸暴强直",暴是突然的发作之谓,所以说它是偏重于外风的。为什么外感风邪会引起强直呢? 其机制如下,《素问·阴阳应象大论》:"东方生风,风生木……在体为筋,在藏为肝。"风能生木,肝属木,所以风邪伤人后,轻者风温、中风(指《伤寒论》中的中风证),重者导致肝风内动,故会强直,所谓风气通于肝(图5-46)。

风——强直 〈 病理过程较缓——内风 病理过程较急——外风

风——→人体 〈 轻——风温、中风 重——导致肝风内动

图5-45 "诸暴强直"的风　　　　图5-46 风邪引起强直的机制

这里应分析的是,使人强直的原因很多,只就病机十九条来讲,就有因湿、因热及属肝的分别,所以在临床上应细心体会。

4. 属于寒的一类

原文 诸病水液,澄澈清冷,皆属于寒。

[**词解**] "水液":张景岳说:"水液者,上下所出皆是。"包括小便、涕、泪、唾液及呕吐泻泄的排出物。

"澄澈清冷":澄澈透明,水液淡薄而又寒冷的意思。

临床所见,凡上下所出的水液澄澈清冷,绝大多数是属于虚寒一类的疾病。例如,李士材论述因虚寒所引起的鹜泻说:"中寒糟粕不化,色如鸭粪,澄澈清冷,小便清白。"又胃寒的人,多吐清口水;寒泻的病症,大便多为清稀。再如外科阳性疮疡,脓液必黄绿黏稠;阴性疮疡,脓液多色淡清稀(图5-47)。所以说,诸病水液,澄澈清冷,皆属于寒。

外科 〈 阳性疮疡——脓液多黄绿稠黏 阴性疮疡——脓液色淡清稀

图5-47 辨脓液

前条水液混浊属于热,此条水液澄澈清冷则属于寒,所以从人体排出的水液,特别是小便的清浊,来分析疾病的寒热,有很大的参考价值。

5. 属于湿的一类

原文 诸痉项强,皆属于湿。

[**词解**] "痉":《医学大辞典》:"痉,身体强直也。"

"项强"：《医学大辞典》："项强，颈项强直不能转侧也。"

痉病的原因很多，此条是介绍因湿所致的痉病。《温热经纬》中湿热篇第四条说："湿热证三四日即口噤，四肢索引拘急，甚则角弓反张，此湿热侵入经络脉隧之中，宜地龙、秦艽、灵仙、滑石、酒炒黄连等味。"这是因湿致痉的例子。

吴鞠通氏对此节经文，表示最大的怀疑。他曾著有"痉因质疑"和"湿痉或问"（见《温病条辨》），他认为"湿"字是"风"字之误，并且说湿性下行而柔，木性上升而刚，单一湿字，似难包得诸痉。这一论点，正如我们在介绍诸和皆字时所说，是吴氏把"诸""皆"二字，看成包罗一切。但尽管吴氏怀疑，可是他也承认六气皆可致痉。我们认为痉（筋脉挛急）症的致病原因很多，仅就本文十九条内，就有属湿、属热、属风的不同；又如风寒中于太阳可成痉，风病误下成痉，疮家汗后成痉等。因此，由于湿邪所致的痉病，只是各种发痉原因中的一种。风可以致痉，也是致痉原因中的一种，而都不是发痉的唯一原因。

（二）上下及五脏

原文　诸痿喘呕，皆属于上。

[**词解**]　"痿"：《医经精义》："痿有两症，一是肺痿，肺焦叶举，不能通调津液，则为虚劳咳嗽；一是足痿，胫枯不能行走，则为足痿。"肺痿是肺病之一，肺脏位居胸腔，属上焦，故肺痿是属于上。而足痿为什么也属于上呢？现在我们分几点来讨论。

（1）痿的一般证状：痿症在临床上出现的主要特征是倦怠软弱、动作少力、手不能握、足不能行。

（2）痿的种类

1）《内经》的分类：肝曰筋痿，心曰脉痿，脾曰皮痿，肺曰痿躄，肾曰骨痿。这是五脏功能先病，而影响到外围组织的疾病。

2）后世对痿的分类：后世论痿，名类很多，除包括《内经》五痿以外，又有因湿而痿，阴虚而痿，血虚而痿，气虚而痿，虚中夹痰而痿等。种类虽多，而其成因不外因虚、因热、因湿三方面。但后世所论的痿证，不尽属于上。

（3）痿为什么属上

1）上病致痿的机转：《素问·经脉别论》说："食气入胃，浊气归心，淫精于脉，脉气流经，经气归于肺，肺朝百脉，输精于皮毛……府精神明，留于四藏。"这是说明肺有宣发传布精液于全身的功能，外而皮肤，内而五脏。所以胃的本身，也是靠肺的传布精气，以维持其正常能力（肺→胃）。而胃与宗筋有关，《素问·痿论》所谓："阳明主润宗筋，宗筋主束骨而利机关。"（肺→胃→宗筋→束骨而利机关）假使某一种原因，使肺的宣发传布水谷精气的功能遭到障碍时，当然胃受影响；胃病不润宗筋，则宗筋失调而筋骨不束，机关不利，故发痿证（肺→胃→宗筋→束骨利机关→痿）。由此可知痿的基本原因在肺，而肺居上部，所以说痿证属上。

2）为什么说诸痿都属上，《素问·痿论》在分论五脏的痿以后，总结性地说："五藏因肺热叶焦，发为痿躄。"张景岳注解说："肺主气，以行营卫治阴阳，故五脏之痿，皆因肺气热，则五脏之阴皆不足。此痿躄之生于肺也。五痿之证虽异而总皆谓之痿躄。"由此我们可以看出，五痿在症状上，虽各有区别，但是主要的症状是肢体软弱、四肢无力、举动不能；在发病的原因上，虽各有主因，但与肺热叶焦，都有不可分解的关系。所以说诸痿皆属于上。

（4）喘呕为什么属上：喘呕：《类经》："气急曰喘，吐而有物有声曰呕。"后世谓有声无物曰呕。

一般说气急作喘属肺，呕属胃，而为什么说属上呢？《灵枢·决气》："上焦开发，宣五谷味，熏肤、充身、泽毛，若雾露之溉，是谓气。"是说五谷之味，虽由中焦消化，而必借上焦之气化为之宣发运行。这种气化的运行是下行肃降的，所谓肺主清肃；假使因任何原因，使气机不利，则肺失清肃而上逆为喘，不能宣发五谷之精故呕。根据临床体验，一般是喘呕并发的属于上，但呕而不喘的不属于上。例如小儿顿咳的呕吐，咳而呕是属于上，如果单纯从胃治疗呕吐是不行的，必从肺治，咳呕方可愈。但喘呕并不是都属于上，如肾不纳气的喘息，又当以补在下之肾为主。

原文 诸厥固泄，皆属于下。

[**词解**] "厥"：《类经》："厥，逆也。"《医学大辞典》："气上逆而阴阳失调，轻则四肢厥冷，重则不省人事也。"

"固"：张景岳说："前后不通。"

"泄"：张景岳说："二阴不固。"

"下"：《医学大辞典》："下，下焦也。"是泛指下部而言，如肝、肾、膀胱皆是。

《素问·厥论》说："阳气衰于下则为寒厥，阴气衰于下则为热厥。"这里所谓下，我们认为是指肾而言，如《灵枢·本神》说："肾气虚则厥。"厥之属下，是仅指厥证中的一部分，并不是所有的厥都属下。例如因大怒而形成的薄厥就不属于下。

固泄属下，也是指肾家的功能而言。《素问·金匮真言论》："北方色黑，入通于肾，开窍于二阴。"故知肾家的功能不正常时，二便可发生固或泄的现象。例如：

（1）高年便秘，腰脚乏力，则当以肾阳偏虚论治，宜苁蓉润肠丸。

（2）五更溏泄，是肾虚闭藏失职，四神丸主之。

（3）肾家阴虚和阳虚，也可引起小便癃闭。李东垣治王姓小便癃闭一案，用滋肾丸（黄柏、知母、肉桂）。这是由于肾阴枯涸，无以化液的原因。反之，肾阳虚无以气化使出者，治以《金匮》肾气丸等。这是属于肾阳不足的一类。

（4）肾气不固，可现小便失禁或频数的现象，古人多以八味合六君加益智仁等味。（图 5 - 48）

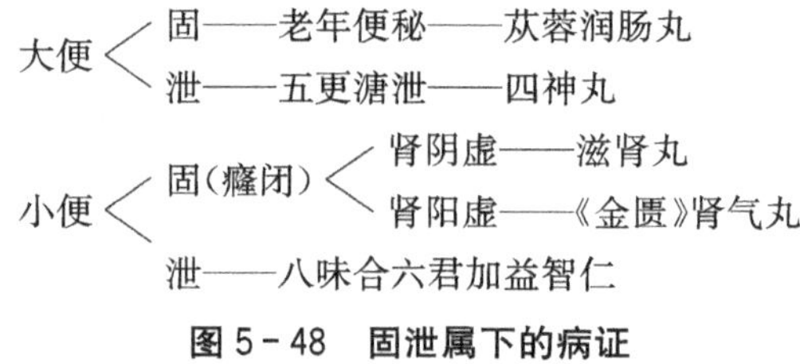

图 5 - 48　固泄属下的病证

以上这些病证，都是属于下焦肾病的范畴。但固泄并不完全属下，例如肺气不宣，也能使小便不利，所谓"上焦不通，则下焦不泄"。以提壶揭盖法，小便可通。这是由于肺气不利，不能"通调水道，下输膀胱"的缘故，这就不属于下而反属于上。再如肺移热于大肠而引起的大便干燥，服润肺药大便可以通调，这同样也不属下（图 5 - 49）。

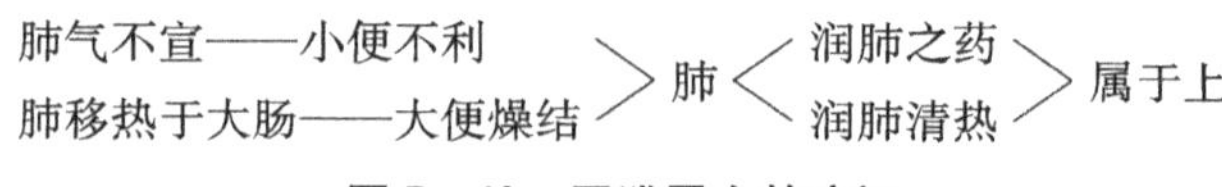

图 5 - 49　固泄属上的病证

总的说，这两条虽有大小便不利，因治疗在上，而知病因上。

原文　诸风掉眩，皆属于上。

在诸暴强直一节，我们已经介绍，风有内外之分，彼条偏重外风，此条偏重内风。

[**词解**]　"掉"：刘河间："掉，摇也。"

"眩"：刘河间："昏乱旋转。"王冰："眩晕也。"

《素问·阴阳应象大论》："在天为风，在地为木，在藏为肝。"这是以天例人，取类比象的说法：言肝之性能，好像风的善动不居。但是由于内脏在正常情况下，是相互制约的，故肝虽有上述性能，而不能呈现这一太过的现象。当某种原因引动这一性能亢盛时，我们把这性能太过的现象称为"风"。诸风掉眩，皆属于肝，就是由于内在的变动不居的性能，以致发现肢体动摇不定，头目眩晕的现象。

至于肝的性能亢盛，为什么发生掉和眩呢？《经》谓："肝开窍于目。"又谓："风胜则动。""肝主筋，在变动为握。"当肝病之后，累及肝之所属时，则产生掉和眩。例如我们在临床上，常常见到在盛怒之后，发现肢体掉摇，头上眩晕的病人，就是属于此类的疾病。

诱发这一性能的变动，有两种原因：①外感风邪所引起的，称为"外风"，如"诸暴强直，皆属于风"。②因肾虚不能涵养肝木所引起的，称为"内风"。

我们在介绍"诸"和"皆"字的时候，已经谈到，使人掉眩的原因是多方面的，已经举过《伤寒论》有"头眩、身瞤动，振振欲擗地"的例子，就不属于肝的范围。

原文　诸寒收引，皆属于肾。

[**词解**]　"寒"：可分内寒与外寒。

"收引"：王冰："收，敛也，引，急也。"就是筋脉挛急，关节屈伸不利。

"收引"是筋骨关节间病，由于筋骨关节失去正常伸展的能力，才会呈现收引。《素问·阴阳应象大论》说："肾生骨髓……在天为寒，在地为水，在体为骨，在脏为肾。"由此可知肾和骨有所关连，所以说关节的收引属于肾。

如何引起关节不能伸展呢？当然原因很多。因寒而收引的其病理机转如下，《灵枢·本脏》说："经脉者，所以行血气而营阴阳，濡筋骨而利关节者也。"《素问·调经论》说："血气者，喜温而恶寒，寒则泣而不流，温则消而去之。"由上述两节经文可以看出关节筋骨的活动，要靠气血的濡养，而气血的流行，是喜温而恶寒的。当寒邪侵袭经脉，或肾阳虚衰不能温煦经脉的时候，气血不能畅流，筋骨失养，关节不利，所以造成收引（图 5-50）。

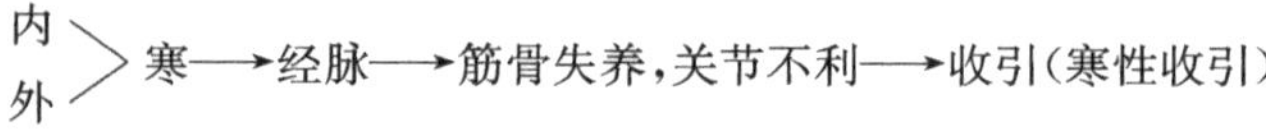

图 5-50　诸寒收引

但应注意,并不是说所有的收引,皆因于寒而属肾。我们认为,因寒而属肾的收引,应伴有形寒、面色㿠白、四肢清冷、二便清利等,这才是属于寒的一类。

原文　诸气膹郁,皆属于肺。

[**词解**]　"膹":张景岳说:"膹,喘急也。"

"郁":张景岳说:"郁,痞闷也。"

总之膹、郁是呼吸迫促、胸部痞塞的意思。

本书第三章第二节经文:"肺者,气之本。"后世医家说:"肺者,气之主,肺气降则诸气皆降。"因此,此条的"气"字,是指肺部的功能病变而言。所以本节经文的意思是:凡是上焦的气机不利而致膹郁,皆由肺失清肃使然。这里与《素问·举痛论》的"百病皆生于气",有广义和狭义之分:彼泛指五脏功能的病变,此仅指肺部功能的病变。

当任何一种原因,使肺部的气机发生障碍时,就会发生呼吸迫促,胸部闷塞的现象。在临床上,喘而兼胸闷的多属肺,但也有不是属肺的,例如暴怒之后,发现呼吸喘急,胸部痞闷,那就是属于肝气上逆,而不是属于肺。

原文　诸湿肿满,皆属于脾。

[**词解**]　"肿满":肿在皮肤四肢,满是腹内胀塞。总之是指浮肿胀满而言。

本文之浮肿胀满的证状,是由脾不化湿所形成的。湿的来源有两方面。

(1) 雨露伤人,或久卧湿地,这都属外湿。外湿固然先伤荣卫皮肉,但久之内合于脾,也可肿满。

(2) 久食生冷酒酪之类,脾运被伤,伤则不能化湿,每多造成肿满。

我们知道,水湿在人体内的运化,要靠脾、肺、肾三经来进行。何以此节经文侧重于脾呢? 这正如李士材所说:"脾土主运行,肺主化气,肾主五液。凡五气所化之液,悉属于肾;五液所行之气,悉属于肺;转输二脏,以制水生金,悉属于脾。"由此可见,脾本身不但有水运作用,同时还关系其他两脏的水运作用。因此,三者之间,以脾占首要作用。当脾本身的水运作用,和转输两脏的作用失调后,水湿不能运化,潴留于体内,故生肿满,所以说,"诸湿肿满,皆属于脾"。

这里要区别的是:湿邪每会引起肿滞,而肿满不一定由于湿,如前面的"诸胀腹大,皆属于热"。又如《素问·阴阳应象大论》说:"热盛则肿。"就不属于湿,又当以治胃肠或治热为主了。

原文　诸痛痒疮,皆属于心。

(1) 对本文"疮"字的理解:古代的"疮"字,是可以代表所有的外症,指痈、疽、疹、疮、发背等,即一切皮肤病也莫不包括在内,所以后世皮肤病以疮命名的很多,如疥疮、黄水疮、粟疮等。因此,我们应该认识到这里"疮"字的概念是广义的。

(2) 本文"心"的含意:这里的"心"字,不是指实质脏器的心,这里所说的痛痒诸疮属心的含义是:因为心属火,主血,其充在血脉。如果心火盛,相应的血分有热,所以生疮。

根据以上所述,这里所说的痛痒诸疮之属于心,是偏重于属火一类的某些皮肤病或痈肿而言。李念莪说:"热甚则疮疼,热微则疮痒。"证之于临床,凡疮而兼痛痒的多属阳证,若不兼疼痒的多属阴证(这是一般的辨证方法,但不是绝对的)。临床上用泻心火,凉血的药品,可治好疮。但这种疮,一定是属火而有痛痒的,也就是所谓诸痛痒疮,皆属于心的一类,不包括阴疽等。

四、病机十九条小结

(1) 利用病因作为归纳和辨析临床证状的方法:病机十九条是利用病因,对一般的临床证状,进行分类归纳和辨证的方法。也可以说,依据这个方法,从临床证候群中,可以得出病因的所在。例如:属火的五条,尽管症状不同,而病因则同属于火。又如:诸转反戾(热)、诸暴强直(风)、诸痉项强(湿),三者症状是极相似,都可呈现项强痉挛,而病因不同。于此可知,同一病因可以产生许多不同的症状,所以用一个方法,可以治疗很多的症状。相反的,症状相同,但病因不同,治疗的方法也就随之而异。总之,病机十九条是把复杂的证状,提出纲领,作为辨证求因的初步概念。因此它在临床诊断治疗中,给我们很大的启发。

(2) 从临床实际现象,来正确理解病机十九条的精神实质。病机十九条,是古人根据临床实践,进行分析归纳的结果。因此我们学习或研究病机十九条,也应该从临床实际现象进行理解其精神实质。例如,"诸病胕肿,疼酸惊骇,皆属于火"一条,我们同意唐氏的注解,而不宗张氏《类经》的意见,主要是以临床实际现象作为我们取舍的依据。也就是说，理论应该服从临床。

（3）应在病机十九条的基础上与后世学说互参。

病机十九条，只是一个示范性的举例，不能包括一切疾病的病机。因此，研究病机十九条，应和后世诸家学说联系起来互参。因为后世的学说是在《内经》的基础上发展起来的。否则，把一切疾病的病机，都局限在病机十九条的范围之内，反而缩小了中医理论的范围。

结　语

（1）形成疾病的主要因素和产生虚实的病理机转：疾病的形成，有两个方面，一是由人体的正气不足，二是六淫七情的乘袭，但决定病与不病的条件是取决于正气充足与否。本章"邪之所凑，其气必虚"，和《素问·刺法论》的"正气存内，邪不可干"就是说明这个道理。

疾病发生以后，产生虚实的病理机转，决定在"正气"和"邪气"两个方面，故《素问·通评虚实论》说："邪气盛则实，精气夺则虚。"其意义是：邪气盛，正气足，为实证；邪气盛，正气虚，为虚证。可见其中的关键，仍是以正气为主。

（2）病因的归纳和发病的病理症状：本章把主要病因分为两大类——内伤和外感。

1）内伤——七情、饮食劳倦。

七情方面：如"怒则气上，喜则气缓，悲则气消……"（《素问·举痛论》）

饮食劳倦方面：如："因寒饮食，寒气熏满，则血从气去。"（《素问·调经论》）"卒然多饮食，则肠满。""起居不节，用力过度，则络脉伤。"（《灵枢·百病始生》）

2）外感——六淫，如："风胜则动，热胜则肿，燥胜则干，寒胜则浮，湿胜则濡泄。"（《素问·阴阳应象大论》）又如："因于暑，汗，烦则喘喝，静则多言。因于湿，首如裹。"（《素问·生气通天论》）

（3）季节与疾病的关系：春伤于风，乃为洞泄；夏伤于暑，秋为痎疟；秋伤于湿，上逆而咳，发为痿厥；冬伤于寒，春必病温。（《素问·生气通天论》）这是古人从实际中反复观察得出的四时气候发病规律，并为后世伏气为病的先声。

（4）疾病的产生是人体阴阳的失调：人体在正常情况下，阴阳是平衡的。人体的阴阳平衡，就能适应天地（指大自然）的阴阳变化。假如阴阳失调，就要发生疾病；既病之后，在病理上寒热的转化，也是随阴阳偏胜而转化的。如《素问·阴阳应象大论》说："能冬不能夏，能夏不能冬。"就是说明由于人体阴阳失去平衡而致不能适应天地阴阳的变化。再如《素问·调经论》说："阳胜则阴病，阴胜则阳病。"就是人体阴阳发生偏胜的结果。

（5）证候的分类：一个疾病，或一个证候，根据它的病因不同、属性不同、兼见症状不同，经过分析后归纳为几个类型，以便于"随证施治"，这就符合辨证法的归类方法。如本章的痿、痹、咳、胀、热病……都是按上述不同情况来进行分类的。

1）痿是四肢无力，举动不能的一种疾病。因其发病的病因和兼见证状不同，而以五脏来分类，把痿病归纳为五个类型。

2）痹症的含义很多。本章所讨论的"风、寒、湿"三痹和"痹厥"，是两种不同性质的痹证。在病因症状上，"风寒湿三气杂至合而为痹"，是表现为不同程度的游走疼痛、酸楚重滞。"卧出而风吹之，血凝于肤"的痹厥是表现为麻痹不仁。

3）咳嗽是一种证状，因兼见证状不同，而以五脏六腑来分别归类，为五脏六腑咳。

4）厥是一个疾病，有时也仅为某些疾病的一个症状而已。《内经》论厥的范围非常广泛，如大厥、煎厥、薄厥、阳厥等，它们在病因上，症状上都有所不同；但在发病机制上有一个共同点，皆由于阴阳之气，突然发生剧烈偏衰偏亢的结果。

5）五脏六腑胀也是根据兼见症状的不同，发病部位的不同来进行归类的。

6）热病是包括一切外感发热病的。《素问·热论》六经主证，是发热病的辨证总纲，也是六经证候分类的雏形。虽与《伤寒论》的六经分证有所不同，但《伤寒论》六经是在这个基础上发展出来的。

上述各节虽都着重在证候分类，但从中也包含了病因、病理或症状的描

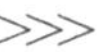

述，而不是把它们截然分开来的。

　　（6）精神刺激直接或间接发生疾病：阴阳别论"二阳之病发心脾，不得隐曲……"就是情欲不遂，精神怫郁，所引起的证候。所谓"人生而有病癫疾"，也就是胎儿在母体时，因母亲大惊恐怖，精神受到极度刺激而影响了胎儿所形成的疾病。

　　（7）内脏病理生理的相互关系：五气所病，是说明五脏各有正常生理功能，所以也有其反常病理特征，如：心为噫，肺为咳……

　　五脏所恶，是说明气候变化，对五脏生理有不同影响，因此五脏病变和气候也有密切关系。

　　（8）关于病因、病理、症状的综合论述：《内经》中往往把一种疾病的病因、病理、症状综合论述，如疟疾的原因是"生于风，伤于暑"；在病机上指出为"阴阳上下交争"，并突出了疟疾的典型症状。

　　对于痈疽形成的病因、病理、恶化过程和痈疽的鉴别诊断，都作了扼要的说明。

　　本章最后讨论了病机十九条，这是《内经》从复杂的症状中，指出的辨证求因纲领。它是后世辨证求因的良好法则。疾病的原因是多端的，而疾病的变化，更是千头万绪。病机十九条虽然并不概括所有疾病的病因和症状，但对掌握病机推测病因，给后世医家有很大启发。

第**六**章

诊　　法

概　　言

一、诊法的意义

本章所要讨论的，是《内经》的有关诊法部分。诊法与前面所讨论过的阴阳五行、藏象、经络、病能等，都是互相联系的。也就是说，要诊断一个疾病，必须懂得病理变化，要了解病理，又必须先要懂得人体的生理正常功能。所以诊法是医学上从理论到临床的一个重要环节。

诊法是诊察和分析疾病作出最后决定的方法和手段。我们要详细了解一个疾病的发生和变化，必须在邪正斗争的演变过程中，运用各种不同的方法，来辨认它在斗争过程中所出现的极其错综复杂的不同反应——证状。从而探求疾病的原因，推测疾病的性质和转归，以达到全面了解疾病，为治疗作出正确的依据。这些方法，总称为诊法。

关于"诊法"二字的来源，在《素问·脉要精微论》中曾有"黄帝问曰：诊法何如？"的一句话，虽然在《素问·脉要精微论》里，主要是谈脉诊，但从该篇全部内容来看，却包括了望、闻、问、切四诊在内。因此我们把《内经》里一部分有关四诊的内容，编成一章，就采用了"诊法"作为章名。

二、诊法的内容

（一）望诊

范围——主要是视精明、察五色、视体形、体态活动。

原理——古人认为"有诸内者，必形诸外"。

所谓"有诸内者，必形诸外"，是说人体内部有了变化，外表也一定会有异常的表现。例如，一个喝醉了酒的人，机体内部有了变化，就会表现面赤、气粗、目赤等现象。

惊恐的人，表现面色青白。从这些情况来看，古人这种认识是很正确的。

（二）闻诊

听——听呻吟、喘息、语言、咳嗽、肠鸣等。

嗅——嗅病气及排泄物（如大小便、痰液等）之气味。

闻诊的范围，包括了听和嗅两个部分。根据五脏应五声、五音、五臭的概念，如果内脏有了病变，声、音、臭也会有所变化。我们掌握以常衡变的方法，就可以从声、音、臭的变异，来了解疾病的概况。

（三）问诊

《内经》里有关问诊方面的经文，虽然比较少，但是都谈得很具体。后世医家根据《内经》的宗旨，通过临床实践，有了进一步发展。如张景岳的十问歌等，在临床运用上，都有其参考价值。我们根据《内经》条文精神，问诊范围大致归纳如下四个方面：①既往生活环境，及个人嗜好；②过去病史；③现在病史；④自觉症状。

（四）切诊

切诊，就是医者通过手或手指去按病人的肢体和脉搏等，借以了解病的部分情况。然后再综合望、闻、问三诊所得的情况，最后判断疾病的原因、性质，从而确定诊断。其范围包括脉诊和触诊两个方面（图 6-1）。

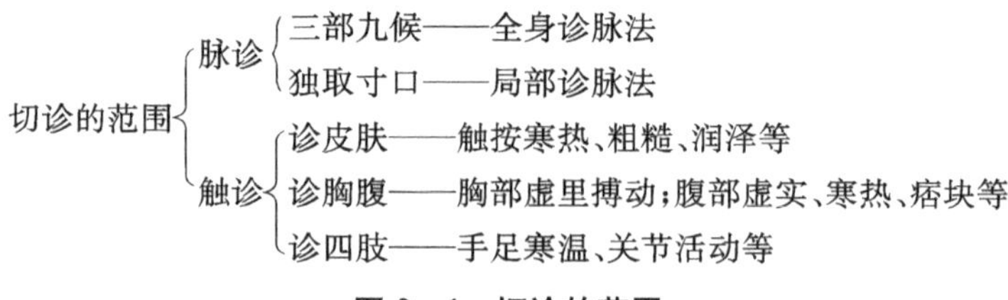

图 6-1　切诊的范围

三、诊法的应用和价值

诊法是辨证论治的武器。它的理论，也是建立在"天人相应""四时六气""脏腑经络""营卫气血"等的基础上，并以阴阳五行说为思想指导的。

我们要想治愈一个疾病，首先就必须要有正确的诊断，要有正确的诊断绝不可单凭某一种诊法，因此在应用上就必须四诊并重，相互合参。结合八纲，分析病情，从而得出疾病的真相，所以苏联医学家包特金氏说："有正确的诊断，才有正确的治疗。"由此可知诊法在临床应用上的价值了。

原 文 讲 解

原文　善诊者，察色按脉，先别阴阳；审清浊而知部分。视喘息，听音声，而知所苦。观权衡规矩，而知病所主。按尺寸，观浮、沉、滑、涩，而知病所生。以治无过，以诊则不失矣。（《素问·阴阳应象大论》）

[**提示**]　说明诊法在临床运用上的总原则。

一、辨别阴阳的重要性

"察色按脉，先别阴阳；审清浊而知部分。"

我们知道，一切疾病在发展过程中，所反映出来的证状，是错综复杂、千变万化的，但是在分类上，总的概括起来，不外乎阴证、阳证两大类型。而要确定阴证和阳证，又必须通过望色泽、听音声、问病历、切脉等四诊方法，搜集病情，然后进行分析它属阳属阴，所以说，察色按脉先别阴阳。

（1）辨脉的阴阳：如图 6-2。

这是指切脉的部位、动态、至数三方面的阴阳。如果细细分析，各种脉象都可以分为阴阳，如浮脉为阳，沉脉为阴，洪大为阳，细小为阴，滑脉为阳，涩脉为阴……辨脉之阴阳可以作为推断正气的强弱和病邪的部位等的佐证。

脉的阴阳〈　部位——寸为阳，尺为阴
　　　　　　动态——起为阳，伏为阴
　　　　　　至数——数为阳，迟为阴

图 6-2　脉的阴阳

（2）辨色的阴阳：如图 6-3。

同时还可进一步从色的明暗来辨别其清浊阴阳（图 6-4）。吴崑说："色清而明，病在阳分；色浊而暗，病在阴分。"所谓：病在阳在阴，指表里深浅的部位而言。

色的阴阳 ⎨ 润泽光明——阳 / 枯槁晦暗——阴

色的清浊 ⎨ 清明——病在阳分——病浅属表 / 浊暗——病在阴分——病深属里

图 6-3　色的阴阳　　　　　　　图 6-4　色的清浊

二、望闻二诊相互合参的举例

"视喘息，听音声而知所苦。"

"喘息"，此处可作呼吸的气息讲。"视喘息"就是看病人呼吸的气息和其动态。

以"视喘息"这三个字的字面上看，当属望诊范围之内；但我们在临床上，对喘息病者的诊断，往往是视听合用的。所以喘息，不但可以用视诊，而且可以同时用听诊。例如：一个肺气虚弱的病人，端坐呼吸的时候，气喘频频随呼吸点头，这是中气不足的现象。对这类病人，如果只凭耳的闻诊，那就只能了解喘息声音的高低、粗细，而不能了解病人气衰时的体态动作；假若配合望诊的话，就可进一步加以辨别了。由此可知，各种诊法在运用上，不可截然分开，而是有其密切联系的。

总之，视病人呼吸的长短、浅深，声音的粗细，是可以判断中气的盛衰、病因和病灶所在。后世徐灵胎对喘息又有虚实的辨别，他说："喘粗气热为有余；喘促气寒为不足。息高者心肺有余；息弱者肝肾不足。"这是在《内经》的基础上有了进一步发展。

三、权衡规矩在诊断上的意义

"观权衡规矩，而知病所主。"

张景岳："权衡规矩，在脉要精微论，以脉言也。然此四者，所包者多，不独在脉；盖权言其重，衡言其轻，规言其圆，矩言其方。能说明方圆轻重之理，则知变通之道矣。"

我们认为在这节经文里，"权衡规矩"四个字包含了两方面的意义：一是形容四时正常的脉象（如春应中规，夏应中矩，秋应中衡，冬应中权）；二是诊法总的原则。亦即所谓"权，然后知轻重；度，然后知长短；不以规矩，不能成方圆"。也就是说，应掌握这些总的原则以常衡度，了解疾病在何脏何腑，以适宜治疗。

四、察脉的基本要求

"按尺寸，浮、沉、滑、涩而知病所生。"

我们诊脉多以寸口，寸口包括了寸关尺三部；寸为阳，尺为阴。浮、沉、滑、涩，是四种不同脉象。浮脉，浮于指下，轻按乃得，多主表。沉脉，沉于下，重按乃得，多主里。滑脉，往来流利，为有余之象。涩脉，往来滞涩，为不足之象。脉乃血之府。因此每一种脉象，都是脏腑气血盛衰的真实反映。这四种脉象，是脉诊中的最基本的要求，虽不能代表全部病变的脉象，但有举一反三之意。

最后谈到"以治无过，以诊则不失矣"，也就是说，诊察疾病，要做到从多方面观察，诊断才不会发生差错，治疗也没有什么过失。

总之这节经文，可说是诊法的纲领。其中又重点说明了各种诊法的作用，如知部分、知所苦、知病所主、知病所生等。这些内容，对诊断作了一些原则性的指示，对临床实际应用，有很大的启发。

原文　黄帝曰：余闻虚实以决死生，愿闻其情。岐伯曰：五实死，五虚死。帝曰：愿闻五实五虚。岐伯曰：脉盛、皮热、腹胀、前后不通、闷瞀，此谓五实；脉细、皮寒、气少、泄利前后、饮食不入，此谓五虚。帝曰：其时有生者何也？岐伯曰：粥浆入胃，泄注止，则虚者活；身汗得后利，则实者活，此其候也。（《素问·玉机真藏论》）

〔**提示**〕　说明五实五虚证的鉴别诊断和预后。

〔**词解**〕　"闷瞀"：指胸中窒闷，眼目昏花。

"泄利前后"：指大便泄泻，小便频数或失禁。

"身汗得后利"：是说周身是汗，二便得通。

一、虚实的含义和分类

五实五虚俱见，所以断为死候的缘故，有如下两点：一为邪气壅滞猖獗，正气完全不能抵抗，虽攻泻无能为力；一为正气虚败已极，虽补养亦无济于事，这是无可挽救的死证。虚证、实证分类鉴别如下表（表6-1）。

表6-1　虚证和实证分类鉴别

五　实	五　脏	五　虚	理论根据
脉盛	心	脉细	心主脉
皮热	肺	皮寒	肺主皮毛
腹胀	脾	饮食不入	脾主运化
前后不通	肾	泄利前后	肾主二便
闷瞀	肝	气少	1. 肝脉贯膈，气逆于中，故闷瞀（张景岳）； 2. 肝为春生之气，肝虚故气少（张隐庵）

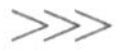

　　从上表五实五虚证状的鉴别，说明了心、肺、脾、肾、肝五脏，都有了病变，当然疾病是较为严重的，所以说五实死，五虚死。

　　但五实五虚证，是否完全就是死证而没有好转的希望呢？实际上并不是这样，下面就要讨论这个问题。

二、虚证、实证的预后

　　虚证、实证的好转和恶化，取决如下两个条件：①如果本身功能自然恢复（胃气恢复），这是自身的适应能力。②如救治得法，经过服药后内脏起到良好的反应，就会出现下列好转现象，预后良好（图6-5）。

$$
\text{实热}
\begin{cases}
\text{表实} \rightarrow \text{身汗（表解）} \\
\text{里实} \rightarrow \text{后利（里和）}
\end{cases}
\text{实者活}
$$

虚泻 → 知饥能食（胃气恢复） → 泄注止 → 虚者活

图6-5　虚证、实证的预后

　　反过来讲，如果自身功能不能自然恢复，即使救治得法，也会趋向恶化，预后是不良的。

　　以上指出了虚实两大类型，并说明好转和恶化的现象，具有举例示范的意义。本节所举的虚实两证，如果各自单独出现，尚比较容易认识和处理；若是虚中夹实，实中夹虚的错综出现，那就必须根据辨证论治。所以《经》云："至虚有盛候，大实有羸状。"临床上更为重要。倘或辨认不清，就要犯虚虚实实之误了。

　　总之这节经文，叙述了虚实两证的鉴别，和预后好坏的推测；虽谈到五实死，五虚死，也不是绝对的。其好转取决于两个方面：一方面是病人的适应能力——胃气恢复，这一点很重要；另一方面是救治得法。因此在临床诊断上，对虚、实证状，特别是虚实夹杂的证状，必须辨认清楚，在治疗上，才不会发生差错，而犯虚虚实实之误。

　　[**参考资料**]　程杏轩《医述记载医参》："实死急，虚死缓；实死之状恶，虚死之状善；实死者，形不脱，虚死者形脱；实死者多由医误，虚死者多由自戕。知其所以死之故，则知其所以生之诀也。"

　　张子和："不救则死，救之不得其道亦死。"又："粥浆入胃，而不注泻，则胃气和；胃气和则五脏皆实，是以生也；汗以泄其表，利以泄其里，并泻则上下通；上下通则五实皆启，是以生也。"

原文　夫五藏者，身之强也。头者精明之府，头倾视深，精神将夺矣。背者，胸中之府；背曲肩随，府将坏矣。腰者，肾之府，转摇不能，肾将惫矣。膝者，筋之府，屈伸不能，行则偻附，筋将惫矣。骨者，髓之府，不能久立，行则振掉，骨将惫矣。得强则生，失强则死。（《素问·脉要精微论》）

[**提示**]　从体态反常表现而诊断内脏的病变。

首先谈到"夫五藏者，身之强也"，就是说身体的强弱，与五脏有着密切关系。五脏的功能正常，才能使身体壮健，所以最后说"得强则生，失强则死"，就是这个道理。

接着谈到"头者，精明之府；头倾视深，精神将夺矣"，这就是从头、背、腰、膝、骨等反常的体形动态，去诊断人体病变所在。下面分别讨论。

一、头倾视深

"头者，精明之府。"张隐庵："诸阳之神气上会于头；诸髓之精气上聚于脑。"《灵枢·大惑论》："五藏六府之精气，皆上注于目，而为之精。"所以人体在正常情况下，头和目是依靠内脏精气的营养和心神来维持其正常功能活动的。

"头倾视深"，也就是头目体态的反常表现。头倾是头部低重不能抬起；视深，是两目凹陷无光。产生这种现象的原因，主要是内脏精气衰败，心神失守，是一种严重的证候表现，所以经文说"精神将夺矣"。此症在临床上一般多见于严重病后，或小儿腹泻之后，疾病已趋于危笃之期。

二、背曲肩随

"背者，胸中之府。"背在后，胸在前，胸中如从字义上来看，似乎是部位，实际是代表了心肺两脏，因心肺居于胸中，又心俞、肺俞均在背部。人体在正常情况下，背和胸构成胸廓是心肺二脏的一种天然屏障，维持一致的动作，所以说"背者，胸中之府"。

"背曲肩随"，就是背部弯曲不能挺胸、两肩下垂无力抬起的反常体态。产生这种现象的原因，是由于心肺有了病变，精气衰败，不能充于背部。所以经文说："府将坏矣。"临床上见到这种体态，便可知道胸中的脏器行将有所损坏，同时可知这多是由于久病。例如虚劳（肺痨）病者，见到这种背曲肩随的反常体态，往往是疾病已到了危险阶段。

三、转摇不能

"腰者，肾之府。"两肾附于腰部十四椎两旁各开寸半。腰是肾之外府，人体在正常情况下，可以维持转侧自如的活动，所以经文说"腰者，肾之府"。

"转摇不能"，也就是腰部不能随人的意志进行转侧自如，是一种运动障碍表现。产生这种现象的原因，是由于肾脏有了病变，精气亏损，不能充于府（腰部），所以经文说"肾将惫矣"。临床上见到这种体态，多伴有严重的腰酸、腰痛等症，便可知道肾脏亏损已极，形体亦将衰败矣。

四、屈伸不能，行则偻附

"膝者，筋之府。"人体在正常情况下，膝关节之所以能屈伸自如，必有赖于筋的维络；同时又以膝腘部的筋为最多，所以经文说"膝者，筋之府"。

"屈伸不能，行则偻附。"也就是两膝部不能屈伸自如，在步行的时候，佝偻着身体，必须倚物而行（如手杖等）。产生这种现象的原因，是由于筋有了病变，所以经文说"筋将惫矣"。但究其病源，多属于肝肾不足引起的。因为肾水为肝木之母，肾水不能涵养肝水；同时肝脏不足，则筋失肝养，故筋脉衰惫，而关节屈伸不能，表现行则偻附的反常体态。

五、不能久立，行则振掉

"骨者，髓之府。"骨中藏有骨髓，正常情况下，骨髓充足，才能维持立和行动，所以经文说"骨者，髓之府"。

"不能久立，行则振掉。"也就是站立不稳和不能久站之象，在步行的时候，振振颤动，摇摇欲倒的反常体态。产生这种现象的原因，是由于骨骼有了病变，失去支架人体的作用；但是骨为肾所主，正由于肾的精气衰败，而骨髓不足，不能充于骨骼，骨骼失掉营养，便呈现衰弱不堪的症象。所以经文说"骨将惫矣"。惫者，极度衰弱疲乏的意思。所以我们在临床上如见这种病证，虽然是属于骨骼的病变，但是追究其根本原因，还是肾精亏损所致。

现在将上面所讨论的归纳如下（图 6-6）。

<pre>
                    ┌ 头倾视深——精神衰败
                    │ 背曲肩随——心肺有病
          反常的体态 ┤ 转摇不能——肾脏病变
                    │ 屈伸不能，行则偻附——肝肾不足
                    └ 不能久立，行则振掉——骨骼病变（肾主骨）
</pre>

图 6-6　反常的体态

本节所讨论的，大部分属于肝肾病变；同时讨论了头、背、腰、膝、骨等部在人体正常情况下，与五脏的密切关系。五脏功能正常，这些部分就能维持它的正常的体态和活动。由于内在五脏有病,而反映到体表来产生各部的反常动态。因此我们便可以根据这些反常的动态,作为诊断内在五脏病变的依据。同时这些理论,在临床诊断上都有它相当重要的价值。

[**参考资料**]　张隐庵:"心肺居于胸中,而俞在肩背,故背为胸之府。"

张隐庵:"两肾在于腰内,故腰为肾之外府。"

张隐庵:"筋会阳陵泉,膝乃筋之会府也。"

张隐庵:"偻,曲其身;附,依附而行也。"

《素问》新校正:"按别本附,一作俯。"

张隐庵:"髓藏于骨,故骨为髓之府。"

原文　夫精明五色者,气之华也。赤欲如白裹朱,不欲如赭;白欲如鹅羽,不欲如盐;青欲如苍璧之泽,不欲如蓝;黄欲如罗裹雄黄,不欲如黄土;黑欲如重漆色,不欲如地苍。五色精微象见矣,其寿不久也。(《素问·脉要精微论》)

[**提示**]　指出色诊的部位是"目"和"面"及五色之欲与不欲,作为诊断预后的依据。

一、精明五色为气之华的原理

[**词解**]　"精明":历代注家解释不一。①王冰认为精明就是睛明穴(目内眦、山根交界处两边的部位),这种局限于睛明穴的说法,是不够恰当的。②另一种说法认为睛明是目,包括眼睑和眼球,因为古人认为眼睑属脾,内眦、外眦属心,白珠(巩膜)属肺,睛(黑眼)属肝,瞳孔属肾,这种说法,尚有参考价值。③王一仁说:"五脏六腑之精,皆上注于目,目之精为瞳子,目视贵明,则辨五色能清晰。"④吴考槃《素问辑粹》删"精明"二字。所以我们认为是形容两目的视力,能精细明晰地辨别五色。或依吴氏所说精明删去亦通。

"五色":就是青、黄、赤、白、黑(包括面部与目部,但主要着重面部)。古人认为五色内应五脏,《灵枢·五色》:"五色命藏,青为肝,赤为心,黄为脾,白为肺,黑为肾。"这就是说明五脏外应的正常色泽。

"气之华":李念莪说:"言气而血在其中。""华"者荣也。是指五脏气血之外荣的意思,故王一仁说:"脏腑之气上华于颜,故辨气色能知病情。"总的说,"精明五色者,气之华也",就是两目的精明和颜面的色泽,都是内脏精华气血反映在外表的征象;它的正常和变化,与五脏六腑的精气、气血有着密切关系。因此内脏

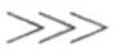

有了病变,是可以从目的神光和颜面色泽的变化,予以测知。

二、五色之欲与不欲的意义

从本节所述的欲与不欲来说,凡五色润泽光明者,预后多属良好,这是内脏气血充足的表现;五色之枯槁晦暗者,预后多不良,这是内脏气血衰败的表现(图 6-7)。

五色 〈 欲——润泽光明——预后良(气血充盛)
不欲——枯槁晦暗——预后不良(气血衰败)

图 6-7 五 色

所以赤色要像帛绢包裹朱砂一样白色里泛出红来,不要像赭石一样呈现赤褐之色;白色要像鹅毛一样,白得鲜明润泽,不要像食盐一样白而灰暗;青色要像苍色的璧玉一样润泽,不要像蓝靛一样晦暗的颜色;黄色要像白罗包裹雄黄一样黄而润泽,不要像黄土之色;黑色要像黑漆的颜色一样明亮润泽,不要像苍黑的泥土颜色。这是古人以具体实物的颜色,来比喻说明五色之欲与不欲。总之辨析五色是诊断疾病预后好坏的关键问题,在临床上必须注意的。

三、五色精微象见的理解

[词解] “精微”:是精华、精粹。

“象”:是现象。

在前面讨论了五脏的光华,虽现于面部,但并不是没有限度的,而必须要有一定的含蓄,也就是经文所谈到的“赤欲如白裹朱等”。由于朱之色红而鲜艳(马莳:白,应作帛),用白帛裹之,则虽赤而艳色并不毕露,有一定的含蓄。假如精华毕露,浮越于外,毫无含蓄,这就是内脏真元之气外泄的标志(真脏色见),是一种败象。五色之不欲,也是含着这个意义(图 6-8)。

色 〈 如赤欲如白裹朱等——精华隐然内藏,有一定含蓄(真气内守)
精微象见——精华彰然外露,毫无含蓄(真气外泄)

图 6-8 五色精微象见的理解

吴崑说:“精微象见,言真元精微之气,化作色相,毕现于外,更无藏蓄,是真气脱矣。”按照吴崑的解释,我们可以进一步领会它的精神实质。即是俗语所说,“回光返照”的现象。这种象征,是疾病趋向死亡的先兆,因此经文说:“五色精微象见矣,其寿不久也。”

这种征象,在临床上每多见于慢性病及久病病人,原来面部的病容与疾病轻重是相称的,忽然间转为神采奕奕,显出嫣妍之色、红光满面,这可说是精微象见,临死的先兆。

总之从五色的善恶,可以看出疾病的变化。其五色欲与不欲的关键,在于色的润泽枯夭。凡是见到五色润泽的,预后多属良好;枯槁的,预后多不良。另外讨论了假使五色精华毕露,浮越于外,毫无含蓄,这是内脏真气外泄,败象的标志,所以说"其寿不久"。

[**参考资料**]　《灵枢·大惑论》:"五脏六腑之精气,皆上注于目,而为之精。"李念莪:"五色之欲者,皆取其润泽;五色之不欲者,皆恶其枯槁。"

原文　夫精明者,所以视万物、别黑白、审长短;以长为短,以白为黑,如是则精衰矣。(《素问·脉要精微论》)

[**提示**]　从视觉的异常测定内脏精气的衰退情况。

一、视觉与内脏精气的关系

人体在正常情况下,双目的功能,是视万物、别黑白、审长短。而所以达到这样的目的,首先必须依靠内脏精气的灌养,精气充足,才能心神灌注,精明视物。

《灵枢·大惑论》:"五藏六府之精气,皆上注于目。"

《素问·五藏生成》:"肝受血而能视。"

因此我们知道,目的视力,不仅与内脏精气有关,而且与血同样有着密切关系。那么从视觉的变化,就可以诊断内脏精气和血的衰退情况,下面就要讨论这个问题。

二、视觉变化在诊断上的运用范围

关于视觉变化,可以从如下两个方面去理解。

(1) 从人体衰老方面理解:《素问·阴阳应象大论》说:"年五十体重,耳目不聪明矣。"《灵枢·天年》说:"五十岁,肝气始衰,目始不明。"这是人体生理从生长、发育、衰老过程中的必然现象,不属于病理的范畴。

(2) 从病理方面理解:《灵枢·大惑论》说:"精散则视歧,视歧见两物。"《灵枢·决气》说:"气脱者,目不明。"《灵枢·藏气法时论》说:"肝病者……虚则目䀮䀮无所见。"由此可知,以长为短,以白为黑,是视觉错乱之症。视觉错乱的产生,是内脏精气的衰退和肝血不足所致,所以说"如是则精衰矣",也就是这个含义。

总之本节讨论了视觉的精明,是靠五脏精气的灌溉营养,因而从观察两眼视觉的变化情况,便可以测定内脏精气的盛衰。

[**参考资料**]　张景岳:"五脏六腑之精气,皆上注于目而为之精。故精聚则神全;若其颠倒错乱,是精散而神散矣,岂久安之兆哉!"

《灵枢·大惑论》:"目者,心使也,心者,神之舍也。"

原文　黄帝曰:以官何候? 岐伯曰:以候五藏。故肺病者,喘息鼻张;肝病者,眦青;脾病者,唇黄;心病者,舌卷短,颧赤;肾病者,颧与颜黑。(《灵枢·五阅五使》)

[**提示**]　从察五官颜色和证状的变化,以测候五脏病变。

五脏与五官的关系已在第三章藏象中讨论过,这里不再重复。

兹根据本节经文五官颜色及证象与五脏病候的关系,作如下讨论(图6-9)。

五官和五脏在病理上的关系
- 肺病:"喘息鼻张"——热邪壅闭,肺气上逆,多见于肺经风热严重之证(小儿更多见)
- 肝病:"眦青"——风邪壅于经络,多见于小儿肝经风痰之证
- 脾病:"唇黄"——脾失健运,湿热内蕴,多合并其他证状出现
- 心病:"舌卷短颧赤"——心火亢盛,阴津耗竭,多见于疾病严重阶段
- 肾病:"颧与颜黑"——肾水上泛,多见于沉寒、虚劳之证

图6-9　五官和五脏在病理上的关系

(1)"肺病者,喘息鼻张":肺主气,鼻为肺的外窍,而司呼吸。喘息鼻张的证状,是由于热邪壅闭,肺气上逆,以致呼吸不利。每每与高热、咳嗽、痰鸣、口渴、烦躁、呼吸抬肩等证状合并出现,特别是小儿在感受风温,风邪犯肺,发生高热之际,喘息鼻张的症状,更为多见。由于肺乃娇脏,小儿又是纯阳之体,加之高热熏灼,肺的津液大伤,病证多属严重。因此在临床上,从病人鼻部和呼吸气的情况,是可以测知肺脏疾病的轻重。

(2)"肝病者,眦青":肝主风,其色青,目为肝之外窍,所以别五色也。眦青的证状,是由于风邪壅滞经络;临床上每见于小儿肝经风痰之证,有时伴有目中不了了的现象。

《幼幼指南》:"肝热者,目中青。"但亦可见于肝气郁结的病人。

(3)"脾病者,唇黄":脾主运化,其色黄;唇为脾的外窍,所以纳五谷也。唇黄的证状,临床上多见于脾失健运,湿热内蕴之证,合并其他证状出现。单纯的唇黄,临床上还是少见。

(4)"心病者,舌卷短、颧赤":心主火,其色赤;舌为心之外窍(舌为心之苗)。

舌卷短、颧赤这种证状，是由于心火亢盛，阴津耗竭。所以舌卷而短，由于阴虚阳亢而孤阳外越，故两颧现赤。临床上见到这种证状，证明疾病已进入了危险之期，是不可忽视的。

但是必须指出，阴虚火旺的病人，两颧也会出现赤色，这是虚火上炎的现象。与本节所讨论的舌卷短、颧赤，有缓急的不同，必须加以区别。

（5）"肾病者，颧与颜黑"：肾主水，其色黑；颧与颜黑的证状，是由于土不制水，水气上泛，临床上多见于沉寒、虚劳之证。

《金匮要略》："黑色为劳。"

李东垣："肾病面黑，身凉脉沉而滑，多黑则痹；暴病形冷恶寒，三焦伤也。"

由此可知，颧与颜黑，多属虚劳证候，如系暴病则属沉寒痼冷直中三阴之重证。

总之这节经文讨论五脏有了病变，可以反映到各脏的外窍和外应五色。因此我们在临床上，掌握了这些理论，结合四诊，灵活运用，是可以从外窍和五色证象来诊断内脏的病变的。

原文　黄赤为风，青黑为痛，白为寒，黄为膏润为脓，赤甚者为血，痛甚为挛，寒甚为皮不仁。五色各见其部，察其浮沉，以知浅深；察其泽夭，以观成败；察其散抟，以知远近；视色上下，以知病处。（《灵枢·五色》）

［**提示**］　说明五色主病与察色的关键。

本节分两段讨论，从"黄赤为风……寒甚为皮不仁"为第一段。

一、五色主病的一般概况

（1）"黄赤为风"：黄赤之色所主多为风邪、阳邪、热邪。由于风为阳邪，乃火之母，阳邪多热，所以这种黄而兼赤的颜色，临床上多见于风热疾患。例如，风温证的面色，多黄而兼赤，说明了黄赤之色，多主风主热。但若黄赤不并见，则其主病就有所不同。

（2）"青黑为痛，痛甚为挛，寒甚为皮不仁"：《素问·调经论》："血气者，喜温而恶寒，寒则泣不能流，温则消而去之。"《素问·经络论》："寒多则凝泣，凝泣则青黑。"其中"凝泣"两字，是说明血液流动，因受寒邪的刺激后，发生循环不畅；血滞则色现青黑，气不流通，不通则产生痛感，痛甚则筋脉呈现挛急。《素问·痹论》："痛者寒气多也，有寒故痛也。"

另一方面，由于血滞，以致营卫运行不利，减少了皮肤营养的来源，因此导致皮肤麻木不仁。青黑为痛等症的机转，如图6-10。

$$寒 \longrightarrow 血凝泣 \begin{cases} 色现青黑 \longrightarrow 痛 \longrightarrow 甚为挛 \\ 营卫运行不利 \longrightarrow 皮肤缺营养 \longrightarrow 皮不仁 \end{cases}$$

图6-10　青黑为痛等证的机转

但是必须指出，这里青黑的颜色，应理解是并见的。否则如后世张仲景著《金匮要略》中有"鼻头色青腹中痛""鼻头色黑者有水气"及"黑色为劳"之说，那就与青黑为痛不相符了。

（3）白为寒：白色多见于阳虚阴盛之体，由于阳气耗散，阴盛于内，寒从内生，故白为寒。临床上一般虚寒证多有此现象。但亦不尽如此，如《四诊抉微》有："悲愁不乐则色白。"有脱血、夺气、亡津液的，也会出现白色。这些多须结合其他证状来加以辨别的。

（4）"黄而膏润为脓，赤甚者为血"：这是指外科局部疮疡的诊断，不是面部气色的表现。如疮疡黄而膏润，是因为既已化脓而且已接近表面有欲破溃的现象，并按之软而有波动。赤甚者为血，是疮疡的热毒逼使血液积于局部，故呈现赤甚之色，多为疮疡的阳症初期尚未化脓的局部表现。

二、察色的关键

从"五色各见其部……"为第二段。它是说明五色表现的部位和变化。在临床上，应该掌握如下的察色方法，以助了解病情，作为预后诊断的一种依据。

（1）"察其浮沉，以知浅深"：王一仁说："色浮而在外者，为病在浅处；色沉而向里者，为病在深处。"

由此可知色浮于外者，病轻浅主表，色沉于里者，病深重主里。

（2）"察其泽夭，以观成败"：观察气色的润泽与枯夭，来诊断疾病的预后，在前面第四节五色之欲与不欲中已经讨论过一些。李念莪说："润泽者有成；枯夭者必败。"王一仁说："润泽而不夭晦者，病有痊愈之望，此其成也；若枯夭晦暗，气血内败，脏腑之精华日竭。"

按：王氏解释，认为色的枯夭既是气血内败，脏腑精华日竭；那么反过来讲，如果色润泽的，则是气血内充，脏腑精华未有损耗。由此可知，色的润泽和枯夭，是内脏精气和气血盛衰的真实反映，当然也可以从此而决断疾病的成败了。

（3）"察其散抟，以知远近"：李念莪说："散而不聚者病近；抟而不散者病远。"王一仁说："气色散而不抟聚者，病气亦可解散，则愈期不远；若气色抟聚，则病气一时难以解散，愈期非旦夕可卜。"二氏对远近的看法，各有不同：李氏是作患病时间的长短而言；王氏是作预测疾病愈期的远近而言。但是我们总括起来看，是散主病轻，愈期较近；抟主病重，愈期较远，二说并不矛盾。从一般疾病的发生发展过程来看，发病时间短，如及时治疗，则愈期当近；发病时间长，如未及时治疗（或治疗不当），则愈期当远。

兹将以上三段经文精神归纳起来，附图说明如下（图 6 - 11）。

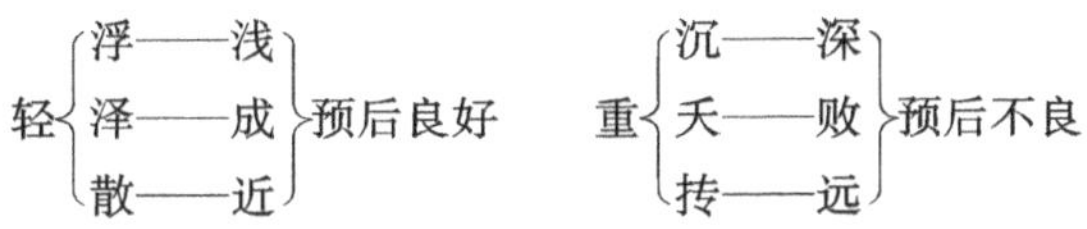

图 6 - 11　察色的关键

（4）"视色上下，以知病处"：说明在面部表现的色泽部位或上或下，而可以测知其病所在的部位，这是以面部部位配合五脏来进行观察诊断何脏病变。这节经文总的精神，主要是说明了五色主病的一般概况以及诊察色泽的方法，也可以说是望色诊的总纲。

[**参考资料**]

（1）黄色：①黄而肥盛，胃中有湿痰也；②黄而枯癯，胃中有火也；③黄而色淡，胃本湿也；④黄而色暗，津液久耗也。（张璐）

（2）赤色：①赤色为热，如阳明病白虎、承气汤证；②寒赤，如真寒假热之戴阳证；③久病虚劳，面赤如妆者不久居。（王氏《脉经》）

张隐庵："白者清肃之气，故为寒也。"

李念莪："色之浮者病浅，色之沉者病深。"

薛生白："散者病近，抟者病远。"

原文　　凡相五色之奇脉，面黄目青，面黄目赤，面黄目白，面黄目黑者，皆不死也；面青目赤，面赤目白，面青目黑，面黑目白，面赤目青，皆死也。（《素问·五藏生成》）

[**提示**]　　在疾病发展过程中，从观察面目五色，测知胃气的有无，作为预后诊断的依据。

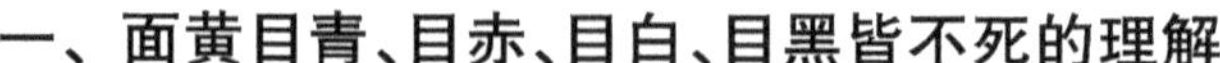

一、面黄目青、目赤、目白、目黑皆不死的理解

古人根据五行学说的理论，以黄色为中央土的正色；五行以土为本，所以说土为万物之母。配合人体脏腑，土于五脏属脾，六腑属胃，所以脾胃为人体后天之本。这是古人从实际观察所得。所谓黄色，当是润泽光明正常的黄色；它代表人体有胃气的正色。凡在疾病过程中，或久病以后，如面部能见到润泽光明正常黄色，说明胃气尚存，预后良好，即所谓"有胃则生"。虽然目（包括眼球和眼的周围）色不同，而面部均有黄色，即有胃气在，所以说"皆不死"。

《难经·十五难》说："胃者水谷之海，主禀四时，皆以胃气为本，是谓四时之变病，死生之要会也。"

二、面青目赤、目黑、面赤目白、目青、面黑目白皆死的理解

上面谈了黄色为有胃气的征象；反过来讲，面无黄色，也就无胃气之色，换句话讲也就是人体生机来源断绝，五脏六腑失却了濡养。凡在疾病过程中或久病以后，如面部不能见到润泽光明的黄色，说明胃气已无，预后多恶劣，所谓"无胃则死"。本节经文所提出的"皆死"，也即是指此类病症而言。

但是从上述一些症状结合临床来看，面赤目白，可能是内真寒外假热（孤阳外越）的戴阳证；面青目赤，可能是热深厥深的症状；面青目黑，可能是阴毒的症状（血停滞而凝结伴有身痛如被杖）；面黑目白，可能是脾土败而肾水之色上泛；面赤目青，可能是血郁的症状。

总之本节精神，着重在察面部黄色的有无，从而测知胃气的存亡，作为疾病预后好坏诊断的依据。因此胃气的有无，关系到病人的生死吉凶。

[**参考资料**]　杨上善："面青目赤，为肝病心乘；面赤目白，为心病肺乘；面青目黑，为肝病肾乘；面黑目白，为肾病肺乘；面赤目青，为心病肝乘。"

原文　赤色出两颧，大如拇指，病虽小愈，必卒死。黑色出于庭，大如拇指，必不病而卒死。（《灵枢·五色》）

[**提示**]　从赤、黑的独特颜色出现于面部不同部位，来预测疾病的变端。

一、赤色出两颧

"赤色出两颧，大如拇指，病虽小愈，必卒死"这一段，据李念莪说："赤色出两颧，颧者应在肩，亦为肺位；火色克金，病虽小愈，必卒死。"这是从五行、五色、面部分区内应五脏的理论来解释的（图 6-12）。

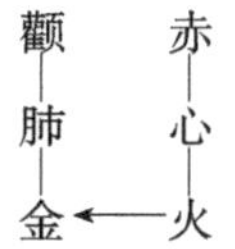

按：以颧的部位来说，认为外以应肩，内以应肺。

在临床上，常见于虚劳病（肺痨）的后期，午后骨蒸潮热，在潮热时，往往两颧发赤，娇艳如妆。临床上若见此种现象，都是预后不良的征兆。但往往为其假象所迷惑，认为病已小愈，而不注意虚劳病久，身体消瘦、枯萎；仅凭两颧红艳之色，从表面现象以为病有小愈，而其实乃是灯尽油干，回光返照的败象。

面色赤，仅是一种证状表现，为许多疾病所共有，因此在临床上必须加以鉴别，兹举例如下（图 6 - 13）。

赤色的鉴别
- 阳毒证——面色赤，身斑如锦纹
- 戴阳证——面赤嫩红带白，游移不定
- 阴虚证——黄昏颊赤、潮热
- 阳实证——面赤、潮热、谵语

图 6 - 13　赤色的鉴别

二、黑色出于庭

"黑色出于庭，大如拇指，必不病而卒死"这一段，据李念莪说："天庭位于最高，黑色干之，是肾绝矣，虽不病必卒死也。"这也是以五行、五色、面部分区应五脏的理论来解释的。天庭位于最高，乃心火之位，黑为水色，乃水克火，所以必不病而卒死（图 6 - 14）。

临床上多为肾阴早亏，心阳暴绝的证象。

天庭——心——火　←　黑色——肾——水

图 6 - 14　黑色出于庭

黑色也是许多疾病所共有的一种证状，有的出现部位不同，但亦有部位相同的。如女劳疸的额上黑，与本条黑色出于庭，在部位上是有其相同之处；如能结合其他证状，是有所区别的。因此临床上亦必须加以鉴别。兹举例如下（图 6 - 15）。

这些病的黑色，不一定大如拇指。而女劳疸，虽然额上黑，不过仅是许多证状中的一种证状而已。并且这些病都是慢性病，与本节"必不病而卒死"是不同的。

黑色的鉴别
- 支饮——面目黧黑
- 酒疸——目青、面黑微黄
- 女劳疸——额上黑、身黄

图 6 - 15　黑色的鉴别

三、大如拇指

从条文的大如拇指来看，这个赤色和黑色，必不是弥漫普遍的颜色，而是赤色、黑色与周围皮色有一定的明显界限。张景岳说："如拇指者，成块成条，聚而

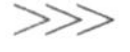

不散。"这一点也是与其他疾病的赤色、黑色的鉴别要点。

从整个条文的语气"必卒死""必不病而卒死"来看,古人对这种看法,是很肯定的,故有一定的临床参考价值。希望大家作进一步讨论和交流。

总之这节经文是古人用五行生克的理论,结合临床实践的经验而记载下来的。所指的部位及赤色、黑色,大如拇指,是一种独特的颜色和形象,非一般散漫普遍的赤色、黑色的形象可比,因此在临床上必须结合其他证状来加以辨别。

[**参考资料**]　朱永年:"五行之气,有相生,有承制;制则生化,胜制太过则灭绝矣。故病之小愈者,制则生化也;小愈而卒死者,胜制太过也。"

张隐庵:"黑色出于庭者,肾乘心而心先病,肾为应而随之外泄也。"

附注:女劳疸虽黑色出于庭,乃慢性病,必兼瘀血蓄积于血海之内而成血臌;由纵欲而得,故为不治之证,但不是无病而卒死。支饮面黑不仅现于额部,而是面目黧黑。酒疸的面黑原因,为酒毒湿热遏瘀其血,而致日趋衰败而变黑色兼有微黄。

原文　五藏者,中之守也。中盛藏满,气胜伤恐者,声如从室中言,是中气之湿也;言而微,终日乃复言者,此夺气也;衣被不敛,言语善恶不避亲疏者,此神明之乱也。(《素问·脉要精微论》)

[**提示**]　从语言的声音和伦次来判断疾病的性质。

"五藏者,中之守也",五脏各有所藏,属阴居内而守于中,在正常情况下有藏精内守的作用。五脏的精气充足,语言的声音也就能维持正常;如果精气不足或受到病变的影响,语言的声音,亦会有所变动。所以从病人语言的声音高低强弱和伦次,是可以判断疾病的性质的。下面分别讨论。

(1)"声如从室中言":由于水气盛于内,而发生胀满;肾为水脏,关门不利故聚水而从其类也;气胜伤恐(恐为肾志),以致肾中之阳不能宣化水气,影响到脾阳的运化,不能散精于肺;肺亦受影响而气化失利,不能通调水道,下输膀胱,水湿上泛渍肺,发生喘满;从而影响正常的发音,故呈现声音重浊于内,而不能扬达于外,如从密室中讲话一般(即如瓮中言)。这是湿主重浊的本性,所以说:"是中气之湿也。"

这种症状,临状上多见湿阻中焦,水饮渍肺,或与水肿并发。

(2)"言而微,终日乃复言":是语声低微断续乏力的现象。就是形容一句话不能一口气讲完，要换气后，才能继续接下去。张隐庵说："此言五脏之精气虚而发声之如是也，微者声之衰微也，终日复言者，气不接续也。"由此说明，当中气虚弱的时候，会出现声音低微而言语断续无力的现象，所以说"此夺气也"。后世《伤寒论》有"虚则郑声"亦属此类。临床所见，这种症状，确实多为中气不足，或重病内脏精气衰竭与久病元气大亏之证。

（3）"言语善恶，不避亲疏"：阳明脉解篇："阳盛则使人妄言骂詈，不避亲疏。"说明这种语无伦次的现象，是由阳盛实热而扰乱神明所致。《素问·灵兰秘典》："心者，君主之官，神明出焉。"说明人体主宰全身精神活动的是心。如果病邪侵犯了心，就会发生精神上的错乱现象，所以说："此神明之乱也。"后世《伤寒论》有"实则谵语"亦属此类。这种症状，临床上多见于阳明实证，或痰火互结之证。

兹将此三段归纳如下（图6-16）。

声音变化的机转：

- 声如从室中言——中气之湿（由于湿阻中焦，水饮渍肺）
- 言而微终日乃复言——夺气（由于中气虚弱）
- 言语善恶，不避亲疏——神明之乱（由于阳盛热实，扰乱神明）

图6-16　声音变化的机转

总之本节经文虽然写出三种不同的病状，而重点在描写病人在言语上所起的不同的变化，都是通过闻诊的方法，来探测疾病的某些征象，从而分析、判断疾病的性质——属虚属实。但是这些声音的变化，又是与五脏精气的盛衰情况有着密切的关系。这些资料，今天我们在临床上，仍然起着指导实践的重要作用。

[**参考资料**]　《灵枢·水热穴论》："肾者，胃之关也，关门不利，故聚水而从其类也。"

马莳："气胜而喘，善于伤恐。"

唐容川："肾中之阳能化湿气，则水达膀胱；若久坐湿地，则湿气太甚，而肾阳反受其伤。"

《素问·六节藏象论》："五气入鼻，藏于心肺，上使五色修明，音声能彰。"

原文　岐伯曰：入国问俗，入家问讳，上堂问礼，临病人问所便。黄帝曰：便病人奈何？岐伯曰：夫中热消瘅则便寒，寒中之属则便热。黄帝曰：胃欲寒饮，肠欲热饮，两者相逆，便之奈何？且夫王公大人，血食之君，骄恣纵欲、轻人，而无能禁，禁之则逆其志，顺之则加其病，便之奈何？治之何先？岐伯曰：人之情，莫不

恶死而乐生;告之以其败,语之以其善,导之以其所便,开之以其所苦,虽有无道之人,恶有不听者乎!(《灵枢·师传》)

[**提示**]　说明问诊的重要性,结合病人的思想特点,进行说服教育。

一、临病人问所便的意义

从"岐伯曰:入国问俗……便病人奈何?"为第一小段。

[**词解**]　"俗":风俗习惯。

"讳":避忌。

"礼":礼节。

"便":喜恶。

这一节开始"入国问俗,入家问讳,上堂问礼"的三句话,是古人以"借宾定主"的笔法来说明问诊在临床上的重要性。临病人问所便,是指问诊的关键——问所便。所谓"便"有喜爱的意思。

为了说明问题,兹举一病例来谈,例如:高热伴有口渴的病者,渴欲引饮,喜凉饮——热证;渴不欲饮,喜热饮——寒证。

一个高热病者,在发热的同时,伴有渴饮的证状,这时就得问一问,渴饮究竟是喜热饮,还是喜凉饮呢? 然后才能判断这个病发热的性质是属寒属热。若只有单问渴饮,而不问喜凉或喜热,这对发热的属性首先就很难判断是寒是热。因此本文所谓"临病人问所便"就是这个含义。不过这里的问所便,仅是局限在渴饮的一个方面,以举例明其意义。其他如五味、气候、环境等方面的喜恶,同样要通过问诊的。

二、中热、寒中的理解

"中热消瘅则便寒,寒中之属则便热"为第二小段。

中热、寒中是指两种不同属性的疾病,因而治法亦各有不同。所谓"便寒""便热",两个"便"字的解释,与"问所便"的"便"字,是不尽相同的,而便寒便热之便,含有病情和治疗的意义。根据经文,可以知道"中热"为消瘅之病因。

张景岳说:"中热者,中有热也,消瘅者,内热为瘅,善饥渴而日消瘅也。"可知消瘅,也就是消谷善饥的中消病。

"寒中"即是"寒气在中也"(《医学大辞典》)。《素问·金匮真言论》:"长夏善病洞泄寒中。"故寒中之属,是指属于寒性一类的疾病。在治疗上,中热病人宜寒,寒中病人宜热,同时在病人的喜恶方面,前者喜寒饮,后者喜热饮(表6-2)。

表 6-2　中热和寒中的鉴别

类　别	中　热	寒　中
病　情	中热则喜寒	寒中则喜热
治　疗	中热治之以寒	寒中治之以热

这是根据病人的喜恶而了解病情然后决定治疗方针。

三、对复杂病情的处理

（1）病情复杂的表现："胃欲寒饮，肠欲热饮……治之何先。"（图 6-17）

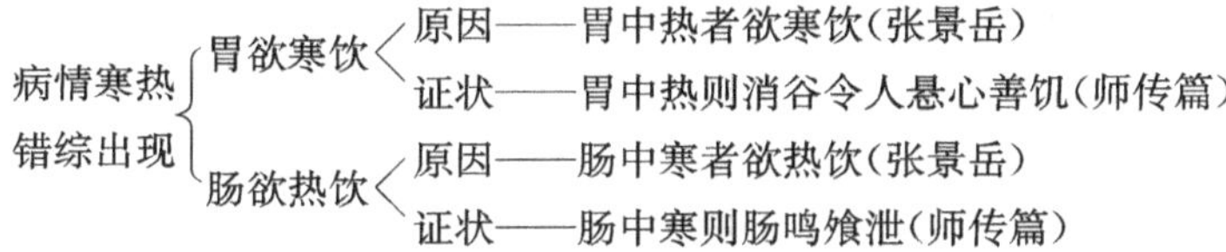

图 6-17　病情复杂的表现

附注：悬心，胃火上炎，心血被火灼而悬宕不安。（张景岳）

张景岳："胃中热者欲寒饮，肠中寒者欲热饮；缓急之治，当有先后，而喜恶之欲，难于两从；此顺之所以难，治之当有法也。"由上所述，胃欲寒饮，肠欲热饮，可知病情是寒热错综复杂的。不仅如此，而且更重要的是，他是一个王公大人，一贯骄恣纵欲、轻人，思想也很复杂，不易听人的劝告；如果硬要他改变习惯，就会使他精神上更会受到刺激；如果无原则的迁就顺从，那他的病情就会加剧。这是黄帝提出这么一个病情和思想均是复杂的病例，要求岐伯答复处理的方法，岐伯的答复是：应该针对病人的思想进行说服教育。

（2）掌握病人的思想规律进行说服教育："人之情莫不恶死而乐生……恶有不听者乎。"

这是岐伯对黄帝的答词。岐伯指出任何人都是恶死而乐生的，特别是病人更是如此。掌握病人的思想规律——恶死而乐生。因此，医者就可以根据这一思想规律，进行说服教育。其具体方法如图 6-18。

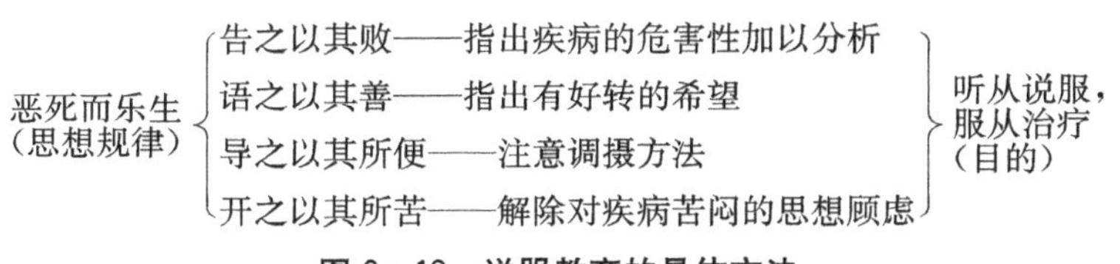

图 6-18　说服教育的具体方法

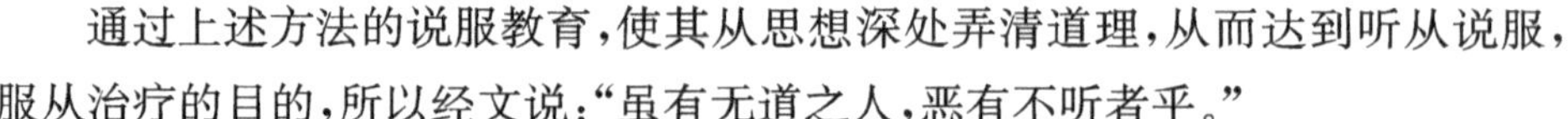

  通过上述方法的说服教育，使其从思想深处弄清道理，从而达到听从说服，服从治疗的目的，所以经文说："虽有无道之人，恶有不听者乎。"

  总之这节经文首先说明了问诊的重要性，是临病人问所便（喜恶之情）和问诊与治疗的关系。如中热消瘅则便寒，寒中之属则便热，以及如何掌握病人的思想规律，根据不同的对象，采取不同的说服教育，从而达到治病救人的目的。同时通过本节学习，可以了解古代医家在当时的社会背景和历史条件下，能够这样巧妙地掌握病人思想规律，用说服教育进行治病救人的那种高尚道德品质，是难能可贵的，这是一方面。另一方面，这种方法，在当时来说，是对封建主之流而言；拿今天来说，这些封建统治者虽不复存在，但这样思想复杂的病人，我们在临床上仍然可以遇到，因此这种方法，对我们临床工作者，处理思想复杂的病人，仍然有其现实指导意义。

  [**参考资料**] 喻嘉言："不问病人所便，不得其情。"

  原文 凡未诊病者，必问尝贵后贱，虽不中邪，病从内生，名曰脱营。尝富后贫，名曰失精。五气留连，病有所并。医工诊之，不在藏府，不变躯形，诊之而疑，不知病名。身体日减，气虚无精，病深无气，洒洒然时惊，病深者，以其外耗于卫，内夺于营。良工所失，不知病情，此亦治之一过也。（《素问·疏五过论》）

  [**提示**] 说明问诊必须结合病人在生活环境和精神活动方面的变化。

一、脱营、失精的病因和病理机转

  二者病名虽异，而致病因素却是基本相同，都是由于生活环境的变化影响意志活动，情志忧郁而发生病变。其病理机转如下（图 6-19）。

尝贵后贱　尝富后贫　→　生活环境改变　→　心神屈辱　<　五气留连　病有所并　>　<　血脉虚减　气血不行　>　<　脱营　失精

图 6-19　脱营、失精的病理机转

  （1）脱营：由于过去贵居人之上，现在失去高贵地位而失势，精神上受到屈辱，因此，情志忧郁，心怀不安，则神气郁而不伸，影响了营血的正常生理功能，导致血脉虚减。故虽不受外邪，而病由内在情志屈辱而起。对这种病候，称为脱营。

  （2）失精：由于过去富有，要什么有什么，能随心所欲；现在贫穷，失去大宗财帛，内心忧郁煎熬。并且思慕过去豪华奢侈的生活，精神上经常这样思慕往情，导致营卫气血郁滞不行；同时营养上也受到一定的影响，因此气血精神，日渐衰败下去。对这种病候，名之曰失精。

两者的病变上，虽有血脉虚减为脱营，气血不行为失精的不同（根据王冰解释），但这不是绝对的。因原文中有"五气留连，病有所并"，说明二者都是在"留连""所并"的机制下所形成的。也就是说，都是由于生活环境改变，精神上受到刺激后，使五脏之气抑郁不舒，气衰不运；不运则留连不去，故留聚为患。由此可知王氏所说的血脉虚减和气血不行，都不是脱营失精的绝对界限，也就是说脱营既可导致血脉虚减，亦可导致气血不行。同样的，失精既可导致气血不行，也可导致血脉虚减。

二、脱营、失精的临床表现

一般来说，可分为初、中、末三个阶段（图 6 - 20）。

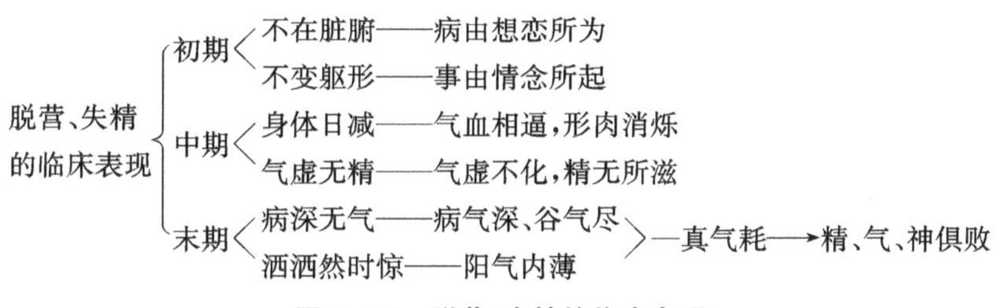

图 6 - 20　脱营、失精的临床表现

三、问诊对诊断脱营、失精的意义

从"医工诊之，不在藏府，不变躯形"来看，本病在开始的症状，是不明显的，要早期诊断，较为困难，因为既没有脏腑的咳嗽、呕吐等，也没有外表的疮疡、痈肿等症状发现，所以说"诊之而疑，不知病名"。在这样的情况下，那么只有通过询问病人生活起居、周围环境的情况，才可以了解病情的真相，否则，像脱营、失精的病人就无法诊断，由此可知在问诊时结合病人的生活环境，对诊断疾病具有重要意义。

［**参考资料**］　王冰："尝贵后贱，神屈故也，贵之为荣，贱之屈辱，心怀眷慕，志结忧惺，故虽不中邪，而病从内生，血脉虚减，故曰脱营。尝富后贫，富而从欲，贫夺丰财，内结忧煎，外悲过物，然则心从想慕，神随往计，营卫之道，闭以迟留，气血不行，积并为病。病之初也，病由想恋所为，故未居脏腑，事因情念所起，故不变躯形。病之次也，气血相逼，形肉消烁，故形体日减，阴阳应象大论曰：气归

精，精食气。今气虚不化，精无所滋故也。病之深也，病气深，谷气尽，阳气内薄，故恶寒而惊，洒洒寒貌。血为忧煎，气随悲减，故外耗于卫，内夺于营，病深者何，以此耗夺故尔也。"

谢利恒："此症因先贵后贱，尝富后贫，情志抑郁，忧思不已，血为忧煎，气随悲减，故外耗于卫，内夺于营，脏腑既伤，经火复动，脱营多发为外症，失精多成为内症，而脱营尤为险恶。"

陈实功："初如痰核，不赤不痛，坚硬如石，或发膺乳腋胁，或发肘腕胫膝者，此脱营也。寒以初起时，急用益气养营等剂，专心久服，庶可挽回，若忽而勿治，或误服攻坚解毒，清火消痰之药，则日渐肿大，盘根错节，破后无脓，惟流血水，决不可救。"

原文　诊病不问其始，忧患饮食之失节，起居之过度，或伤于毒，不先言此，卒持寸口，何病能中。（《素问·征四失论》）

必审问其始病，与今所方病，而后各切循其脉，视其经络浮沉，以上下逆从循之。（《素问·三部九候论》）

［**提示**］　（1）指出问诊的一般范围。

（2）说明问诊既要注意今病，而且亦须结合既往情况。

一、问始病的范围及其重要性

征四失论中的问其始，是问现在病情和发病时的情况，从而可以了解疾病的转变过程（图 6-21）。

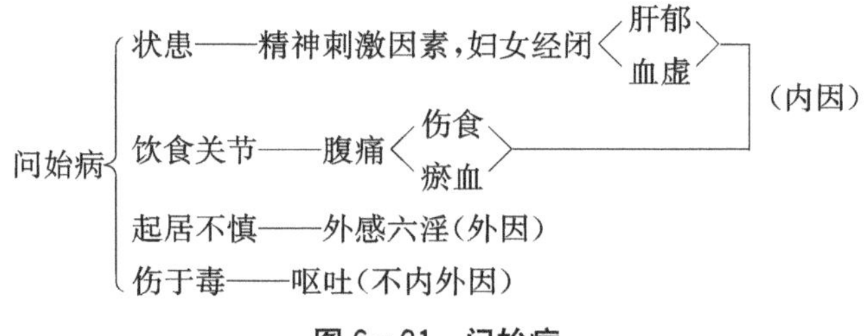

图 6-21　问始病

我们可以通过问诊，从以上几方面，才能得出起病的线索，从而探求病因，墨子曾说："知其疾之所自起焉，能攻之，勿知疾之所自起，则弗能攻。"本节经文，在这里也有同样的含义，若不先注意这几方面，独取寸口脉诊，是难以推断疾病症结所在。所以说"卒持寸口,何病能中"。

二、问既往疾病对临床诊断的意义

三部九候论这一节经文提出"必审问其始病,与今所方病"。根据这两句话来理解,是以始病对今病而言,始病当指既往所患过的疾病,与上节所谓"诊病不问其始"的"始"字,是有区别的,那个"始"字是指今病的开始,这个"始"字是指既往的疾病。例如胁下有痞块的病人,是否患过疟疾,发现头晕腰痛耳鸣的病人,在男性就要问以往是否有遗精宿疾,在女性就得询问月经或白带等方面的问题,这些资料在治疗上都是有参考价值的。

积聚、疟母,两者胁下均结有痞块。如果病者过去患过疟疾,应考虑是否为疟母,如没有患过疟疾,则考虑是否为积聚,对临床诊断,是有一定帮助的。往往有许多新病发生与旧病有关,同时也有由于新病往往而导致旧病复发,临床上是屡见不鲜的。

三、问诊必须与望诊、切诊相结合

"切循其脉,视其经络浮沉"的解释,张隐庵说:"凡久病者,其脉沉而迟,方病者,其脉大而浮。"这是从脉象上来解释其浮沉的,根据五色篇,"察其浮沉,以知浅深",李念莪说:"色之浮者病浅,色之沉者病深。"这说明浮沉也可以从望色方面来理解,我们认为这两种解释,都可属于浮沉的范围,除此以外,凡浮者可作为络来解释,络在外可见,凡沉者可作在经来解释,经在内不可见。望诊与切诊在前面已经讨论很多,这里不再重复,总之问诊必须与望、切诊相结合,才能全面了解病情,从而测知内脏气血的盛衰和病变所在,然后给以适当治疗。

四、上下逆从循之——治疗的基本原则

病在上取之下,如风热喉疼,风火眼疼之大便秘结、小便赤、脉沉实等,用釜底抽薪的治法之类。

病在下取之上:如小便不利,由于肺气不宣,用开提肺气,提壶揭盖的治法之类。

逆从循之:逆治——治寒以热,治热以寒之类(正治法)。

从治——通因通用,塞因塞用之类(反治法)。

这段属于论治范围,仅简单提一下,具体内容,容待后面第七章论治中再作详细讨论,故不在此赘述。

[**参考资料**]　《素问·疏五过论》:"医不能明,不问所发,惟言死日,亦为

粗工。"

原文 诊法常以平旦,阴气未动,阳气未散,饮食未进,经脉未盛,络脉调匀,气血未乱,故乃可诊有过之脉。(《素问·脉要精微论》)

[**提示**] 指出平旦是诊脉最适宜的时间,从而可以体会到脉搏和周围环境的关系。

本节经文,主要说明人体在平旦的时候,机体尚无特殊的变动,所以可诊有过之诊。

一、脉搏变化的原因

人与周围环境是有相互联系的,在不同的环境中,可以产生不同的反应,这种反应,就表现了机体对环境的适应能力。脉搏是整个机体的一个组成部分,因此机体受到内外因素的刺激后,脉搏也要随之发生变化(图 6 - 22)。

内外 → 刺激因素 → 机体反应 → 影响气血周流 → 脉搏发生变化

图 6 - 22　脉搏变化的原因

二、平旦诊脉的意义

(1) 阴气未动,阳气未散:《灵枢·口问》:"阳气尽、阴气盛则目瞑,阴气尽、阳气盛则寤矣。"平旦的时候,正当夜尽方昼,寐而初寤之时,阴气正平而未动,阳气将成而未散,人体气血正处于相对平定的状态,此时的脉搏,正可以反映出人体气血盛衰和疾病的真实情况。

(2) 饮食未进,经脉未盛……气血未乱:饮食对人体的影响是非常密切的,饮食入胃以后,内部功能就有了消化和输布的活动,因此平旦以后的人体气血活动是不同于平旦之际的。例如当人饥饿之时,四肢软弱无力,面白脉弱;进饮食后精神就会振奋,面色亦会红润,脉搏亦就旺盛,这是我们在日常生活中最易接触到的实际情况。

在《素问·痹论》中也提到:"营者,水谷之精气也,和调于五藏,洒陈于六府,乃能入于脉也。"这也说明在进饮食后,可以影响到脉的盛衰,也就是饮食后会影响到脉搏的变动。

总的来讲,人在平静的时候,脏腑病态的真实情况才能从脉搏反映出来,因此最后说:"乃可诊有过之脉。"

除此以外，情志的变化，气候的影响，都可使脉搏发生变化，因此，我们便可体会到平旦诊脉的意义。本节主要精神，就是指出平旦环境安静，没有受到任何内外因素的刺激，脉搏比较平静，故此时可以从脉搏诊得疾病的真相，这是古人教导我们诊脉要有一个安静的环境。

但最后还必须指出，我们在临床上不能机械地一定要在平旦时诊脉，这在具体工作上是有困难的，总之我们必须领会其基本精神，就是医生除自己注意调息外，同时更须注意病人环境的安静，使其尽量减少内外刺激因素，来达到诊得脉搏的真相。

[**参考资料**] 滑寿："平旦未劳于事，是以阴气未扰动，阳气未耗散。"

张隐庵："未饮食于胃，淫精于脉，脉气流经，经脉盛则络脉虚，是以饮食未进，则经络调匀，血气未乱。"

原文 人有三部，部有三候，以决死生，以处百病，以调虚实，而除邪疾。帝曰：何谓三部？ 岐伯曰：有下部、有中部、有上部。部各有三候，三候者，有天、有地、有人也。必指而导之，乃以为真。上部天，两额之动脉；上部地，两颊之动脉；上部人，耳前之动脉。中部天，手太阴也；中部地，手阳明也；中部人，手少阴也。下部天，足厥阴也；下部地，足少阴也；下部人，足太阴也。故下部之天以候肝；地以候肾；人以候脾胃之气。帝曰：中部之候奈何？ 岐伯曰：亦有天、亦有地、亦有人，天以候肺；地以候胸中之气；人以候心。帝曰：上部以何候之？ 岐伯曰：亦有天、亦有地、亦有人。天以候头角之气；地以候口齿之气；人以候耳目之气。三部者，各有天，各有地，各有人，三而成天，三而成地，三而成人，三而三之，合则为九。（《素问·三部九候论》）

[**提示**] 全身三部九候诊脉法。

一、三部九候的诊法

本节所讲是全身的诊脉法，以整个人体分头部、手部、足部为三部，在每一部中又以天、地、人三处候察脉搏情况，这样合则为九候，故名之为三部九候。

这种诊脉法，古代常运用，如张仲景在《伤寒论》序文里，亦曾批判那些诊脉不用三部九候的错误。他说："按寸不及尺，握手不及足，人迎趺阳，三部不参，动数发息不满五十，短期未知决诊……"从这些语气中，可见仲景的诊脉，也运用三部九候法的，但就目前来说，一般临床工作者已很少应用。现在普遍应用的是寸口三部九候诊脉法,开始详记于《难经·十八难》说:"三部者,寸关尺也。九候者,浮中沉也。"这一诊法,为后世医者广泛采用。

二、三部九候诊脉法的意义

由于诊察脉搏的部位不同,所以在诊断上运用的意义也就各异。三部中之上部候头面五官疾患;中部候心肺疾患;下部候肝脾肾疾患。这是将整个人体划分为三部来诊察的,而在三部中各分三候,其所候的疾患又分得更为细致了,兹说明如下(图6-23)。

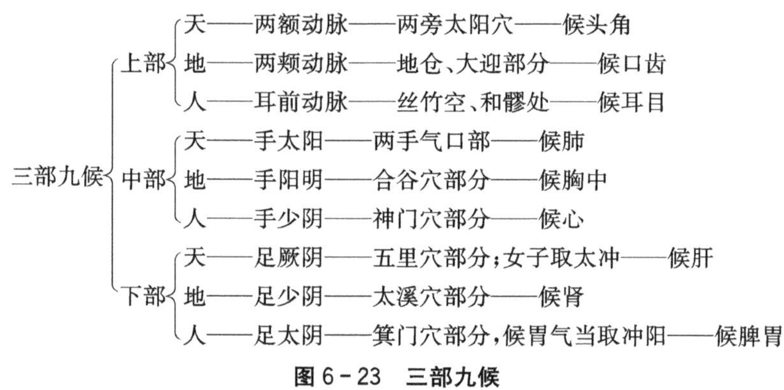

图6-23　三部九候

总的说,全身三部九候诊脉法是古代诊脉法中的一种,这种方法现在临床上虽不甚应用,但在一定的情况下,仍应采用,并且也是有一定参考价值的,如有些严重疾患,在单诊气口脉不应时,此时可根据疾病情况,诊察其他部分脉象,可帮助预后的诊断。

原文　尺内两傍则季胁也,尺外以候肾,尺里以候腹;中附上,左外以候肝,内以候鬲,右外以候胃,内以候脾;上附上,右外以候肺,内以候胸中,左外以候心,内以候膻中。前以候前,后以候后。上竟上者,胸喉中事也;下竟下者,少腹腰股膝胫足中事也。(《素问·脉要精微论》)

[**提示**]　气口切脉的诊断价值。

对本文的理解,有三种不同意见,兹分别叙述于下。

一、气口寸关尺三部诊脉法

手腕桡动脉处诊脉分寸关尺三部,马莳、张景岳等认为本节即是叙述的气口诊脉法。

马莳说："此言脏腑之脉，见之于各部者如此。尺内者，左右尺部也，尺内与季胁相近，季胁者，肋骨尽处也，其穴名章门。尺之外侧，所以候肾，尺之内侧，所以候腹中，腹中者，小腹中也。附而上之，乃关脉也，左关之外，所以候肝，左关之内，所以候膈，右关之外，所以候胃，右关之内，所以候脾。又附而上之，即寸部也，右寸之外，所以候肺，右寸之内，所以候胸中，左寸之外，所以候心，左寸之内，所以候膻中。大抵人身之脉，左手为春为夏、为东为南、为前为外；右手为秋为冬、为西为北、为后为内。左寸之口，即人迎也，名曰前，前之所候，皆胸之前膺，及膻中之事。右之寸口即气口也，名曰后，后之所候，皆胸之后背，及气管之事；凡脉推而升之，谓自尺而寸，乃上竟上也，所以候胸与喉中之事；凡脉推而下之，谓自寸而尺，乃下竟下也，所以候少腹腰股膝胫足中之事，其左右上下之脉，各有所属者如此，后世王叔和之脉，其分部与此大同也欤。"

张景岳说："按本篇首言尺寸，次言中附上而为关，又次言上附上而为寸，皆自内以及外者。盖以太阴之脉，从胸走手，以尺为根本，寸为枝叶也。故凡人之脉，宁可有根而无叶，不可有叶而无根。"

关于气口三部诊脉法，《内经》中虽无寸、关、尺之明确划分的名称，但就本文内容来说，是具有寸关尺三部意义，况其所候之脏腑疾患，与后世所言之三部配合脏腑的规律基本上是一致的，也可说后世关于三部配合脏腑的理论是根据本文发展起来的，兹根据原文内容列表于下（表 6-3）。

表 6-3　气口三部诊脉法

部　位	寸　部		关　部		尺　部	
					季　胁	
	外	内	外	内	外	内
左　手	心	膻中	肝	膈	肾	腹
右　手	肺	胸中	胃	脾	肾	腹

二、尺肤诊察法

对本文的第二种意见，是从诊尺肤来论理的，因内经无寸关尺之名，所说之"尺"，多指尺肤而言，《灵枢》有专篇讨论诊尺肤的"论疾诊尺篇"。故王冰、丹波元简等作诊尺肤解。

丹波元简说："按王注，尺内，谓尺泽之内也，此即诊尺肤之部位。平人气象论云：尺涩脉滑，尺寒脉细。王注亦云：谓尺肤也。邪气脏腑病形篇云：善调尺者，不待于寸。又云：夫色脉与尺之相应，如桴鼓影响之相应也。论疾诊尺篇云：尺肤泽。又云：尺肉弱。十三难云：脉数尺之皮肤亦数，脉急尺之皮肤亦急。《史记》仓公传亦云：切其脉，循其尺。仲景云：按寸不及尺，皆其义也……明是尺即谓臂内一尺之部分，而决非寸关尺之尺也。寸口分寸关尺三部，昉于《难经》。马、张诸家，以寸关尺之尺释之，与经旨差矣，今据王义考经文，图左方。"

诊尺肤是古代触诊中方法之一，属切诊范围，目前临床上亦很少应用，但从其寒热、滑涩、肥瘦等情况，是可以帮助诊断的，如欲按本文所述，临床很难体会，留待作进一步研究。

三、全身诊察法

对本文的另一种理解，是从人体的部位以及脏器所居之处来诊断的，属于全身诊察法。如时逸人说："《内经》原意，系全身诊察法，所谓尺内两旁则季胁也，臂肘湾为尺泽穴部位，身躯两旁当臂肘湾处，即为季胁，其余则以尺肘部为基准，说明诸脏器邻近之部位。词意非常明显，毋庸置疑。后人误会，硬将全身诊察方法，分配于系腕寸关尺三部，且各家学说互异，现今通行如右肺、大肠、脾、胃、命，左心、小肠、肝、胆、肾，托名王叔和所定，即从此段经文误会曲解而出。"

根据以上说法，如从临床诊断的意义来看，全身诊察法是非常必要的，同时，观察病人身体各部以及所藏内脏的变化，确实可以帮助诊断，但就本文内容来细细分析，作全身诊察法有些部位是可以解释，而还有些关于内脏和身体的部位关系，是不能理解的。如左候肝，右候脾、胃，其实际脏器部位却好相反，若作医者与病者所检查之相反方向，则似可说通，但下文之右候肺，左候心、膻中，在部位上又矛盾了。因此，这种说法仅可作为参考，不论其实用价值如何，且不能自圆其说，尚不可从。

从以上三种看法的分析，我们认为仍是第一种解释较为妥当，当然还不知原著者的意义所指，但就历代注家意见、后世的发展、临床诊断价值等方面来看，是可作为气口三部诊脉法的根据的。至于气口三部诊脉法配合脏腑的临床意义问题，这在诊断学课中再作介绍。

原文　黄帝问曰：平人何如？岐伯对曰：人一呼脉再动，一吸脉亦再动，呼吸定息脉五动。闰以太息，命曰平人，平人者，不病也。当以不病调病人，医不病，

故为病人平息以调之为法。(《素问·平人气象论》)

[**提示**]　说明正常人脉搏至数标准及呼吸与脉搏的关系。

一、计算脉搏至数的方法

计算脉搏至数,必须要有一定的时间作为标准,古人由于当时历史条件的限制(没有钟表)是采取以正常人的呼吸次数作为标准来计算脉搏的至数,是有其重要意义的。正如经文所说:"当以不病调病人,医不病,故为病人平息以调之为法。"也就是说,以医生正常人的呼吸次数,来衡量病人脉搏的至数,这是运用以常衡变的方法,便可辨别脉搏变化的情况,从其变化,从而推断脏腑气血的盛衰和疾病的轻重。例如,不及此数的,则为迟、属寒,超过此数的,则为数、属热……

二、正常脉搏至数和正常呼吸息数的比例

"闰以太息",张隐庵:"闰,余也。太息者,呼吸定息之时,有余不尽而脉又一动,如岁余之有闰也,盖人之呼吸,乃阴阳之气出入循环,有若寒暑往来而成岁,故宜闰以太息之有余。"

《难经·十四难》说:"脉来一呼再至,一吸再至,不大不小曰平。"

正常人一呼一吸脉四至,所以呼吸息数与脉搏至数的比例是1:4,但是往往几次呼吸后,在定息时脉又一动,则成为一息五至,称曰闰以太息。这亦是正常的脉象,所以正常人一般均以1:4为标准(图6-24)。

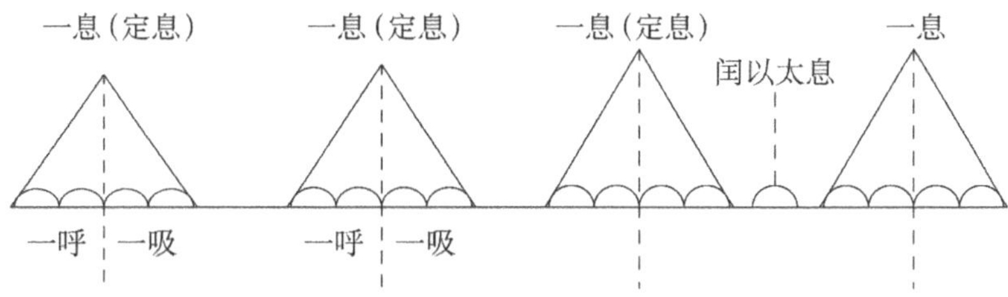

图6-24　脉搏至数与呼吸息数的比例

但这是指一般成人而言,在小儿的脉搏,多较成年人为快。此外,当激烈运动或饮食后,脉搏均较平时亦有所差异。

[**参考资料**]　张景岳:"闰余也,犹闰月之谓,言平人常息之外,间有一息甚长者,是为闰以太息。"

《难经》:定息——一呼一吸谓之一息(一呼脉再动,一吸脉亦再动,故一息四至)。

太息——三息之后,闰以太息(三息之后,有一长呼吸,故脉五动,亦为平脉)。

原文　持脉有道,虚静为保。春日浮,如鱼之游在波;夏日在肤,泛泛乎万物有余;秋日下肤,蛰虫将去;冬日在骨,蛰虫周密,君子居室。(《素问·脉要精微论》)

［**提示**］　(1)指出医生诊脉时应有的态度。

(2)说明四时正常脉象。

一、"持脉有道,虚静为保"的意义

［**词解**］　"道":方法,即诊脉的方法。

"虚静":平心静气,思想集中。

"保":亦作"宝"(《甲乙经》)。

人体脉象的变化,是极其微妙的,医生必须思想集中,胸无杂念,心平气静,才能符合诊脉的要求,然后深思熟虑,反复对比,才能分析出疾病的症结所在。同时在脉诊时要以医生的呼吸作为测定病人的脉搏至数,如医者呼吸不平,不仅对脉的至数,无法测定,即其脉动的形态,亦难以了然于胸中,所以古人教导我们"持脉有道,虚静为保"。只有这样,才能诊得脉的真象,了解疾病的症结,这才是对病人应有的认真负责态度。

二、四时脉象变化的原因

为什么四时脉象有不同呢? 这是由于自然环境中,四时气候均有不同的变化,人体功能为了适应外界气候的变化,因而脉象也随着四时气候的变化,亦有所不同,所谓"春日浮,如鱼之游在波……"这都是古人以取类比象的方法,对四时正常脉象转变的真实描写(图 6-25)。

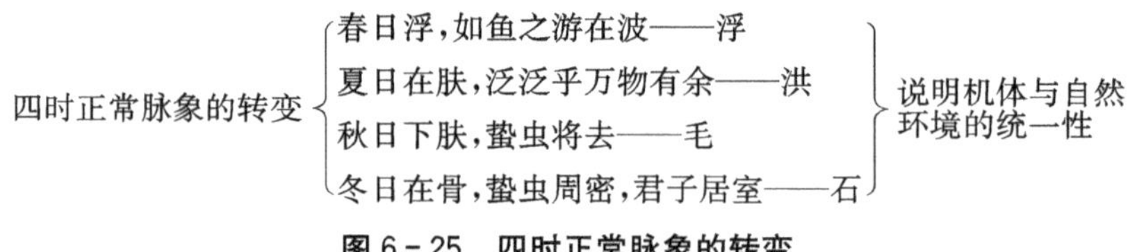

图 6-25　四时正常脉象的转变

"春日浮,如鱼之游在波":春日是在冬令严寒之后,阴气将尽,阳气初升,万物生机萌动之时,人与万物同样生长于自然界里。所以在这时候,机体为了适应外界气候的变化,阳气亦开始萌动,腠理变为疏松,在脉搏的形态上亦随之而形成浮象,如鱼之游在波,从水底上浮到水面一样。但这种浮,不等于有表邪之浮脉,是相对于冬日之在骨而言的。

"夏日在肤,泛泛乎万物有余":夏季气候,由温而转热,是阳气极盛,万物生长繁茂之时。人体要适应炎热气候,腠理变得更为疏松,汗窍通畅,脉亦更趋于皮肤的表层。所以说夏日在肤,较之在波为显露,由于脉管的宽大,血流更为畅盛,因此在脉搏形态上随而形成洪象,以应万物之有余。

"秋日下肤,蛰虫将去":秋季是在亢热之余,渐趋凉爽,是阳极转阴万物由盛转衰之时,草木黄落,气象萧条。人体亦为了适应自然界这种气候变化,腠理由疏松而渐趋致密,在脉搏形态上亦随之而形成毛象。所以说秋日下肤如蛰虫之将去(将要潜藏而还未完全潜藏之意)。

"冬日在骨,蛰虫周密,君子居室":冬季寒气凛冽,水冰地坼是阳气潜藏之时。人体为适应外界的严寒,腠理更趋致密,在脉搏形态上形态坚细如石,同时亦深伏至皮肤的下层。所谓冬日在骨,就是这个意思,而"蛰虫周密,君子居室",是形容冬日在骨的比喻(完全潜藏之意)。

这节经文前面讨论了医生在诊脉时应抱的态度,从"春日浮,如鱼之游在波"等四段,都是比喻手法,说明人体在春温、夏热、秋凉、冬寒的自然环境变化中,和春生、夏长、秋收、冬藏的自然发展规律,脉象相应地出现春浮、夏洪、秋毛、冬石四季平脉。总的一句话,就是说明人体功能与自然环境的统一性。

原文　夫平心脉来,累累如连珠,如循琅玕,曰心平,夏以胃气为本;病心脉来,喘喘连属,其中微曲,曰心病;死心脉来,前曲后居,如操带钩,曰心死。平肺脉来,厌厌聂聂,如落榆荚,曰肺平,秋以胃气为本;病肺脉来,不上不下,如循鸡羽,曰肺病;死肺脉来,如物之浮,如风吹毛,曰肺死。平肝脉来,奕弱招招,如揭长竿末梢,曰肝平,春以胃气为本;病肝脉来,盈实而滑,如循长竿,曰肝病;死肝脉来,急益劲,如新张弓弦,曰肝死。平脾脉来,和柔相离,如鸡践地,曰脾平,长夏以胃气为本;病脾脉来,实而盈数,如鸡举足,曰脾病;死脾脉来,锐坚如鸟之喙,如鸟之距,如屋之漏,如水之流,曰脾死。平肾脉来,喘喘累累如钩,按之而坚,曰肾平,冬以胃气为本;病肾脉来,如引葛,按之益坚,曰肾病;死肾脉来,发如夺索,辟辟如弹石,曰肾死。(《素问·平人气象论》)

[**提示**]　说明四时五脏平、病、死脉在形态上的区别及胃气的重要性。

一、脉有胃气的重要性

胃气是人体活动功能的来源，不可无时没有的，如果没有胃气，就断绝了活动功能的来源。《素问·平人气象论》："平人之常气禀于胃，胃者，平人之常气也。人无胃气曰逆，逆者死。"可见胃气对人体的生命是具有特别重要的意义的。脉是人体一个重要组成部分，当然也要依靠胃气的营养，所以脉中必须有充足的胃气，才是健康的现象。

二、脉有胃气的现象

有胃气的脉象，虽然很难用语言表达出来，但是根据经文和历代医家的解释，我们还是可以理解的。《素问·玉机真藏论》："脉弱以滑，是有胃气。"《灵枢·终始》："邪气来也紧而疾，谷气来也徐而和。"张景岳说："大都脉来时，宜无太过、无不及，自有一种雍容和缓之状，便是有胃气之脉。"因此我们可以这样说：凡脉缓均匀，不浮不沉，不大不小，不疾不徐，不长不短，应手中和，意态悠扬，难以名状的，就是脉有胃气。据上所说，可以了解脉有胃气的现象的梗概了。

但是，什么又是无胃气的脉呢？盛启东说："举按坚强，搏击有力，或微渺在骨，按之不可得，胃气绝也。"这就是无胃气的脉象，提出以资鉴别。

三、区别四时五脉，平、病、死脉的形态和依据

本节文字虽长，但是它的基本精神，则为说明五脏的平、病、死三种脉的形态，都是以比喻来形容叙述的，而其中重点在阐明胃气在脉象上的重要性，所以四时（包括长夏）皆以胃气为本，为了便于讨论，归纳如下，以资鉴别（图 6 - 26～6 - 28）。

（1）平脉的形态：所谓平脉就是没有太过与不及，并带有和缓悠扬之象，如心脉之累累如连珠，如循琅玕等，都是借各种物体形态来比喻形容脉象，说明胃气充沛，就谓之平脉，换句话说，也就是无病之脉。

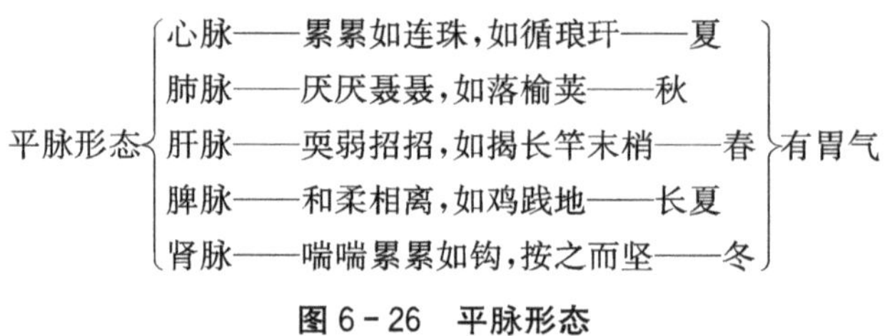

图 6 - 26　平脉形态

（2）病脉的形态：所谓病脉，就是不符合四时平脉，和缓不够显著，如心脉之喘喘连属，其中微曲等亦是用比喻来说明胃气不足的现象，就谓之病脉。

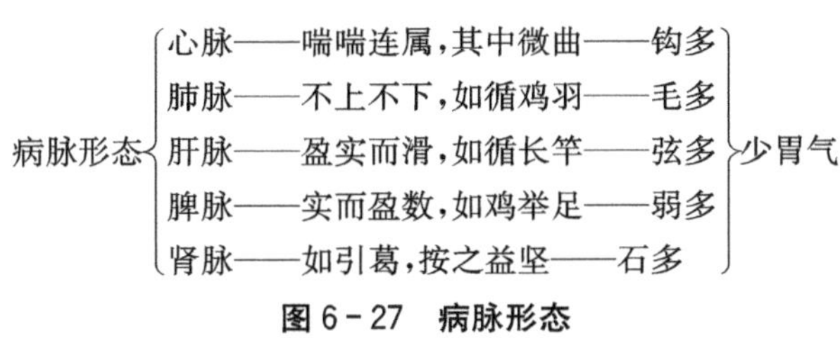

图 6-27　病脉形态

（3）死脉的形态：所谓死脉，即真脏脉，也就是无胃气的脉，如心脉之前曲后居，如操带钩等，亦是比喻形容说明胃气内绝，而真脏的真相毕露于外，故谓之死脉。

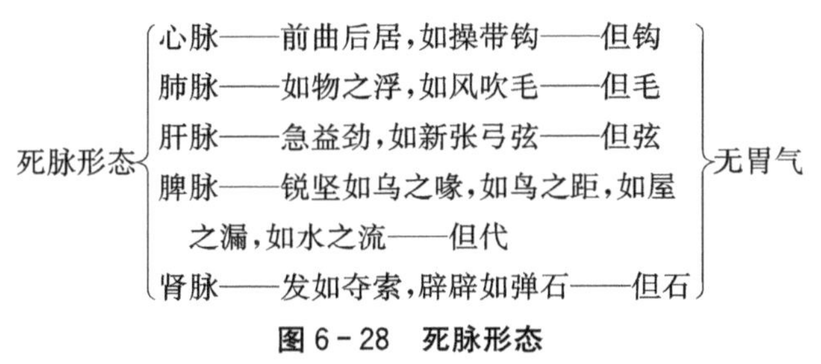

图 6-28　死脉形态

总之本节经文，主要是说明四时五脏的脉象，有平脉、病脉、死脉三种脉在形态上的区别，而分别平、病、死脉的关键，在于胃气的多少有无，来作判断依据的。如果是脉有胃气，则为平人，脉少胃气则是病象，脉无胃气，则为难治与死亡之征。同时与四时气候亦各有联系，而胃气必须与四时五脏都是一致的。

另外还要附带说明两点：一是按照经文次序，五脏包含了五行生克规律在内，所以制图亦是按照经文次序排列。一是张景岳认为本节经文和《难经》原文所载不同，事实上的确有所不同，我们认为《难经》虽义出《内经》，然而亦不一定完全泥古不化，如从历史发展的眼光来看，更不应该说《难经》不和《内经》相同，那便就没有价值了，学者可与之互参，正不必以景岳一言而轻视了《难经》的理论。

［**参考资料**］　张景岳："十五难所载平、病、死脉，与本经互有异同，如以厌厌，如循榆叶为春平，聂聂如鸡举足为夏病，蔼之如车盖，按之而益大曰秋平，按之萧索，如风吹毛曰秋死，上大下兑，濡滑如雀之啄曰冬平，啄之连属，其中微曲曰冬病，如解索，去如弹石曰冬死，此皆与本经之不同者也。至于如引葛，如夺

索，乌如之喙，软弱招招，如揭长竿末梢，喘喘累累如钩，按之而坚之类，又皆不载，不知何故，异同颠倒若此，意者其必有误，或别有所谓耶？且《难经》之文，原出本论，学者当以本经为主。”

原文　帝曰：气口何以独为五藏主？岐伯曰：胃者水谷之海，六府之大源也。五味入口藏于胃，以养五藏气，气口亦太阴也，是以五藏六府之气味，皆出于胃，变见于气口。故五气入鼻，藏于心肺，心肺有病，而鼻为之不利也。凡治病必察其下，适其脉，观其志意，与其病也。（《素问·五藏别论》）

[**提示**]　主要说明脉取气口的重要意义。

本篇与《灵枢·五色》《灵枢·四时气》及《素问·经脉别论》等，都称"气口"。《灵枢·终始》称为"脉口"。《素问·六节藏象论》《灵枢·禁服》，称为"寸口"。各篇名称虽然略有不同，实质上都是指腕关节切脉的部位而言。据《素问·本病论》的记载："寸口即手太阴太渊穴，去鱼际仅一寸，故名寸口。"又说："右手曰寸口，左手曰人迎。"这里是指两手寸关尺六部脉位而言，与颈部的人迎脉，足背部的跌阳脉合称三部。

本节经文分三段来讨论。

一、脉取气口的意义

"帝曰……变见于气口。"

为什么切脉要取气口呢？《灵枢·营卫生会》说："人受气于谷，谷入于胃，以传于肺，五藏六府，皆以受气。"本节经文也谈到"五藏六府之气味，皆出于胃，变见于气口"。说明了肺胃之间的密切关系，由于饮食物入胃以后，经过脾气散精，必须归于肺，再经过肺的气化作用，才能濡养五脏六腑，这是一方面。另一方面，《难经·一难》说："寸口者，脉之在会，手太阳之动脉也……五藏六府之所终始，故取法于寸口也。"与经文"气口亦太阴也"，都说明气口为手太阴肺的经脉，百脉皆聚会于此，故有百脉之宗（肺朝百脉）之称，又肺主诸气，气之盛衰见于此。因此脉取气口，可以察知人体内在器官的活动情况，和它的病理变化，也可以测知疾病的转归和预后，在临床诊断上有很高价值的。

二、五气入鼻和心肺的关系

"五气入鼻……鼻为之不利也。"

前面讨论了五味（指饮食物）入口，藏于胃（指六腑而言），这里所要讨论的是五气入鼻,藏于心肺,前者(五味)是有形的物质,后者(五气)是无形的气体。换句话说,五味是五气的物质基础,两者要互相结合起来,才能发挥濡养五脏的作用,但是必须还要有调节,而这里负责调节濡养的主要是心肺(图6-29)。

五味——有形的物质(藏于胃)　　　一体一用,相互结合,
五气——无形的气体(藏于心肺)　　才能发挥作用

图6-29　五味五气

为什么说,心肺有病,而鼻为之不利呢? 由于鼻是它的外窍,如心肺一旦发生了病变,可以反映到外窍,因而也可以从外窍而首先观察出来,所以说"鼻为之不利也"。

例如,伤风感冒时,肺气失宣,则鼻塞不通而流清涕,这就是由于肺气不能通于鼻也。

三、脉取气口必须结合全身情况

"凡治病必察其下……与其病也。"

本节的治病,是包括多方面的,在这里是指诊断而言。也就是说,凡诊断一个疾病,除注意它的脉象变化,还必须结合问清病人的二便情况,对观察其精神动态,以及整个病势的发展情况,都是值得注意的,这样才能达到全面诊断的要求。

[**参考资料**]　考正"而鼻为之不利也"下,杨上善《黄帝内经太素》作:"故曰,凡治病者,必察其上下,适其脉候,观其志意,与其病能。"又:"诊病之要,必须上察人迎,下诊寸口,适为脉候。"可作参考。

吴崑说:"下,谓二便也。"

马莳:"察其下者,察其下窍通否也。"

按:对"下"字的理解,我们认为吴、马二氏之说为是。

原文　夫脉者,血之府也。长则气治,短则气病,数则烦心,大则病进。上盛则气高,下盛则气胀,代则气衰,细则气少,涩则心痛。(《素问·脉要精微论》)

[**提示**]　说明脉和血的关系,及机体失常在脉搏上的一般反映。

一、脉与血的关系

脉是通行血液的道路,正如《灵枢·决气》所说:"壅遏营气,令无所避是谓脉。"所以说脉者血之府也。脉和血的关系怎样呢?《素问·刺志论》说:"脉实血实,脉虚血虚。"这就说明了脉和血两者的关系是相互依赖,有如鱼水般密切。从

而不难理解,气血(当然也包括气在内)发生了病变,是可以从脉象上反映出来的。

二、从脉象变化,测知人体病情

(1) 长则气治:如图 6-30。

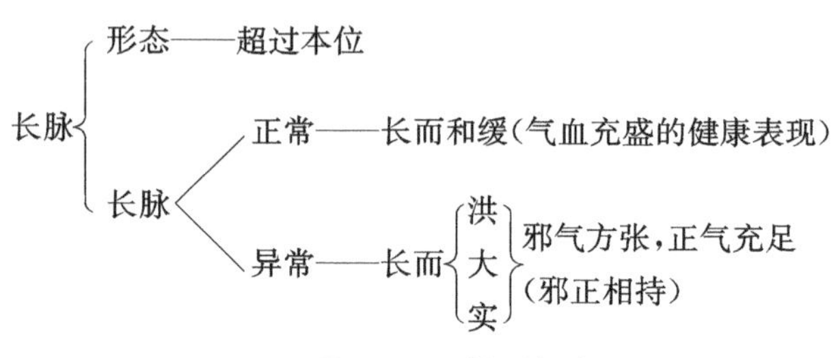

图 6-30　长则气治

(2) 短则气病:如图 6-31。

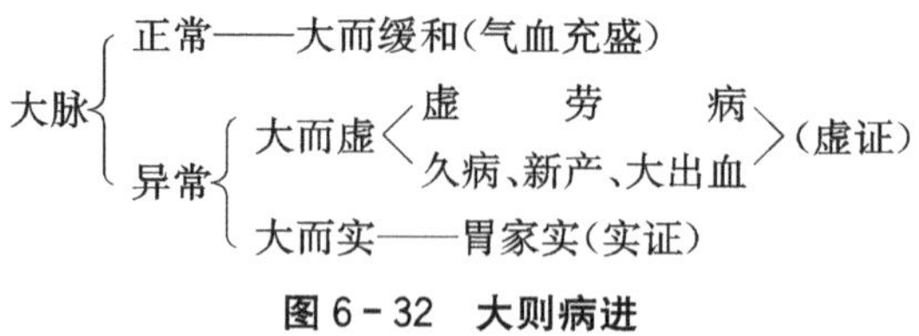

图 6-31　短则气病

(3) 数则烦心:数——指脉的至数而言。往来急速一息六至以上谓之数,多见于热性病(但亦有由阴虚生内热而脉有细数者),而烦心乃热性病的一个症状。但是数脉并不是一定有烦心的症状,因此数则多烦心,只能说是烦心者可见数脉,而现数脉多有烦心的症状,两者并不是绝对的。

如久病之脉,多见虚数(虚劳病),如《金匮要略》中还有数实数虚之分:脉数实,此为肺痈,脉数虚,此为肺痿。

(4) 大则病进:往来满大,与洪脉相似,但较洪脉安静。进,含有进展、发展的意思,亦即病势发展。大脉也有正常和异常两个方面(图 6-32)。

图 6-32　大则病进

按:《金匮要略》男子平人脉大为劳(即大而虚重按无力),久病、新产、大出血见大而虚之脉(与芤脉似),预后多不良。《伤寒论》:伤寒三日,阳明脉大,若大而躁疾,病势严重。

总之,大脉虽主病重,但必兼虚兼躁疾,否则大而缓和,还是气血充盛,身体健康的表现。

（5）上盛则气高,下盛则气胀

上下——指脉的部位,上指寸,下指尺。

上盛——以脏器言,心、肺有疾;以部位言,属胸中,脉盛（大而有力）主邪实,故见气逆。

下盛——以脏器言,肾、小肠有疾;以部位言,属腹部,主小腹部气胀。

（6）代则气衰

形态:动而中止,不能自还,良久复动。从它的形态上,也就说明了由于内脏精气衰弱,不能令脉正常搏动,所以说代则气衰。

但是,代脉也有正常和异常的两个方面:①正常——"脾脉代"（见《素问·宣明五气》,即微软弱之象）。异常——均为内脏气血衰败的表现。

总的来讲,代脉除脾脉的正常脉外,可以说都是内脏气血衰败的表现。

（7）细则气少

形态:细如发丝,软而无力。

气少:即气虚的意思。

一般来说,细脉是血少,但血少实由于气虚不能生血之故,临床上的确如此,血虚的病人,屡用益气生血的方法,收效很大,所以说"细则气少"是符合临床实际的。

细脉主病,多为久病体弱,正气衰竭,气虚血不足的证候。

（8）涩则心痛

形态:搏指应手,往来滞涩不流利,如轻刀刮竹之状,与滑脉相反。

心痛:指胃脘痛而言（由于血少气滞而产生,所谓不通则痛）。

涩脉,虽为血少气滞,但亦有实的一面（图 6 - 33）。

涩脉 { 虚证（涩而无力）——大病之后（津液大伤,血少气滞）
实证（涩而有力）——心痛、噎膈（痰食、郁结、气血凝滞）

图 6 - 33　涩　脉

本节讨论了脉和血的关系,是彼此互相依赖的,脉象的变异,也就是内脏生理病理的真实反映,因而可以凭它来诊断疾病。但亦必须与其他诊断方法相结合，才够全面。

最后须要说明的，本节所讨论的脉，仅是内经中的一个部分。

[**参考资料**]　张景岳："夫脉者，气血之先也，气血盛则脉盛，气血衰则脉衰，气血热则脉数，气血寒则脉迟，气血微则脉微弱，气血平则脉和……"

张景岳："代，更代之义，谓于平脉之中，忽见软弱，或乍数乍疏，或断而复起。"

《灵枢·五十营》："所谓五十营者，五藏皆受气，持其寸口，数其至也，五十动不一代者，五藏皆受气，四十动而一代者，一藏无气，三十动而一代者，二藏无气，二十动一代者，三藏无气，十动而一代者，四藏无气，不满十动而一代者，五藏皆无气。"

原文　黄帝曰：见真藏曰死，何也？岐伯曰：五藏者，皆禀气于胃，胃者，五藏之本也。藏气者，不能自致于手太阴，必因于胃气，乃至于手太阴也。故五藏各以其时自为而至于手太阴也。故邪气胜气，精气衰也。故病甚者，胃气不能与之俱至于手太阴，故真藏之气独现，独现者，病胜藏也。故曰死。（《素问·玉机真藏论》）

[**提示**]　说明真脏脉现为死候，系乎胃气的存亡。

一、脏气不能自致于太阴，必因于胃气

在本章五脏别论节讨论脉取气口的意义中，已经提到肺胃之间的关系是非常密切的，但是水谷精微所化的精气，必须通过胃气的输布，才能由肺通过经脉而输布全身，五脏方可得到水谷精气的濡养。所以胃气充足，则五脏的精气同样充足，五脏脏气充沛则手太阴（气口）就可反映出肝胃微弦，心胃微钩，脾胃微软弱，肺胃微毛，肾胃微石等正常的脉象。所以说："藏气者，不能自致于手太阴，必因于胃气，乃至于手太阴也。"（图 6 - 34）

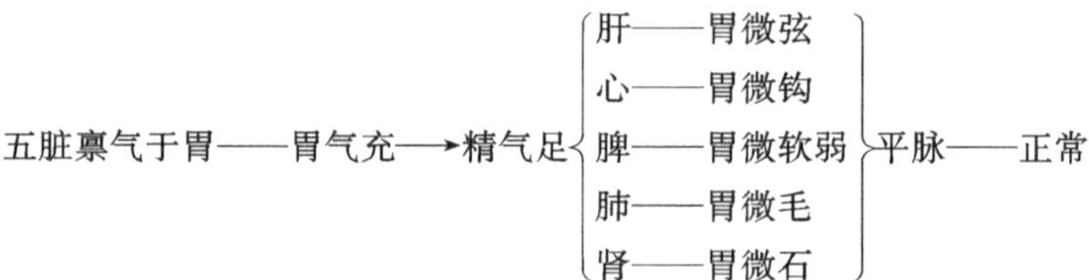

图 6 - 34　五脏禀真气于胃

二、胃败而后出现真脏脉的主要意义

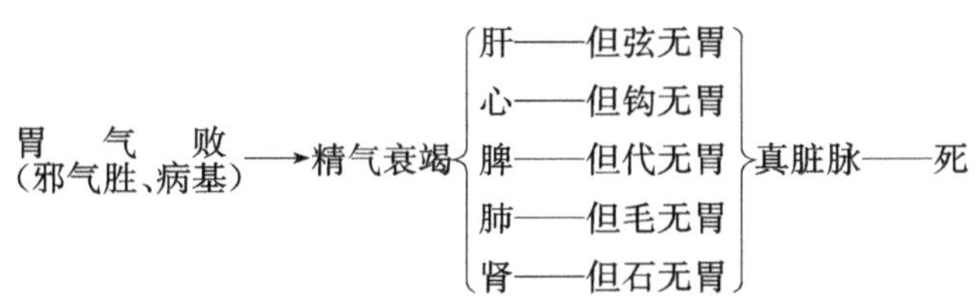

图6-35　胃气败后出现真脏脉

上面谈到，五脏精气，必借胃气充足，始能至于手太阴（气口）。我们知道，胃气的来源，主要是来自水谷精微之气，反过来讲，如果邪气胜，病甚的时候，无疑地，病人饮食物的摄取，就会显著减少，或不能食。但由于胃气的来源减少，相应地，精气亦必不足，精气不足到了严重阶段，实即是由于胃气衰败的缘故，不能将水谷之精微输布，五脏六腑的功能失却了濡养，更不能与脏气俱至于手太阴（气口），因此在脉象上就测不到胃气（失却和缓悠扬的现象），只能测到各脏的真脏脉（举按坚强，搏击有力，或微渺在骨，按之不可得）——内脏真相毕露（邪正斗争，邪胜正溃的最后挣扎的表现），反映出五脏但弦无胃，但钩者胃等真脏之气独见的脉象。这就是胃败，脏气失掉了胃气的充养而后独现真脏脉的意义。从而不难理解真脏脉现为死候的原因，是由于邪气胜，精气衰，病甚而导致胃气衰败，生机来源断绝，岂有不死之理。所以说："独见者，病胜藏也，故曰死。"

原文　黄帝曰：凡治病，察其形气色泽，脉之盛衰，病之新故，乃治之，无后其时。形气相得，谓之可治；色泽以浮，谓之易已；脉从四时，谓之可治；脉弱以滑，是有胃气，命曰易治；取之以时。形气相失，谓之难治；色夭不泽，谓之难已；脉实以坚，谓之益甚；脉逆四时，为不可治。必察四难，而明告之。（《素问·玉机真藏论》）

帝曰：决死生奈何？岐伯曰：形盛脉细，少气不足以息者危。形瘦脉大，胸中多气者死。形气相得者生，参伍不调者病。三部九候，皆相失者死。上下左右之脉，相应如参春者病甚。上下左右相失，不可数者死。中部之脉虽独调，与众藏相失者死。中部之候相减者死。目内陷者死。（《素问·三部九候论》）

[**提示**]　（1）指出早期治疗及形、气、色、脉在诊断时必须相互结合。

（2）说明脉诊中以有胃气及脉从四时最为重要。

四诊在临床上，不能孤立运用，必须相互结合，这两节经文，都是着重阐明形、气、色、脉综合分析疾病机转的重要意义，这是中医诊断方法中具有整体观念的特点，只有这样对诊断疾病才能更加正确。

（1）早期治疗的意义："凡治病，察其形气色泽，脉之盛衰，病之新故，乃治之无后其时"，"取之以时"。这是说，诊断疾病，必先察病人形体的盛衰，正气的强弱，色泽的润枯，脉搏的虚实，疾病的新久。所有这些，都是值得我们注意的，综合观察以后，进行分析，抓住时机，争取早期治疗。这样就可使疾病早日治愈，病人早日恢复健康，也是临床工作者的最终目的，否则贻误病机，轻病转为重病，重病从而造成死亡。所以经文告诉我们"乃治之，无后其时"，由此可见古人对早期治疗是很重视的，同时在临床上也是有其重大的意义。

（2）形气相得，谓之可治，形气相失，谓之难治。

[**词解**] "形"：指形体。

"气"：指正气。

"相得"：相称。

"相失"：即不相称。

"形气相得，谓之可治"：形气相得，即形体与正气相称。其具体表现，就是形盛气盛，形瘦气弱，因形属阴，气属阳，阴阳贵乎平衡，所以形与气必须相得，才是正常的现象，因此谓之可治。从脉诊来说，即阳证得阳脉、阴证得阴脉的意思。

"形气相失，谓之难治"：形气相失，与上述相反，也就是形体与正气不相称。即阴阳失却平衡，产生了显著的偏颇现象，这样便是难治或不可治之证（图 6 - 36）。

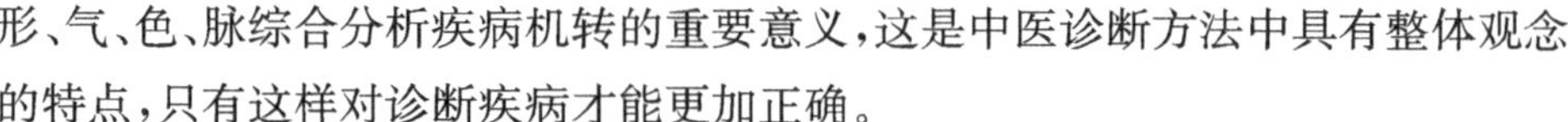

图 6 - 36　形与气

"形盛脉细，少气不足以息者危"：形盛以形体有余，脉细及少气不足以息，为正气不足，这便是形气相失的一个具体例子。在临床上，这种例子，也是常见的，例如有些身体壮实的人，患了热性病，到了危险时期，呈现脉细欲绝，少气不足以息，但从表面看来形体还很壮实，如果此时就认为没有危险，那就会造成诊断上的错误。原因是什么呢？虽然表面似乎壮实，因为脉细欲绝，及少气不足以息，其实已标志着正气衰竭之象，其预后是危险的。所以在临床上，不能仅看表面形体的现象，而忽视察脉象及望色、闻声，都是不够全面的。

"形瘦脉大，胸中多气者死"：形瘦为形体不足，形不足的脉宜细，方为相得。今形瘦脉大，是形与脉不相称的表现，兼之胸中多气，所以不是吉兆。例如临床上虚劳病人的形体，非常消瘦，若脉象反显洪大（当是虚大），并且胸中多气，所谓"多气"，可作胸中气满、喘息、不便等方面来理解，像这种病例，其结果多归死亡。这亦是形气相失的例子。

"形肉已脱，九候虽调者犹死"：形体的丰硕，是由于内脏精气的充足，如形肉已脱，就说明内脏精气已败，脾土已绝（脾主肌肉）而不能营养形体了。在此情况下，虽然九候犹调，也不过是一种暂时的表现，但终难免于死，临床上慢性病在死亡之前，就有这种情况。

（3）色泽以浮，谓之易已；色夭不泽，谓之难已。

1）色之浮沉可诊病之浅深：在前面第七节已讨论过，这里只提一下，《灵枢·五色》："察其浮沉，以知浅深。"大凡色浮泽光明者，其邪浅，病在表多属新病、轻病，故本段经文说："色泽以浮，谓之易已。"反之气色沉浊晦暗，其邪已深，病在里，多属久病、重病，当然也就不易治疗，所以说"色夭不泽，谓之难已"。

2）色之夭泽可判断疾病预后善恶：《灵枢·五色》："察其泽夭，以观成败。"泽是润泽，夭是枯槁，色之润泽，是内脏精气充足的表现，所以预后为善；反之色之枯槁，是内脏精气衰败的表现，所以预后为恶。故经文说："色夭不泽，谓之难已。"（图 6 - 37）

色 { 浮泽光明——新、表、浅、轻——易已（精气充足）
沉夭晦暗——久、里、深、重——难已（精气衰败）

图 6 - 37　辨色之夭泽

（4）脉从四时，谓之可治；脉逆四时，为不可治。

四时气候，有寒热温凉不同的变化，人体为了适应这种变化，在脉象上，随四时气候的更易，就出现春弦、夏洪、秋毛、冬石的不同脉象，就是合乎气候变化规律的，也就是"脉从四时，谓之可治"。这是一种正常的变化，虽然有病，也不会有多大危险。相反的，如果脉逆四时，那就是难治的疾病，《素问·玉机真藏论》："春得肺脉，夏得肾脉，秋得心脉，冬得脾脉，甚至皆悬绝者，名曰逆四时也。"可知逆四时之脉，是与四时气候变化是不相适应的，是一种反常的变化，所以逆四时之脉，便是预后不良的脉象，因此经文说："脉逆四时，为不可治。"（图 6 - 38）

脉
- 从四时——春弦、夏洪、秋毛、冬石——可治
- 逆四时
  - 春得肺脉
  - 夏得肾脉
  - 秋得心脉
  - 冬得脾脉

  其至皆悬绝沉涩者——不可治

春(木)←—肺(金)　　秋(金)←—心(火)

夏(火)←—肾(水)　　冬(水)←—脾(土)

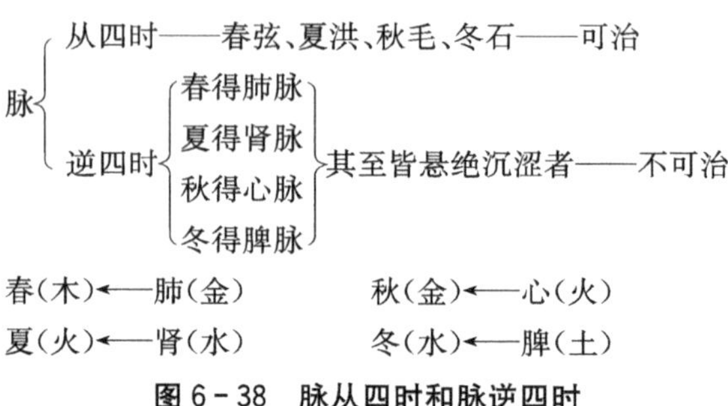

图6-38　脉从四时和脉逆四时

(5) 脉弱以滑,是有胃气,命曰易治;脉实以坚,谓之益甚。

脉有胃气的现象,在本章前面已讨论过了,有胃气的脉是一种和缓不忒的现象。因为人体功能,主要依靠胃中水谷精微之气的濡养,脉也不例外,如果脉不得胃气的充沛,则无生气矣。所以胃气在脉中对疾病预后好坏是一个非常重要的问题,故经文曰:“脉弱以滑是有胃气,命曰易治。”脉实以坚,与脉弱以滑,恰恰相反,已无和缓的现象,这就是缺少胃气的脉,故曰:“谓之益甚。”(图6-39)

脉
- 弱以滑——易治(有胃气)
- 实以坚——益甚(少胃气)

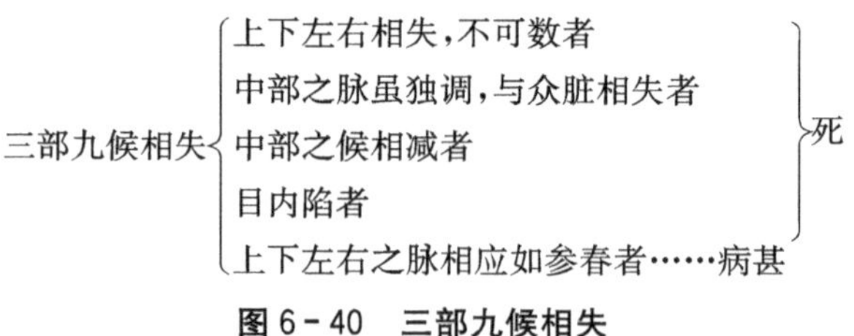

图6-39　脉有胃气和脉少胃气

(6) 三部九候皆相失者死。

三部九候,是古代诊察全身动脉的一种诊脉方法。这种方法,是把人体分为上、中、下三部,每部分天、地、人三候,三三得九,其成九候之数,左右合起来,合为十八诊,是一种详细的诊脉方法,所谓相失者,在三部九候论中,有下面的一些记载,兹列图如下,以便讨论(图6-40)。

三部九候相失
- 上下左右相失,不可数者
- 中部之脉虽独调,与众脏相失者
- 中部之候相减者
- 目内陷者

  ——死
- 上下左右之脉相应如参舂者……病甚

图6-40　三部九候相失

上下左右相失,不可数者死:即上下左右之脉,不相协调,而且至数杂乱,不可以数,是死亡的证候。

中部之脉虽独调,与众脏相失者死:即中部之脉,虽然独自调匀,但与其他各脉,不相和调,是死亡的象征。

中部之候相减者死:即中部之脉衰弱,与其各部不相和调,为正气衰竭,也是

死亡的征兆。

目内陷者死：这是内脏精气衰竭，也是死亡之征（五脏六腑之精皆上注于目）。

上下左右之脉相应如参春者病甚：即上下左右之脉如春杵，此上彼下，参差不齐和失却和调，都是死亡的征兆。

总之三部九候之脉，是要相适应的，如果互不和调，就是病象，严重的参差不齐和失却和调，都是死亡的征兆。

原文　黄帝问于岐伯曰：余欲无视色持脉，独调其尺，以言其病，从外知内，为之奈何？岐伯曰：审其尺之缓急，小大滑涩，肉之坚脆，而病形定矣。视人之目窠上微痈，如新卧起伏，其颈脉动，时咳，按其手足上，窅而不起者，风水肤胀也。尺肤滑，其淖泽者，风也；尺肉弱者，解㑊；安卧脱肉者，寒热，不治。尺肤滑而泽脂者，风也；尺肤涩者，风痹也。尺肤粗如枯鱼之鳞者，水泆饮也。尺肤热甚，脉盛躁者，病温也。其脉盛而滑者，病且出也。尺肤寒，其脉小者，泄，少气。尺肤炬然，先热后寒者，寒热也。尺肤先寒，久大之而热者，亦寒热也。肘所独热者，腰以上热。手所独热者，腰以下热。肘前独热者，膺前热。肘后独热者，肩背热。臂中独热者，腰腹热。肘后粗以下三四寸热者，肠中有虫。掌中热者，腹中热。掌中寒者，腹中寒。鱼上白肉有青血脉者，胃中有寒；尺炬然热，人迎大者，当夺血。尺坚大，脉小甚，少气，悗有加，立死。（《灵枢·论疾诊尺》）

[**提示**]　（1）说明诊尺肤在临床上的应用。

（2）诊尺肤必须与望诊、脉诊相结合。

一、从尺肤的变化，测候内脏的盛衰和病变情况

为了便于讨论，根据本节内容归纳列表如下（表6-4）。

表6-4　诊尺肤所表现的证状及其机转表

部　别	表　现	证状及其机转
尺肤	滑，其淖泽（泽脂）者	风（风为阳邪，在肌肤）
尺	肉脱	寒热不治（真阴败）
尺	肉弱	解㑊安卧（肉瘦，阴虚困倦）
尺肤	涩	风痹（血少不营）

(续表)

部　别	表　现	证状及其机转
尺肤	粗如枯鱼之鳞	水泆饮也（土衰肉削，水邪侮之）
尺肤	先寒，久大之而热者	亦寒热
尺肤	炬然，先热后寒者	寒热也
肘	前独热	膺前热
肘	后独热	肩背热
肘	后粗以下三四寸热者	肠中有虫
肘	独热	腰以上热
手	独热	腰以下热
掌中	热	腹中热（三阳所聚）
掌中	寒	腹中寒（三阴所聚）

　　以上是从尺肤的润泽、粗糙、肉脱、肉弱、寒热，以及肘、手、掌中寒热等情之不同，从而测知内脏的疾病情况，这是古代一种触诊方法，也是中医诊法中的特色之处。当时非常重视，与色、脉诊同等重要，不仅提供了它的理论根据，同时阐述了在临床上的具体应用，这种诊断方法，可惜到现在却很少有人运用，希望通过本节学习，提醒我们注意，今后从临床中进一步体验，证诸实践，不断地来丰富这个理论的正确性，和实用价值。

二、诊尺肤必与望诊、脉诊参合运用

　　列表于下（表 6 - 5）。

表 6 - 5　诊尺肤与望诊、脉诊参合运用

部　别	与望诊、脉诊相互运用	证状及其机转
手足（尺肤）	目如新卧起伏，其颈脉动，时咳，按其手足上窅而不起者	风水、肤藏也（肾汗出逢风，外不得泄于皮肤为风水；寒气客于皮肤之间，阳气不行为肤胀）
尺肤	热盛，脉盛躁	病温（阳邪有余）
尺肤	热盛，脉盛滑	病且去也（不躁，正气将复）
尺肤	寒，脉小	泄，少气也（阳气衰微）
尺肤	炬然热，人迎大	当夺血（火伤阴、阳胜）
尺肤	尺坚大，脉小甚	少气悗有加，立死（形余、气衰）
鱼上白肉	青血脉	胃中寒（里寒）

《灵枢·邪气藏府病形》："故善调尺者，不待于寸，善调脉者，不待于色，能参合而行之者，可为上工。"汪石山说："既诊三部而再试探其尺肤，可以得其身之冷暖、形之肥瘠、肤之疏密，可以知其浅深、内外、久近之病情。"由此可知，古人在这方面，已有深刻的体验，说明诊尺肤与色诊、脉诊有同样的价值，同时指出诊尺肤亦必须与色诊、脉诊相互合参，在临床上对诊断疾病那就更具体更全面了。

原文　胃之大络，名曰虚里，贯膈络肺，出于左乳下，其动应衣；脉宗气也，盛喘数绝者，则病在中；结而横，有积矣，绝不至曰死；乳之下，其动应衣，宗气泄也。（《素问·平人气象论》）

［**提示**］　虚里在临床诊断上的价值。

（1）虚里候宗气的意义：足阳明胃之络脉，除十五络中的丰隆穴外，还有一个大络，名叫虚里。这虚里穴，是不包括在十五络之内的。其脉从胃贯膈络于肺，而出于左乳下，俗名"气眼"。

宗气乃胃府水谷之所资生，胃气之所以能布达于五脏，必须借虚里穴的输布，虚里穴的搏动，乃胃府宗气之所出，由于宗气与虚里两者关系密切，因此诊断虚里穴的搏动情况，可以测知宗气的盛衰和病变，这也是内经中的一种特殊诊断方法。下面就要讨论宗气病变的情况。

（2）盛喘数绝，则病在中："盛喘数绝，则病在中"。就是说虚里穴的搏动，如喘息急时的搏动，或见快而急兼有断绝之象，这是中气不守的表现，故曰"病在中"（胸中）。

（3）结而横，有积矣，绝不至曰死：关于结而横的"横"字，各家解释很不一致。有谓是横格指下，指脉搏而言（如吴崑）。有谓是搏动横及右边（如丹波元简）。有谓是指横络而言（张隐庵）。

我们认为应该与"绝不至曰死"一句联系起来讨论，这是古人对宗气为病，指出有虚实的不同，"横"字应作虚里的横络理解。因为虚里穴是一个较大的络脉，定有支络通往十二经脉，才能使胃府的宗气灌注于五脏，由于横络有了积滞，就阻碍了气血的畅流，因而呈现脉来迟时一止的结脉。这是宗气为病属实的证候。

绝不至曰死，这是宗气为病属虚的危候，由于胃腑生气内绝，因而虚里脉的搏动有停止不至的现象，故曰死。

至于"横"字的理解，是否有当，请大家作进一步讨论。

（4）乳之下，其动应衣，宗气泄也：这说明虚里穴搏动过甚，内动应衣，使衣服亦引起搏动现象，这是宗气外泄，也就是胃气将尽的具体反映。

根据经文，从虚里穴搏动情况，归纳如下。

盛喘数绝——宗气病变，其病重。

结而横——虚里横络有积滞，搏动呈现来迟时一止现象。

绝不至——胃府生气内绝，搏动而有停止不至之象。

总之，虚里穴的搏动，在临床诊断上，仍有它一定的价值，通过本节讨论，亦可以提醒我们今后在临床上的注意。

张景岳说："虚里跳动，最为虚损病本。故患阴虚劳怯，则心下多有跳动及为惊悸慌张者，即是此证，人只知其心跳，而不知为虚里之动也。但动之微者病尚微，动之甚者病则甚，亦可因此以察病之轻重。"我们在临床上，是可看到虚损病人到了严重阶段时，胸部肋骨暴露，虚里搏动，特别明显。同时在小儿科应用较多，对小儿虚里搏动，一般较成人为快，但临床上如见到过快的，多为先天不足，不可妄用攻伐，致病多变端。

[**参考资料**]　张隐庵："五脏之脉，资生于胃，而胃气之通于五脏者，乃宗气也。宗气者，胃府水谷之所资生，积于胸中，为脏腑经脉之宗，故曰宗气。虚里乃胃之大络，贯膈络肺，出于左乳下，而动应衣者，乃胃府宗气之所出，此脉以候宗气者也。"

张隐庵："如脉结而有止者，虚里之横络有积滞也。是胃气少而为五脏之病者，宗气之有虚有实也。如虚里之脉绝不至者，胃府之生气绝于内也。"

原文　帝曰：愿闻十二经之终奈何？岐伯曰：太阳之脉，其终也，戴眼反折瘛疭，其色白，绝汗乃出，出则死矣。少阳终者，耳聋，百节皆纵，目系绝系，绝系一日半死；其死也，色先青白，乃死矣。阳明终者，口目动作，善惊，妄言，其上下经盛，不仁，则终矣。少阴终者，面黑，齿长而垢，腹胀闭，上下不通而终矣。太阴终者，腹胀闭不得息，善噫、善呕、呕则逆，逆则面赤，不逆则上下不通，不通则面黑，皮毛焦而终矣。厥阴终者，中热嗌干，善溺，心烦，甚则舌卷卵上缩而终矣。此十二位之所败也。（《素问·诊要经终论》）

[**提示**]　指出十二经气终所表现的证候，作为诊断死候的依据。

关于十二经脉在人体的作用及起止点和循行路线等，已在前面经络章内讨论过了，这里不再重复。

兹将本节太阳经终提出来讨论，其余各经，都是一个精神，只要根据经络系统来观察一系列的证状，就可以了解本文的意义，举一可以反三。

首先谈谈，十二经气终绝的原因，主要由于脏腑精气，先行衰竭，不能营养经脉，故当某一脏腑有了最严重病变时则和此脏腑相关联的经气就终绝，而表现出与此经脉循行路线有关的各种证状，故临床上均称此等证状为绝症。

现在我们就以太阳经气终绝的表现来进行讨论（图 6 - 41）。

图 6 - 41　太阳经终

[**词解**]　"太阳经终"：太阳经气断绝之意（经气尽）。

"戴眼"：目不能转睛而上视的症象。

"瘈疭"：抽掣的症象，多由于经脉失养而引起的。

"色白"：津脱之象。

"绝汗"：汗出如珠（亡心液，阳气外散）。

太阳经包括足太阳膀胱，手太阳小肠。足太阳经脉起于目内眦，挟背抵腰；手太阳经脉，循臂上肩，至目外眦。由于太阳经气终绝，则与其循行路线相关联的证状亦出现，如戴眼反折、瘈疭等，同时太阳为诸阳主气，膀胱为津液之所藏，故出现阳气外亡，津液内竭，绝汗出而死。

临床上当急性病或慢性病到临死时，出现阴阳离决、正气将脱等危候，每每出现这些症状，既见之后，且多不救。

其他各经终情况，大致相同，都是由于脏腑精气衰竭，则经脉经气终绝而出现临死证状，可作为我们临床上诊断死亡的依据，故不一一介绍了。

[**参考资料**]　张隐庵："足太阳之脉起于目内眦，挟脊抵腰中；手太阳之脉，循臂上肩至目外眦。太阳主筋而为诸阳主气，阳气者，柔则养筋，太阳之经气已绝，是以经脉急而戴眼反折手足牵引也；手太阳主液，膀胱者，津液之所藏，绝汗者，外亡也，色白者，亡血也，膀胱津液外脱则血内亡也。"

少阳经终：少阳经包括足少阳胆，手少阳三焦。此经终症状，耳聋，百节皆纵，目𥍉绝系，绝系一日半死，其色先青白而死矣。足少阳经脉起于目脱眦，上抵额角，下耳后，其支别者，从耳后入耳中，出走耳前；手少阳经脉，其支别，亦从耳后入耳中，出走耳前，因其经脉都围绕于耳，故耳聋。百节皆纵，马莳注："少阳主筋，故终则百节皆纵，其寰目之系则绝。"色先青白，乃先见木受金刑之色，故死矣。

阳明经终：阳明经包括足阳明胃，手阳明大肠。张隐庵说："手足阳明之脉，挟承目口，故口目动作而牵引歪邪也。"新校正云："口目动作，谓口目睒睒而鼓颔也；胃病则恶人与火，闻木音则惕然而惊；又骂詈，骂詈不避亲疏，故善惊妄言也。"张隐庵又说："色黄，阳明之士气外脱也；上下经盛，胃气绝而无柔和之象也；营卫者，中焦水谷之所生，肌肤不仁者，营卫之气绝也。"马莳谓："不仁，不知痛痒也。"总之，阳明为后天之本，如本经终则失其五谷之精微灌养，故上下经盛，不仁则终矣。

少阴经终：少阴经包括足少阴肾，手少阴心。心生血，主一身血之流行，肾为先天之本，主骨。此节言心肾之经络，谓心肾之气衰绝，故王冰曰："手少阴气绝，则血不流；足少阴气绝，则骨不濡，骨硬则龈上宣，故齿长而积垢，血坏则皮色死，故面色如漆而不赤也；足少阴脉从肾上贯肝膈入肺中，手少阴脉起于心中，出属心系下膈，络小肠，故其终则腹胀闭，上下不通也。"

太阴经终：张隐庵说："足太阴脉入腹属脾，故为腹胀；手太阴脉上膈属肺，而主呼吸，故为不得息。胀满则升降难，不得息则气道滞，故为噫为呕。呕则气逆于上，故为面赤。不逆则痞塞于中，故为上下不通。脾气败则无以制水，故黑色见于面。肺气败则治节不行，故皮毛焦。"

总之，太阴脾属土居中焦，主湿，如脾实而邪气盛，则中满，脾虚则痞满。因脾主运化，五谷之精，上输于肺，脾土失其功能，则不能生肺金，中焦胀满，升降难，阳气不畅，所以上逆于肺，肺主呼吸，故不得息，善噫善呕。逆则面赤，不逆则痞塞于中，上下阳气不得交通，久之脾气败，无以制水，故肾脏黑色现于面，肺主皮毛，气败则治节不行，故皮毛焦。

厥阴经终：王冰说："足厥阴经，循胫上睾结于茎，其正经入毛中，下过阴器，上抵小腹，侠胃，上循喉咙之后，入颃颡；手厥阴脉，起于胸中，出属心包，故终则中热，嗌干，善溺，心烦矣。《灵枢经》曰：肝者，筋之合也。筋者，聚于阴器，而脉络于舌本，故甚则舌卷卵上缩也。又以厥阴之脉过阴器故尔。"

以上手三阴、三阳，足三阴、三阳，十二经终皆至于败，故其死也。

原文　帝曰：肠澼便血何如？岐伯曰：身热则死，寒则生。帝曰：肠澼下白沫何如？岐伯曰：脉沉则生，脉浮则死。帝曰：肠澼下脓血何如？岐伯曰：脉悬绝则死，滑大则生。帝曰：肠澼之属，身不热，脉不悬绝何如？岐伯曰：滑大者曰生，悬涩者曰死，以藏期之。（《素问·通评虚实论》）

[**提示**]　说明肠辨的诊法及辨证。

肠澼，就是后世所称的滞下，今称痢疾。根据本节经文归纳有如下三种类型（图 6 - 42）。

肠澼的类型 ｛ 肠澼便血——赤痢（《巢氏病源》称血利）
肠澼下白沫——白痢（《巢氏病源》称寒利）
肠澼下脓血——赤白痢（《巢氏病源》称脓血利）

图 6 - 42　肠澼的三种类型

（1）肠澼便血，身热则死，寒则生。

《素问·太阴阳明》："食饮不节，起居不时者，则阴受之……阴受之，则入五藏……入五藏则腹满闭塞，下为飧泄，久为肠澼。"《灵枢·百病始生》："阳络伤则血外溢，血外溢则衄血；阴络伤则血内溢，血内溢则后血；肠胃之络伤，则血溢于肠外也。"

说明了肠澼的原因，是由于饮食、起居不慎所引起，便血乃阴络及肠胃之络受伤而血溢。肠澼便血则阴血损耗已甚，身发热更耗伤其阴液，而导致阴虚阳亢，预后是不良的。结合临床上，除挟有表证发热者外，如见有身热的痢疾，疾病的确是严重的。故曰"身热则死"（"死"字应活看，不是绝对的，不过比较难治，如治疗不当，是可以致于死亡）。

寒则生："寒"字对热字言，即不发热之意，并非振栗恶寒可比。下血伤阴，而不发热，则阴伤未甚；无热则所存之阴，不至因热而更耗灼，故曰"寒则生"。

（2）肠澼下白沫，脉沉则生，脉浮则死。

肠澼下白沫，是为寒利。如见脉浮则死的寒利，每多病延长久，伴有大肉消瘦的证状。在这种情况下，出现浮脉，才可称是死证。如高士宗说："肠澼下白沫，乃寒汁下泄，脉沉则血气内守，故生；脉浮则血气外驰，故死。"

由此可知，脉沉则生，是由于血气内守；脉浮则死，是由于血气外驰。

但是必须指出，本节经文里所讨论的"身热则死"，是由于发热，以致阴液大受损伤；"脉浮则死"，是由于气血外驰，故皆曰死。我们在临床上必须加以区别的是：下痢兼有表邪的病人，同样身会发热，脉会见浮。这种下痢兼有表邪的发热脉浮病人，如果治疗得当，便表解热退，利止脉平病愈，而极少发生死亡。

《素问绍识》："但痢之初起见表邪之发热，固非所忌；如夫经久引日者，液脱肉烁而烦热者，则攻补两难，必属不治。"我们亦可这样说，痢疾初起见表邪之脉浮，亦非所忌；如果经久引日，大肉消瘦而见浮脉，则为气血外驰，也就是阳气外越之候，才为死候。

（3）肠澼下脓血，脉悬绝则死，滑大则生。

悬绝的意义，各家没有满意的解释。按："悬"字含有欲断未断之意，悬绝即微细欲绝之义，对滑大而言。张景岳："悬绝者，谓太过则坚而搏，不足则微而脱，皆胃气去，而真脏见也。邪实正虚，势相悬绝，故死。"

肠澼下脓血，乃气阴两伤之证，见悬绝之脉，正说明气血衰微正不胜邪之象，故预后不良。若见滑大之脉，滑为血盛，大为气充，由此可知机体气血尚盛，故预后较好。

（4）滑大者曰生，悬涩者曰死，以脏期之。

此服乃在前几段的基础上作进一步的讨论。由于前有身热则死，脉悬绝则死，故此段言痢疾这一类病，若身不发热，脉不悬绝，将如何诊断呢？这是进一步的辨证，岐伯用这三句话为之总结，即一切肠澼之证，脉滑大者曰生，悬涩者曰死，其死期的判断，主要还必须视其脏腑气血虚弱的情况而决定。

所以，痢疾的预后主要根据机体气血的盛衰来决定。滑大者，气血充盛，预后良；悬涩者，气血衰败，预后不良。总的来说，是可以从痢疾病人脉证的表现，来诊断病人脏腑气血的虚实。

［**参考资料**］　马莳："肠澼之属，有便血者，有下白沫者，有下脓血者，随证随脉，而可以决其死生也。肠澼者，大小肠有所澼积，而生诸证，故肠澼为总名。"

张隐庵："夫便血阴泄于内也，发热阳脱于外也。《本经》曰：阴阳虚肠澼死，此阴阳气血之相离也。"

马莳："是血为阴，而下血为阴证；若身热则火盛，故主死；身寒则火衰，故主生。"

张隐庵："下白沫者，阴液下注，故脉沉者为顺；如脉浮，是经气下泄，脉气上浮，此经脉相离，故为死证。”

马莳：“其下白沫者，非脓非血，而白沫下行，是肺气受伤也。然亦阴证之类，故脉沉则生，以阴证宜见阴脉也。若脉浮则死，以阴证见阳脉也。”

高士宗：“肠澼下脓血，乃血与白沫相兼而下，其脉悬绝，则津血内脱，生阳不生，故死。脉滑大则阴阳和合，血气充盛，故生。”

张隐庵：“夫脉起于足少阴肾，生于足阳明胃，主于手少阴心，输于足太阴脾。悬绝者，足少阴之阴液绝也；滑大者，足少阴之生气盛也。”

马莳：“其下脓血者，赤白相兼，气血俱伤。”又云：“然脉以悬绝为死，正气不足也；滑大则生，正气有余也。”

马莳：“身不热则证不死，脉不悬绝则脉不死，伯言终当以元气为主，故脉必滑大则生，悬涩则死。”

张隐庵：“此复申明血气之主原，又重资阳明骨气也。身不热者，阳不外脱也；脉不悬绝者，不下绝也；悬绝者，阳明之生气已脱，故死。”

原文　黄帝问曰：人有重身，九月而喑，此为何也？ 岐伯对曰：胞之络脉绝也。帝曰：何以言之？ 岐伯曰：胞络者，系于肾；少阴之脉，贯肾系舌本，故不能言。帝曰：治之奈何？ 岐伯曰：无治也，当十月复。（《素问·奇病论》）

[**提示**]　说明子喑证的成因及预后。

一、喑证成因

经文“人有重身，九月而喑”，是说孕妇怀孕到九个月时发生喑证，我们首先就要考虑到子喑证。如不在九个月左右，应作一般喑证处理。由此说明诊断子喑证，妊娠九个月乃是一个重要关键问题。但是这种现象，并不是机械的，这与儿体的大小、孕妇子宫大小等都有重大关系。因此，在怀孕七至九个月时发生音喑，就应该考虑到是否是子喑。那么为什么妊娠九个月会发生子喑的现象呢？我们先了解一下《巢氏病源》上分经养胎的说法（表 6-6）。

表 6-6　分经养胎

月　份	1	2	3	4	5	6	7	8	9	10
养经胎脉	肝经	胆经	心经	小肠经	脾经	胃经	肺经	大肠经	肾经	膀胱经

从此表中可以知道，九个月正值足少阴肾经养胎，同时可以回忆一下经络章

足少阴肾经之脉的循行路线：足少阴之脉，起于小指之下……上股内廉，贯脊属肾，络膀胱；其直者，从肾上贯肝膈入肺中，循喉咙，挟舌本。而胞宫之络脉系于肾经。

九个月儿体，发育已大，因而压迫胞络之脉阻膈不通，使足少阴之脉阻遏不能上行，不能上充于肺，所以发生喑哑声不出的现象，也就是经文所谓"胞之络脉绝也"。"绝"：应当领会是阻绝的意思，而不是断绝的绝。（与前面病能篇讨论的"大怒则形气绝而血菀于上"的"绝"字意义相同）

关于分经养胎的说法是古人实验记载，有一定的道理。怀胎九个月时，由于儿体的肥大，压迫肾经，以致经气循行受影响，而致失音。这里还要说明，并不是每个孕妇都是如此。为什么呢？虽然怀孕至九个月，儿体发育很肥大了，但是每个小儿体积有着大小不同。因此，压迫肾经的程度也就有所不同；如果儿体肥大，压迫肾经较重，那么就可能发生子喑的现象；如果儿体不太大，压迫肾经不严重，就可能不会出现这种情况。所以说不是每个孕妇都是如此。

二、喑证预后

"无治也，当十月复。"

经过上面讨论，我们知道子喑证是一种生理上暂时的反常现象，而不是病邪所引起的病理变化；待十月足分娩后，经脉通，经气上充则自然而愈。故经文说："无治也，当十月复。"

这一节主要说明怀孕九月，是子喑证最易发生的时期；同时又说明是生理上暂时的反常现象。如果没有其他证状，是可以不用治疗，待儿产下则自愈，所以预后良好。

［参考资料］　张景岳："胞中之络，冲任之络也；胞络者，系于肾，而上会于咽喉。"

张隐庵："声音之道，在心主言，在肺主声；然由肾间之动气，上出于舌，而后能发其音声，故曰：舌者，音声之机也。胞之络脉系于肾，足少阴之脉贯肾系舌本，胞之络脉阻绝，则少阴之脉亦不通，故舌不能发机而为喑矣。"

张景岳："十月子生而胞络复通，则能言矣，故不必治。"

原文　妇人手少阴脉动甚者，妊子也。（《素问·平人气象论》）
阴搏阳别，谓之有子。（《素问·阴阳别论》）

［**提示**］　指出妇人妊子在脉象上的特点。

（1）妇人手少阴脉动甚者，妊子也。

关于年少阴脉动甚者一句，历代注家的意见，很不一致。

王冰是指手少阴心经的神门穴，他说："掌后陷骨中，当小指动而应手者也。"

张隐庵是指足少阴之脉。他说："以妇人之两手尺部候之。"

一般临床体会，多以尺部脉动甚（流利滑动），是测候妊娠的一种方法；但是与孕妇体质强弱也有一定关系，体质强的脉象明显，体质弱的有时就不是那样明显易辨。按：神门穴在临床上是较少用的，有些老前辈对这方面有一定心得，并认为很准确，这是值得我们今后在临床上注意的。

（2）阴搏阳别，谓之有子。

阴搏阳别，就是尺脉（阴）抟动有力，而与寸口（阳）脉有显著的区别，这是属于有子之脉，也就是妊娠之兆。张景岳："阴搏者，搏击于手，阳别者，言阳脉搏手，似乎阳邪，然其鼓动滑利，本非邪脉。盖阴中见阳，而别有和调之象，是谓阴搏阳别也。"

总之，在临床上，我们遇到这样的脉象，而月经已断，又无其他疾病的表现（但如妊娠期中恶阻等除外），可以考虑其为妊娠。

原文　帝曰：乳子而病热，脉悬小者何如？岐伯曰：手足温则生，寒则死。帝曰：乳子中风热，喘鸣肩息者，脉何如？岐伯曰：喘鸣肩息者，脉实大也，缓则生，急则死。（《素问·通评虚实论》）

本节经文以婴儿病热及中风为例，说明婴儿疾病，必须注意到脉象与证状结合的关系；同时应注意脉的有无胃气，来作为临床诊断上的重要依据。对婴儿诊脉虽有一定的困难，或不易辨别其脉象，但若能细心体会脉形，对临床诊断是有一定帮助的。如能配合观察虎口指纹的表现，其意义就更重大。

［**提示**］　说明婴儿病热和风热喘鸣的切诊及预后。

一、婴儿病热脉小的诊断

《素问·热论》："人之伤于寒也，则为病热。"据此可知所谓病热，是指外感热性病而言。

凡病热者，不论年龄大小，其脉象多见浮数，洪大等阳脉，由于病热为阳证，而能见到阳脉，说明机体正气起而抗邪，且势均力敌，足以抗邪，是疾病正常发展的表现，即脉证相符，一般来说，预后是良好的。

今婴儿病热为阳证，而反见脉悬小，正说明正气不足以抗病邪，正不胜邪，是疾病异常发展的表现，同时婴儿乃纯阳之体，而患热病阳证，更不应见悬小的阴脉，这是阳证见阴脉，即脉证不符，预后是不良的现象（图6－43）。

脉证 { 阳证得阳脉——脉证相符，预后良好（正能胜邪）
阳证得阴脉——脉证不符，预后不良（正不胜邪）

图6－43　婴儿病热脉证

在这种情况下，我们更可根据其他体征来作进一步辨证。

"手足温则生，寒则死。"

张景岳："小儿以稚阳之体，而加之病热，脉不当小，若虽小而手足温者，以四肢为诸阳之本，阳犹在也，故生，若四肢寒冷，则邪胜其正，元阳去矣，故死。"（图6－44）

脉悬小 { 手足温——生（正气尚充，阳气犹在）
手中寒——死（邪盛正虚，阳气去而不复）

图6－44　脉悬小

二、婴儿中风热，脉实大的诊断

上面讨论了病热脉悬小两种辩证的诊断，假使病风热脉实大，是否亦有两种辨证呢？

《内经》在这里举出了婴儿中风热，喘鸣肩息，脉实大来作说明。

婴儿病风热，也是急性热病的一种，喘鸣肩息，乃风热之邪内干于肺，这亦是属于阳证，实大之脉是阳脉，本系阳证得阳脉，是脉和证相符的好现象，但是还可从两方面来再作进一步的辨证。

"缓则生，急则死"，也就是说，似乎阳证见阳脉，虽属于好现象，但必须从脉象之中，来辨别有无胃气，更是诊断预后好坏的重要依据。

"缓则生"，即实大而不太过，大中还有悠扬和缓之象，说明尚有胃气，这是脉证相符，邪不太甚，没有什么危险，故曰："缓则生。"

"急则死"，即实大而现太过，大中兼有躁疾之象（无和缓），说明脉无胃气，虽似乎脉证相符，但由于邪之有余，邪有余，则正不胜敌，病情严重，而且危险，故曰："急则死。"

《素问·评热病论》："汗出而脉尚躁盛者死。"亦即此意，所以临床上对于脉之有无胃气，是诊断预后好坏的一个重要环节（图 6 - 45）。

$$脉实大\begin{cases}缓——和缓悠扬——生（有胃气）\\急——劲而躁疾——死（无胃气）\end{cases}$$

图 6 - 45　脉实大

本节经文举出婴儿病热脉悬小，及中风热脉实大的两种情况，用辨证的观念进行诊断，以决定其吉凶，说明中医学上的辨证方法，是运用到各个方面的，同时这种诊断方法，不仅是适用于小儿，而对成人同样可以适用。

[**参考资料**]　张隐庵："乳子生阳借后天之气也，四肢皆禀气于胃，故阳受气于四肢，是以手足温者，胃气尚盛，故生，寒则胃气已绝，故死。"

马莳："乳子而病热，阳证也，而脉则悬小，是阳证见阴，脉也，然手足温和，正气犹存，脉虽悬小特未大耳，故可以得生，否则手足寒而死矣。"

张隐庵："后天所生之宗气，亦不可伤也，宗气者，五脏六腑十二经脉之宗始，故曰宗气；肩息者，呼吸摇肩也，风热之邪始伤皮毛，喘鸣肩息者，是风热盛而干肺气宗气，故脉实大也。"

张隐庵："夫脉之所以和缓者，得阳明之胃气之也，急则胃气已绝故死。"

马莳："乳子中风发热，喘鸣肩息者，阳证也，脉当实大，惟实大中而缓，则邪气渐退，可以得生；若实大中而急，则邪气愈增，其病当死矣。"

结　语

本章首先提到"善诊者，察色按脉，先别阴阳，审清浊而知部分……"这是指出我们要诊断疾病，必须很好地运用望、闻、问、切四种诊断方法，来辨别疾病的阴阳表里寒热虚实，然后才能获得正确的诊断，而诊断的关键又要懂得以常衡变的方法，就是从正常的生理状态，来认识反常的病理状态。故五脏虽不可见，但它的功能失常时，却可以在外表体态上（如头、背、腰、膝、筋、骨等）反映出反常的现象，从而可以测知内在五脏的病变，这是诊断的基本理论根据。诊法的主要精神，贯穿了如下三个方面：①四诊合参运用的基本原则。②机体本身的统一，和机体与外在自然环境的统一性（即整体观念）。③以常衡变的方法。

我们根据《内经》中的诊断方法，把它分成望、闻、问、切四个部分进行归纳。

（1）望诊方面。讨论了望诊的范围是：视精明、察五色、视体型、体态活动。其理是："有诸内者，必形诸外。"

根据色泽浮沉、荣枯，可知疾病的浅深、轻重。如"精明五色，气之华也"。五色之欲与不欲，以及"五色各见其部，察其浮沉，以知浅深，察其泽夭，以观成败……"

面部或局部颜色的特殊呈现，又是病变所在或病因的依据。如"赤色出两颧大如拇指……黑色出于庭大如拇指……"

（2）闻诊方面。讨论了闻诊的范围是：听喘息（呼吸）、语言、咳声、肠鸣，以及嗅病气及排泄物之气。

根据语言声音的高低清浊或特殊音响，可判断疾病的性质或病灶所在。如"言而微，终日乃复言"与"言语善恶不避亲疏……"就是从病人语言声音变化的不同，可以了解疾病的性质——虚实。本章对闻诊的材料介绍虽不多，但是如能举一反三的领会，在应用上是可以应付裕如。

（3）问诊方面。讨论了问诊的意义是：了解疾病的演变情况、生活起居、思想、环境、现在病和既往病等，所有这些，都是对疾病影响有很大关系。

根据病人的喜恶，进行治疗。如"中热消瘅则便寒，寒中之属则便热"。也就是病人之所喜者，喜其所不足也；所恶者，恶其所有余也的实际意义。

对思想复杂的病人，应掌握其思想规律——"恶死乐生"，当"告之以其败，语之以其善，导之以其所便，开之以其所苦"，以进行说服教育。通过这些方法达到听从说服，服从治疗的目的。如能细心领会，对我们启发很大。

（4）切诊方面。切诊可以测知气血盛衰、内脏虚实以及邪气强弱情况，从而判断疾病和预后，并决定治疗方针。

脉诊方法：①三部九候；②独取寸口。

分类：脉象大体可分为三类，四时和五脏正常的脉象是平脉；太过或不及和有特殊变化的称为病脉；没有胃气的脉称为真脏脉（死脉）。

脉的有胃无胃，更是预后良恶的关键所在。

同时脉与证要相符——形气相得。并着重指出了诊脉要有安静的环境和认真负责的工作态度。如"诊法常以平旦……"与"持脉有道，虚静为保"等。

总之，诊法是四诊并重的，但其中望色和切脉较为重要，所谓"能合色脉，可以万全"。但并不等于说闻、问诊就不重要了。在临证上，必须从整体出发，不能孤立运用，这一点是应该明确的，否则就不能达到既全面又正确的诊断目的和要求。

第七章

论 治

概 言

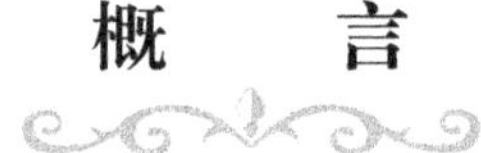

一、论治的意义

本章是摘录《内经》中关于治疗方面的经文编写而成的。"论治"这两个字，不是《内经》的原有篇名，而是根据《内经辑要》的内容所提出的。它的意义，简单地说，便是讨论治疗原则和治疗法则方法。《内经》在治疗方面，作了很多原则性的指示，并在治疗原则的基础上，制订了具体措施。这些治疗原则和治疗方法，是根据临床证候，辨证内因，在确定成因的基础上，进行审因论治的。关于辨证求因方面，在讲义的"病能"和"诊法"两章里，已经讨论过。本章内容着重讨论"论治"，也就是说，本章是以讨论治疗原则为其中心内容，至于治疗的具体方法则较少。

二、论治的目的和范围

（一）论治的目的

在正常生理情况下，人体阴阳是平衡协调的，即《素问·生气通天论》所说的"阴平阳秘"。假如由于外界因素，而使功能失去平衡，那便是异常，就要发生病变。所谓异常的病变，虽有多种多样，但归纳起来，无非是阴阳的偏盛或偏衰。偏盛偏衰是失去平衡的表现，因而治疗时就必须调节平衡。例如"虚者补之，实

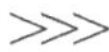

者泻之"的治疗原则,是根据"阴平阳秘"的正常生理,推测到阴阳偏盛偏衰的异常病变。在治疗上,偏盛则宜泻,偏衰则宜补,这个补泻的治疗原则,虽有不同,可是它的最后目的,同样是起到一个调节作用,而使达到平衡,所以《素问·至真要大论》说:"谨察阴阳所在而调之,以平为期。"

但是,治疗对于人体所起的调节作用,主要还是决定于正气的盛衰,因为在邪正交争的发病过程中,正能胜邪则病退,正不能胜邪则病进。所以《内经》在调节平衡的治疗中,处处照顾正气,维护正气,而不是片面地孤立地治病,因而在治疗原则上,有扶正祛邪说法。

(二)论治的范围

(1)治疗大法:治疗的目的,是调节平衡,但是调节的方法,都根据不同情况,各有不同。总的归纳起来又不外正治和反治两大法。

1)正治法:适用于疾病反映真象的时候,是一般疾病治疗的常法。因为它是逆病象而治的,所以又叫作"逆始法"。

2)反治法:适用于疾病出现假象的时候,是治疗上的一种变法,因为它是顺从病象(假象)而治的,所以又叫作从治法。

(2)治疗步骤:病情有标志轻重的不同,在治疗步骤上,就得有先后缓急的区别,《内经》中关于治疗先后的步骤,是从疾病标本的关系来决定的,其总的精神不外缓则治其本,急则治其标。

1)缓则治其本:是指一般疾病而说的,有治其本而标自愈的,有先治其本,后治其标的,这种治疗都是从根本上着手的原因疗法,也就是《素问·阴阳应象大论》上说"治疗必求于本"的精神。

2)急则治其标:是在标病特别严重时,能影响疾病的整个趋势,甚至有生命的危险,就必须先治其标。例如《素问·标本病传论》中说的"小大不利治其标"等,任何疾病,出现大小便不利的现象,那就比较危急,无论本病如何,总得先通利其大小便。

(3)治疗术:中医学在治疗术方面是丰富多彩的,有药物、针灸、导引、按跷、温熨、汤浴、醪醴、气功等,这些治疗术在具体应用上虽各有特点,但在治疗原则上却可互相通用。例如《素问·阴阳应象大论》和《素问·五常政大论》所说的针灸疗法,"阳病治阴,阴病治阳"和"病在上,取之下,病在下,取之上"等,既适用于针灸疗法,也适用于药物疗法。所以全部《内经》中,虽然针灸疗法所占比重比较

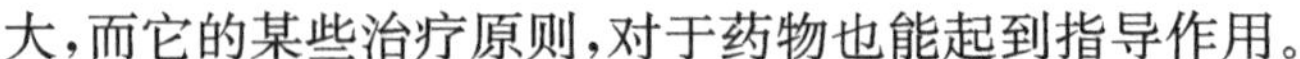

大，而它的某些治疗原则，对于药物也能起到指导作用。

三、论治的理论基础与发展

《内经》一方面总结了古人的治疗经验，另一方面还掌握了一系列的理论基础，即根据阴阳五行学说，和人与自然相应的整体观念，再结合脏腑、经络、营卫气血等理论，作为思想指导，从而制订出了很多治疗原则和法则。因此，这些原则和法则是理论与实践相结合的产物，对于后世医学的发展，有着很大启示作用。例如后汉张仲景《伤寒论》中的 397 法，即是根据表急治表、里急治里、以寒治热、以热治寒、虚补实泻等原则而制订的，他的 113 方也是以君臣佐使的配伍原则而制订的。汉以后方剂的范围更加扩大，到北齐徐之才的"七方""十剂"，以及金元间张洁古、李东垣又把药物性能分别归经，这样进一步地论述了药物的治疗效果。所以后世历代治疗学的发展，都是根据《内经》的论治原则充实和发展起来的。因此，中医的治疗和中医的理论体系是密切相关的，掌握了理论，才能指导实践去辨证论治。

原 文 讲 解

原文　谨守病机，各司其属，有者求之，无者求之，盛者责之，虚者责之。必先五胜，疏其血气，令其调达，而致和平。（《素问·至真要大论》）

［**提示**］　治病必须掌握病机。

一、探求病因

（1）"谨守病机，各司其属"：这两句是在治疗前总的要求。本节经文是紧接《素问·至真要大论》中病机十九条之后，因此，本文的所谓"谨守病机"，也就是说在治疗之前，必须小心谨慎地掌握疾病的关键，看它是属于哪一类型。

前面讨论病机十九条时，我们已经认识到，在某些疾病的症候群中，有症状相同而病因不同的。如"诸暴强直，皆属于风"，"诸痉项强，皆属于湿"。又有病因相同，而症状不同的，如属火的有五条，属热的有四条。所以对这些不同的和相同的症状，应该严格地加以分析，探求它的病因，才能明确属于哪一类型，进行适当的治疗，这些是治疗中的关键所在，有谨守的必要。

症状→病因→类型→治疗。

（2）"有者求之，无者求之"

1）有者求之：这是说对于任何疾病所出现的症状，应当根据病机十九条的原则，找出它的病因，看这个疾病是符合病机十九条中的某一条病因，这便叫作"有者求之"。

2）无者求之：因为病机十九条是一个示范的作用，有它一定的局限性，如果疾病所出现的证状，例如七情则找不出符合病机十九条范围的那就要从其他方面去探求，这就叫作"无者求之"。

二、辨别虚实

每一个疾病所出现的症状，是错综复杂的，症状上所表现的虚实，往往不等于实际的虚实。因此，在探求病因的同时，必须辨别疾病的虚实，这是本文"谨守病机"的另一重要环节，也是治疗中必须掌握的关键所在。由于造成虚实的因素很多，在治疗上就各有不同。

（1）实证——盛者责之：如图 7-1。

```
      ┌由表传里——腑实宜下
实证 ┤初起即为实证——表实宜汗，里实宜下
      └由虚转实——宜下（如中阴溜腑证，宜用调胃承气汤）
```

图 7-1　实证的治疗

同一实证，成因和证状都有不同，治疗也就不同，并非一律用汗或一律用下，即在同一汗下治法中，亦有轻重缓急的不同，如中阴溜腑证，只宜用调胃承气汤，却不能用大承气汤，这便是"盛者责之"的意义。

（2）虚证——虚者责之：如图 7-2。

```
      ┌本质素虚——补正
虚证 ┤因病而虚——去病兼补正
      └误治而虚——救误（误汗宜扶阳，误下宜温中）
```

图 7-2　虚证的治疗

同一虚证，成因亦有不同，就应仔细考虑，如见虚即补，那就不够全面，也失去"虚者责之"的意义。

三、掌握气候和藏气的常变

（1）五气方面：五气——风（春）、暑（夏）、湿（长夏）、燥（秋）、寒（冬）。

《素问·至真要大论》全篇，大都是说气候的常变情况，即所谓主气客气：主

气是有常态的;客气就有各种变化,而变化中最主要的是太过和不及。例如夏天酷热为太过,夏令当热反凉为不及。总之,太过或不及都是气候不能按照四时季节的常轨出现,都能成为致病因素和影响病情的发展,因此,在治疗时必须掌握这一点,特别是时令病更须注意。

例如,对于因外感发热病人,在气候干燥或阴雨太过的情况下,退热的方法就各有不同,前者宜辛凉解表;后者宜芳香化浊,所以掌握气候的常变,在治疗上是非常重要的。

(2) 脏气方面:脏气——肝(木)、心(火)、脾(土)、肺(金)、肾(水)。

脏病与脏气之间,是相互依存,相互制约的,在治疗中,就得了解哪一脏气太过,相对的,哪一脏气受克,治疗才有方向。

例如:肝气胜就能克脾(木乘土),症状可表现呕吐、腹泻。病所虽在脾胃,但治疗必求其本,当从肝治,以疏肝理脾取法。

从以上情况,可以体会到人体的脏气与四时气候是息息相关的。不病时人体脏气受气候的影响,而成为生理现象;病时人体脏气受气候的影响就成为病理变化,所以必须把两者结合起来,而不能片面的看问题。

本节经文总的精神,是教导我们如何掌握病机。要求:①找出病因;②辨别虚实;③再结合气候和脏气的变化。按照具体情况,选用适当的治疗方法,来疏通脏腑经络的气血,才能达到"令其调达而致和平"恢复健康的目的。

原文　必先岁气,无伐天和,无盛盛,无虚虚,而遗人夭殃;无致邪,无失正,绝人长命。(《素问·五常致大论》)

[**提示**]　治疗必须注意自然气候的变化和证候的虚实。

一、注意自然气候的变化

"必先岁气,无伐天和。"

张景岳:"五运有纪,六气有序,四时有令,阴阳有节,皆岁气也,人气应之,以生长收藏,即天和也。"

吴崑:"岁气有偏胜,人病因之,用药者必明乎岁气,不得更益其邪,而伐其天和,天和者,天真冲和之气也。"

根据以上两说,可知"岁气"即每年气候的变化,"天和"即自然气候的正常变化。岁气每年都是有变迁,每年四季气候的变化,亦各有不同,而人体随时是要受到自然气候的影响，所以在治疗用药方面，首先不能与四季气候相违反，如春夏一般少用麻黄、桂枝；秋冬少用石膏、知母、苓、连等，这是治疗用药顺应四时气候的变化，以保持人体适应自然气候的功能，即"无伐天和"的意义。不过这只是一个原则性的指示，因为自然气候的变化，是错综复杂的，所以在治疗中，必须根据当前气候的具体情况来灵活运用。

二、辨别症候的虚实

"无盛盛，无虚虚，而遗人夭殃；无致邪，无失正，绝人长命。"

因为疾病的过程，就是邪正交争的过程，病势的进退，就要看邪正的消长情况来决定，前面病能篇已经讲过："邪气盛则实，精气夺则虚。"实即指实证，虚即指虚证。所谓"实证"，是邪气虽盛，而正气亦盛，人体的抵抗力强，在治疗上当以驱邪为主，却不能用补药。所谓"虚证"，即邪气盛而正气衰，人体的抵抗力弱，在治疗上，就应以补正为主，却不能用泄药来治疗。如果用补药治疗实证，便要助长邪气，而使邪气更甚；用泻药来治虚证，更能耗散正气，而使正气消亡。如此误治，都能使病人导致夭折的危险而断绝他的天年，所以古人说："大实有羸状，误补益疾；至虚有盛候，反泻含冤。"就是指示我们治病。必须诊断明确，辨清虚实，而后根据"无盛盛，无虚虚""无致邪，无失正"的原则去治疗。不过在具体临证中，单纯的实证或单纯的虚证是比较容易处理的，但遇到实中有虚、虚中有实，或者虚多实少，或者虚少实多等，这便要更细致地辨证，根据具体情况来灵活运用了。

原文　黄帝问曰：医之治病也，一病而治各不同，皆愈何也？岐伯对曰：地势使然也。故东方之域，天地之所始生也，鱼盐之地，海滨傍水，其民食鱼而嗜咸，皆安其处，美其食，鱼者使人热中，盐者胜血，故其民皆黑色疏理，其病皆为痈疡，其治宜砭石，故砭石者，亦从东方来。

西方者，金玉之域，沙石之处，天地之所收引也。其民陵居而多风，水土刚强，其民不衣而褐荐，其民华食而脂肥，故邪不能伤其形体，其病生于内，其治宜毒药，故毒药者，亦从西方来。

北方者，天地所闭藏之域也，其地高陵居，风寒冰冽，其民乐野处而乳食，藏寒生满病，其治宜灸焫，故灸焫者，亦从北方来。

南方者，天地所长养，阳之所盛处也，其地下，水土弱，雾露之所聚也；其民嗜酸而食胕，故其民皆致理而赤色，其病挛痹，其治宜微针，故九针者，亦从南方来。

中央者，其地平以湿，天地所以生万物也众，其民食杂而不劳，故其病多痿厥寒热，其治宜导引按跷，故导引按跷者，亦从中央出也。故圣人杂合以治，各得其所宜，故治所以异而病皆愈者，得病之情，知治之大体也。（《素问·异法方宜论》）

［**提示**］ 论治疗疾病，应注意地区和病人职业及生活习惯的不同。

一、五方气候的不同

疾病的产生，其原因是多方面的，而气候的影响，也是主要因素之一。如四季气候的不同变化，对自然界万物的影响，人当然也会受其影响，而发生各种不同的病变。本节所谈的五方地区，在不同地区的领域里，相互对比，也有着不同的气候。东方，"东方之域，天地之所始生也"，"始生"二字系生发之气，象征春日温和的气候。西方，"天地之所收引也"，这是说象征秋令肃杀气候多凉的意思。北方，"天地所闭藏之域也"，"闭藏"代表冬令，也就是说北方气候多寒，所以接下去又有"风寒冰冽"。南方，"天地所长养，阳之所盛处也"，"长养"是代表夏令，"阳"字在这里有"火"与"热"的意思，因南方生热，热生火，火为阳，南方的气候，象征着夏令，是一个热盛的地方。中央，"其地平以湿，"意思是气候比较潮湿。以上是说明了五方不同的气候。

二、五方的饮食居处和生活习惯

五方的人们，所发生不同疾病的第二原因，便是由于生活习惯和饮食居处的不同，东方是出产鱼盐的地区，居住的场所大都是邻近海边，由于客观的条件，平日多吃鱼类食物，并喜爱味咸。西方多山，大都居住在山区高地，由于山地少谷食而多畜牧，故在衣食方面，多食肉衣毛。北方亦多山，民喜乳食。南方地区，比较低洼，故水土柔弱，常多雾露之气，平素多吃酸性食物，因天气炎热，不免有欠新鲜的东西。中央地势平坦，物产丰富，生活亦比较舒适，故平时的生活，少劳动而能吃多种的食物。这是五方居民生活习惯和饮食居处的不同点。

三、五方与发病的关系及治疗方法

由于五方地区的不同，因此，不论在气候上、生活起居和风俗习惯上都有差别，这个气候和周围环境是客观形成的条件，因而在疾病的发生上，也就不同。东方之民，多病痈疡。西方之民，病生于内，这个"内"意味着饮食劳倦、情志抑郁之类的内伤病。北方之民，多病脏寒胀满。南方之民，多病挛痹。中央之民多病痿厥寒热。以上这些病况，并不是绝对的。总之，五方的居民从发病率来讲，是显然有所不同的，其基本原因，就是和气候、饮食、风俗习惯有关系。例如其中最明显的，如北方的脏寒生满病，外受气候之寒，内因饮食之寒，因而内脏受寒；这脏寒虽没有指出哪一脏，但根据内外因素来说，肺脾为首当其冲，因形寒饮冷，皆能伤肺，而寒饮入胃，能生内湿，湿困脾阳，且胃与脾相表里，肺脾病都有产生胀满的可能，在病能章胀论中，已经说明这一问题。又如南方病挛痹，病挛则与嗜酸有关，病痹则与居地有关，因其地下，复加雾露，无疑地其地多湿，湿气内侵是很容易发生痹证的。至于治疗的方法：东方宜砭石；西方宜毒药；北方宜灸焫；南方宜九针；中央宜导引、按蹻。这是根据不同病情而制定的，所谓"圣人杂合而治，各得其所宜"。

原文　邪风之至，疾如风雨，故善治者治皮毛，其次治肌肤，其次治筋脉，其次治六府，其次治五藏，治五藏者半死半生也。（《素问·阴阳应象大论》）

［**提示**］　外感病必须早期治疗。

本节经文所指示的治疗外感病的原则，是根据外感病的发展过程提出的，现在根据原文内容，分以下几点来讨论。

一、外感病的发展过程

"邪风之至，疾如风雨。"

邪风是指六淫中的致病因子之一，而"风为百病之长"又"善行而数变"所以本文说："邪风之至，疾如风雨。"这是说它侵袭到人体后传变最快，它的发展过程是：邪风──→皮毛──→肌肤──→筋脉──→六腑──→五脏。

二、早期治疗的意义

古人在认识到外感病发展过程的基础上，掌握了早期治疗这一原则。它的意义，就是迎头施治，截断疾病向纵深发展的途径，也就是说打破病理发展连锁性，防止疾病的传变，以免造成危险的后果。

所谓"半死半生"，张景岳说得好："上工救其萌芽，下工救其已成，救其已成者，用力多，而成功少，吉凶各半矣。"

三、后世医学的发展

（1）仲景《伤寒论》：表──→里，三阳──→三阴（六经传变）。

（2）温病学说

1）叶天士：卫——→气——→营——→血。

2）吴鞠通：上焦——→中焦——→下焦。

以上这些学说的产生，都是根据《内经》关于外感病"由表及里"和"由浅入深"的理论基础上，发展起来的。

[**参考资料**] 《素问·缪刺论》："夫邪客于形，必先舍于皮毛，留而不去，入舍于孙络，留而不去，入舍于络脉，留而不去，入舍于经脉，内达五藏，散于肠胃，阴阳俱感，五藏乃伤，此邪之从皮毛而入，极于五藏之次也。"

叶天士："卫之后方言气，营之后方言血，在卫，汗之可也，到气才可清气。"

吴鞠通："凡病温者，始于手太阴。"

原文 帝曰：夫病之始生也，极微极精，今良工皆称曰病成名曰逆，则针石不能治，良药不能及也。今良工皆得其法，亲戚兄弟远近，音声日闻于耳，五色日见于目，而病不愈者，亦何暇不早乎？岐伯曰：病为本，工为标，标本不得，邪气不服，此之谓也。（《素问·汤液醪醴论》）

[**提示**] 医生必须取得与病人的密切合作，才能做到早期治疗。

一、不能早期治疗的原因

疾病应该早期治疗，因为疾病初起，病邪轻微而单纯，这个时候，病邪浅，正气盛，医治是比较容易的，假如等到病至严重阶段而才治疗，那病邪已深，正气已亏，就将要发生危险了。

可是良医每每说，这病已经生成，属于逆证，用针石既治疗不好，运用适当的药物，也不能达到病所，认为这些病无法救治了。

其实既然是一个良医，就能够注意到早期治疗，掌握治疗法则，并遵循着一定的常规去处理，加之这些病又是他们的亲戚兄弟，关系密切，天天能够听到病人的声音，看到病人的颜色，这更增加了早期诊断和早期治疗的方便，是应该可以及时治疗的了，可是良医对这些病人却不能早期治疗。不难想象，这里面一定有某些原因形成了早期治疗的障碍，才会有这样的结果，那便是下文所讲的病人不与医生合作的原因所造成的。

二、医生必须取得病人的合作

在治疗过程中，医生与病人一定要密切合作，一方面医生要能体贴病人的痛苦，认真负责的进行治疗；另一方面病人还要能够正确地向医生反映病情，遵守医嘱，才能使病及时治愈。但是医生与病人虽然是对等的，毕竟病人是本，医生是标，如果病人不能与医生合作，纵有良医给以早期治疗，那么在治疗中就要发生一定的障碍，而不能制服病邪，获得痊愈。

《素问·五藏别论》说："拘于鬼神者不可与言至德，恶于针石者，不可与言至巧，病不许治者，病必不治，治之无功矣。"也就是说病人必须与医生合作是早期治疗的重要条件。

原文　病之始起也，可刺而已，其盛可待衰而已。故因其轻而扬之，因其重而减之，因其衰而彰之。形不足者，温之以气；精不足者，补之以味。其高者，因而越之；其下者，引而竭之；中满者，泻之于内。其有邪者，渍形以为汗；其在皮者，汗而发之；其慓悍者，按而收之；其实者，散而泻之。审其阴阳，以别柔刚，阳病治阴，阴病治阳，定其血气，各守其乡。血实宜决之，气虚宜掣引之。（《素问·阴阳应象大论》）

[**提示**]　观察疾病的趋向，以决定治法。

本节具体的介绍了许多治病原则和法则，首先指出了疾病初起，可用刺法治愈，在病势正盛的时候，以待其稍衰而刺之，至于怎样运用这些治病法则，现在作以下两个方面来讨论。

一、虚实的分类

根据经文意义分析，归纳如下（图 7-3）。

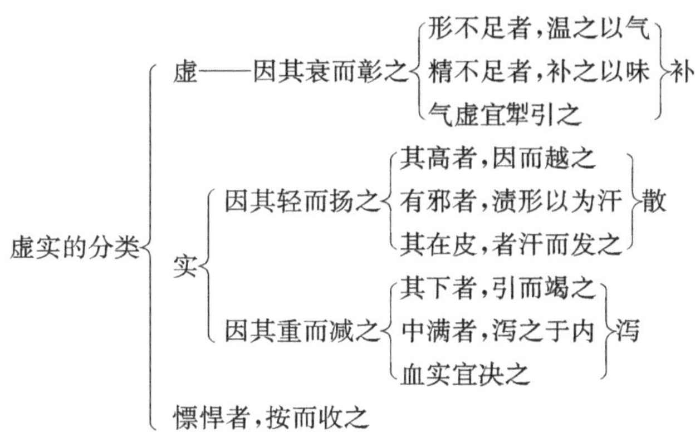

图 7-3　虚实的分类

1. 虚的方面　"因其衰而彰之"。

张景岳："衰者，气血衰虚，故宜彰之。彰者，补之益之，使气血复彰也。"

（1）"形不足者，温之以气"。

张景岳："形不足者，阳之衰也，非气不足以达表而温之。"

《素问·阴阳应象大论》："气厚者为阳……厚则发热。"

形不足的，既为阳气衰弱，当以气厚之药温补阳气为治，如参芪膏，可用以补益中气，桂附可用以温养元阳。

（2）"精不足者，补之以味"。

张景岳："精不足，阴之衰也，非味不足以实中而补之。"

阴气衰弱，当以滋补阴分，以饮食或药物中，选用血肉有情之品；在饮食中，选择味厚的，如海参、淡菜之属。在药物中选择味厚、胶质之类，如龟板胶、鳖甲胶、阿胶、龟鹿二仙胶等。

（3）"气虚宜掣引之"。

李念莪说："……提其上升，如手掣物也。"

气虚治法，当以升举中气，如升阳汤，补中益气汤之类，大脱血后应该益气，如独参汤之类。

2. 实的方面　"其实者，散而泻之"。

张隐庵："阳实者宜散之，阴实者宜泄之。"此言病之有表里阴阳，而治亦各有其法。所谓"散"，是对向上向表的证候；"泻"是对向下向里的证候。

（1）"因其轻而扬之"。

张景岳："轻者浮于表，故宜扬之，扬者，散也。"

这是说病在初期，病势轻浅，邪尚在表，应以疏散的方法去治疗。

1）"其高者，因而越之"。

张景岳："越者，发扬也，谓升散之，涌吐之，可以治其上之表里也。"

例如实热风痰，壅遏上焦，用瓜蒂散以涌吐之。

2）"其有邪者，渍形以为汗"。

用温清法或熏法以取汗，如麻疹不透用芫荽煎汤擦肤，取汗透疹的一类方法。

3）"其在皮者，汗而发之"。

外感初期，病邪轻浅，仅在皮毛，只须轻宣疏解，如发汗解肌，微辛清解之类。

（2）"因其重而减之"。

张景岳："重者实也，故宜减之，减者泻也。"这是说病势重实的，用逐步减轻的方法，如消积导滞、攻逐水饮之类。

1）"其下者，引而竭之"。

张景岳："竭，祛除也，谓涤荡之，疏利之，可以治其下之前后也。"这里的前后是指二便，例如阳明腑实证用承气汤，太阳蓄水证用五苓散之类。

2）"中满者，泻之于内"。

中满有虚实之分，本文是偏于实的为多，关于"泻"字的意义，秦伯未说："是健运消导，有帮助机体的自然疗能，使之与祛邪药物，协同起来消除病邪，并不以攻泻为唯一手段。"

3）"血实宜决之"。

张景岳："决，谓泄去其血，如决血之义。"

血实治法，包括两个方面：①用针刺以泻其血。如《内经》所说的："畜则肿热，砭射之也。"②血液凝阻，用逐瘀的方法，如活血、通经、散瘀、消癥等。

但本文的重点，仍是指的针刺。

（3）"其慓悍者，按而收之"。

"慓悍"：喻其猛急。

薛生白："此兼表里而言，按得其状，则可收而制之矣。"

如来势甚急之惊风，可以按摩而制之。盛怒伤肝用白芍收敛，使能归于平静。大汗泄泻等来势亦急，用药固表敛汗涩肠等治法，亦属"按而收之"。

二、治疗原则和要求

（1）"审其阴阳，以别柔刚"：疾病的变化，是非常复杂的，但终不出阴阳这一范围，所以临床时，首先应分清疾病的性质是属阴，还是属阳，然后分别药物的气味，或用柔药，或用刚药来进行治疗。

（2）"阳病治阴，阴病治阳"

张景岳："阳胜者，阴必病，阴胜者，阳必病。"

《素问·至真要大论》："诸寒之而热者取之阴，热之而寒者取之阳。"

王冰："壮水之主，以制阳光；益火之源，以消阴翳。"

以上这些都是阳病治阴，阴病治阳的道理。

（3）"定其气血，各守其乡"：审察病在气分或在血分，分别给以治疗，不可紊乱,防其血病,再伤其气,气病复伤其血,只要掌握这些治疗原则,就不难随机应变。

原文 寒者热之,热者寒之,微者逆之,甚者从之。坚者削之,客者除之,劳者温之,结者散之,留者攻之,燥者濡之,急者缓之,散者收之,损者益之,逸者行之,惊者平之。上之下之,摩之浴之,薄之劫之,开之发之,适事为故。(《素问·至真要大论》)

[**提示**] 论正治原则和法则。

一、寒热两大证型的论治

寒热是一切病症中最主要的两大类型,本文为了说明如何掌握以辨证到论治的原则,首先提出寒热两大证型来进行分析,然后再讨论一般病症的正治法。

(1)"寒者热之,热者寒之":"寒者""热者"系指证候之属性而言。"热之""寒之"系指治疗原则而言。药物本为补偏救弊,但同一热证,或同一寒证,在辨证上,应分辨表里虚实之不同,来进行分别治疗(图7-4)。

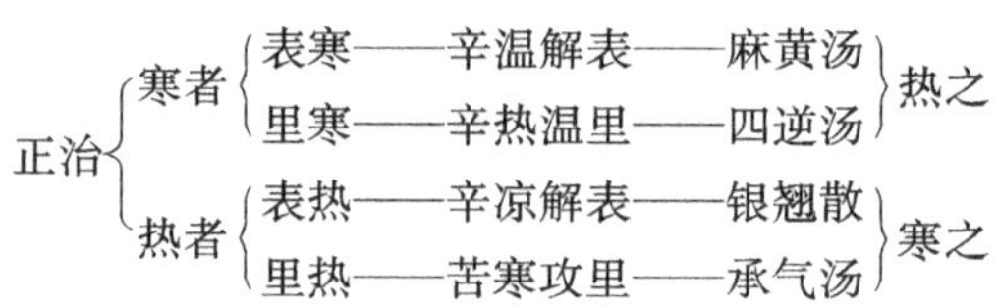

图7-4 寒热病症的正治法举例

(2)"微者逆之,甚者从之":这是根据病的本质和现象的异同情况来决定治法,也就是说病势有轻重的不同,在治法上亦有逆从的区别(图7-5)。

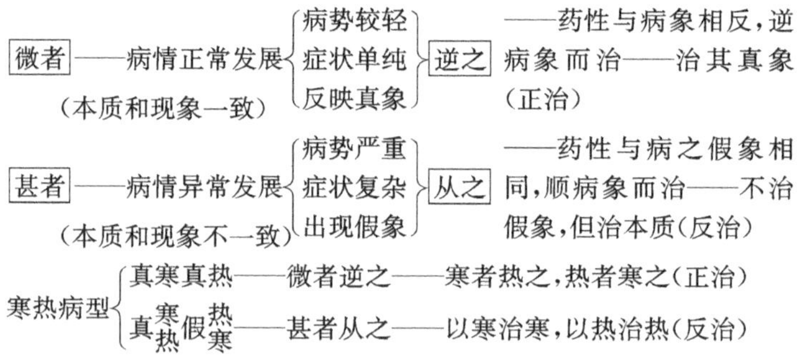

图7-5 根据病症的现象和本质的异同来决定治法

由此可见,在寒热两大疾病类型中,有真寒真热(微者)和真寒假热,真热假

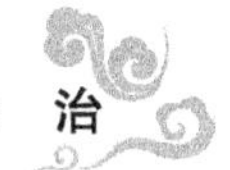

寒（甚者）的不同，在治法上就有逆之和从之的区别，把它推广到其他证型，也都应该依照这个原则去分别论治。

二、一般的病型及治法

表 7-1　一般的病型及治法

病证	病例	治法	方剂	备考
坚	指腹内坚硬有形一类病症，如癥瘕、痃癖等	削	用克伐推荡，如鳖甲煎丸、削坚丸之类	包括敷贴法
客	指时邪侵袭一类病症，如风寒、风热、风湿等	除	用发汗轻宣祛湿药，如麻黄汤、银翘散、麻杏苡甘之类	包括其他发汗剂
劳	指疲劳过度现象，如头晕、四肢倦怠等	温	用温养增强体力药，多与补剂相结合，如四君、归脾、人参养营等	
结	指邪气、痰浊郁结，包括部分外症，如结胸、流注等	散	用消散药，如陷胸汤、指迷茯苓丸、硇砂膏之类	包括敷贴法
留	指脏腑积滞不能排除，如停饮、停食、蓄水、妇科经闭等	攻	用攻逐泄下药，如十枣汤、大承气汤、桃核承气汤、抵当汤之类	
燥	指体内津液缺乏，如口渴、皮肤皲裂、大便困难等	濡	用滋润药，如琼玉膏、增液承气之类	
急	指一般拘急强直证状，如口噤项强、手足拘挛等	缓	用舒展缓和药，如资寿解语汤、木瓜汤之类	
散	指耗散不能约束的病症，如盗汗、滑精等	收	用收敛固涩药，如牡蛎散、金锁固精丸之类	
损	指一般亏损虚弱证，如阴虚、阳虚、中气不足等	益	用滋补强壮药，如八味丸、六味丸、补中益气汤之类	
逸	指运动障碍现象，如瘫痪、痿痹等	行	用行血活络药，如小活络丹、疏风活血汤之类	包括推拿、按摩等外治法
惊	指一般不安定现象，如心悸、失眠、小儿惊风、抽搐等	平	用镇静药，如朱砂安神丸、抱龙丸之类	

另，"坚者削之，客者除之……惊者平之"。这是指出各种病型，并列举治疗法则，亦是属于正治法一类的。

三、治法必须适合病情

"上之下之，摩之浴之，薄之劫之，开之发之，适事为故。"这是综合说明治疗方法是多方面的，如病在上的用吐法，病在下的用泻法。其他或用按摩法或用汤浴法，如内迫之而去其病，或劫截其发作，或用开导，或用发泄等法，都要根据病情来决定。总的要求，是要适合病情。所以说："适事为故。"

以上所举寒热两大证型和一般的证型，并都指出了治法，这些治法都是适合于病情，按正常情况的正治法。如果病到严重阶段，出现假象时，那就不能使用。所以本文先提到"微者逆之，甚者从之"的区别，最后又指出"适事为故"，也就是说适合正治标准的，才能用这些治法；不适合的，便不能使用。

原文　帝曰：何谓逆从？岐伯曰：逆者正治，从者反治，从少从多，观其事也。帝曰：反治何谓？岐伯曰：热因寒用，寒因热用，塞因塞用，通因通用，必伏其所主，而先其所因，其始则同，其终则异。可使破积，可使溃坚，可使气和，可使必已。（《素问·至真要大论》）

[**提示**]　论反治原则和法则。

（1）"逆者正治，从者反治"：本节经文，是承接上一条（第七节）经文，进一步说明正治法和反治法的原理和运用，以及举例说明几种反治法则。

1）正治法：正治法又叫逆治法，它是根据"微者逆之"的原则制定的。所以说"逆者正治"，它是治疗中的一种常法，如"寒者热之，热者寒之""虚者补之，实者泄之"，都是属于这一范围之内的。

2）反治法：反治法又叫从治法，它是根据"甚者从之"的原则制定的。所以说"从者反治"，它是在不适用于正治法时所采取的一种变法。例如本文所说的热因寒用、寒因热用、塞因塞用、通因通用等都是属于这一范围之内的。

这两大治疗原则的应用标准，是根据证候有无假象的出现，无假象的证候，宜正治法；有假象的证候，就要采用反治法。这两大原则的具体措施虽有不同，而调节功能平衡的目的是一致的，同是针对疾病之本质而治疗的两大法。

（2）"从少从多，观其事也"：在临床实践中，所出现的证候，每每寒热错杂，虚实相兼，纯热纯寒，纯虚纯实的病例较少；因而在治疗时，每须寒热并因，攻补兼施，关于正治反治两大法，这是医者在临床上必须掌握的环节。但在具体运用时，还要根据病证实际情况而增减药味和它的剂量。同时，反佐药的多少，也必须视具体情况而定,这便是"从少从多,观其事也"的实际意义。

反治法则

(1)"热因寒用":是热药因寒证而用,反治法则应作"热因热用"。也就是"以热治热"的意思,适用于真寒假热证。

例如,《伤寒论》第 317 条:"少阴病,下利清谷,里寒外热,手足厥逆,脉微欲绝,身反不恶寒,其人面色赤……通脉四逆汤主之。"

下利清谷、手足厥逆脉微欲绝等,均为里真寒之象,身反不恶寒,其人面色赤为外假热之候。"外热"为阴盛格阳,这种真寒假热用通脉四逆汤去治疗,便是以热治热的反治法。

(2)"寒因热用":是寒药因热证而用,反治法则应作"寒因寒用"也就是"以寒治寒"的意思,适用于真热假寒证。

例如,《伤寒论》第 350 条:"伤寒脉滑而厥者,里有热,白虎汤主之。"

滑者,动数流利,属阳脉,此为伤寒郁热之邪在里,阳气不得畅达于四肢而厥。即所谓"热深厥亦深"的证候,这种真热假寒,用白虎汤去治疗,便是以寒治寒的反治法。

(3)"塞因塞用":是用止塞的方法治疗塞证,前面的"塞"字指治法,即补益的方法,后面的"塞"字指病证,是说胀满现象。

"塞"为壅滞阻塞的现象,但有虚实之分。张景岳说:"凡有邪、有滞、有胀、有痛,为实;无物、无滞、无胀、无痛,为虚。"这里所说的邪、滞、胀、痛都要联系起来看,不能单凭哪一项便决定虚实。在治法上实者宜泻,虚者宜补(图 7 - 6)。

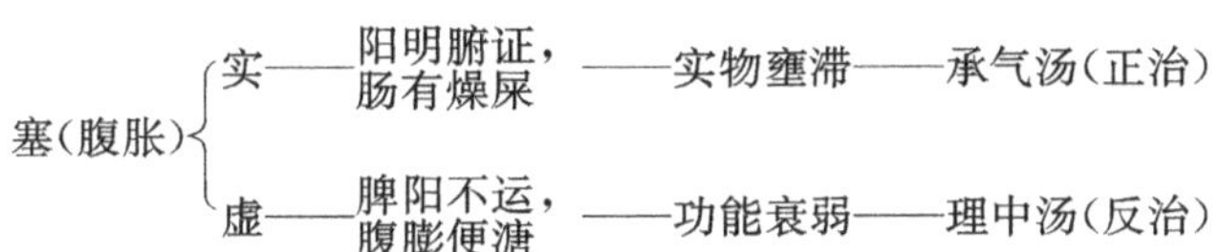

图 7 - 6　实者宜泻,虚者宜补

本文所谓"塞",是属于虚的范畴,治法应以"塞"的方法(温补)去治疗。

(4)"通因通用":是用通利的方法,用于通证,前面的"通"字指治法,即通利的方法,后面的"通"字指病证,即是有下利的现象。

张景岳:"大热内蓄或大寒内凝,积聚留滞;泻利不止,寒滞者以热下之,热滞者以寒下之,此通因通用之法也。"

例如,《伤寒论》第 321 条:"少阴病,自利清水,色纯青,心下必痛,口干燥者可下之,宜大承气汤。"此为少阴病热并阳明,热结旁流,用急下以存阴的方法。

又如第 374 条:"下利谵语者,有燥屎也,宜小承气汤。"这里的下利也是热结旁流,两条都是属于通因通用的反治法。

如果把"通法"的范围扩大起来,不一定用承气才算是通法,其他如伤食泄泻用山楂、神曲、平胃、保和丸之属,因积滞而下利后重的用芍药汤、木香槟榔丸之类,都可归于"通因通用"的范畴。

(5) 反佐法:反佐法主要起诱导作用,是以制止疾病的假象对药物发生格拒的治疗方法,在运用上约可分为以下两种。

1) 方剂组成中药物反佐法。例如白通加猪胆汁汤,方中有温热之姜附,佐以少许的苦寒胆汁。

2) 服药法中的反佐法。例如《素问·五常致大论》所说的:"以热治寒,温而行之,以寒治热,凉而行之。"又如李东垣所说的:"姜附寒饮,承气热服。"这都是服药法中起诱导作用的反佐法。

(6)"伏其所之,先其所因,其始则同,其终则异。"这是总结上文说明反治法的关键,是必须制伏它的主要证状,首先还要找出它的致病因素,才能辨别证象的真假,不被假象所迷惑,用反治法去治疗疾病的本质。在治疗过程中,开始时药性与病情似乎相同,但到最后,假象消失,真象显露的时候,证情和药性就不同了。

通过这些反治法的治疗,最后所收到的效果是:通法可以破除积滞,消散坚结;塞法可以增强内脏功能活动。寒因热用、热因寒用的方法,可使紊乱的气机调和,保持平衡,从而达到治疗疾病,恢复健康的目的。

原文 帝曰:论言治寒以热,治热以寒,而方士不能废绳墨而更其道也。有病热者,寒之而热;有病寒者,热之而寒;二者皆在,新病复起,奈何治? 岐伯曰:诸寒之而热者取之阴,热之而寒者取之阳,所谓求其属也。(《素问·至真要大论》)

[**提示**] 承上文引申另一种反治法。

一、治疗不能从常达变的后果

(1)"治寒以热,治热以寒,而方士不能废绳墨而更其道也。"这是说一般医生，只知墨守成规，仅能治一般按正常情况发展的疾病，遇到异常的病，却不能从常达变，进行治疗。

（2）"有病热者，寒之而热……奈何治？"这是反问语气，说明有些寒热证，在某些情况下用正治法，不但无效，反而发生其他的病变，怎么办？

二、从常达变的治法

（1）"诸寒之而热者取之阴"

例如：阴虚——→阳亢——滋阴潜阳。

证状：目赤头痛耳鸣——肝火（病因是虚火）。

治以常法：苦寒泄火——龙胆泻肝汤（正治）。

治疗结果：寒之而热。

变法：壮水制火（补阴配阳）——六味地黄丸（反治）。

理由：非火之有余，乃真阴之不足，阴不涵阳而致虚火上亢。

（2）"热之而寒者取之阳"

例如：阳虚——→阴盛——益火消阴。

证状：畏寒肢冷水肿——虚寒（病因）。

治以常法：辛热破阴——四逆汤（正治）。

治疗结果：热之而寒。

变法：益火之源，以消阴翳（补水中之火）——桂附八味丸（反治）。

理由：非寒之有余，乃其阳之不足。

所谓"诸寒之而热，热之而寒者"，是不知从常达变而误治的后果，我们必须从此吸取教训，应该掌握初诊时的正确诊断，从常达变的进行辨证论治，不能以药试病，待误治以后，而才改变治法。

（3）所谓求其属也：这是总结上文两个反治法的语气，"属"字宜着眼，含有从治疗疾病属性（本质）出发的意义在内，应回顾病机十九条后面的"各司其属"来理解。所以李念莪说："求其属者，求其本也。"

本文的"取之阴，取之阳"，在治疗方法上与前面正治法的意义基本相同，但在药理作用上，还是有区别的。本节的意义是：阴虚导致阳亢，便当滋阴潜阳；如系阳虚导致阴盛，便当益火消阴。

原文　气反者，病在上，取之下；病在下，取之上；病在中，傍取之。治热以

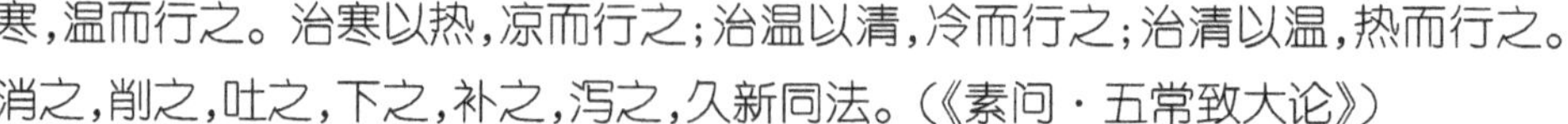

寒，温而行之。治寒以热，凉而行之；治温以清，冷而行之；治清以温，热而行之。消之，削之，吐之，下之，补之，泻之，久新同法。（《素问·五常致大论》）

[提示] 气反病变的治疗原则和服药方法。

一、"气反"的意义

"气"指病气，即病理变化，"反"是相反的意义，"气反"犹言内在的病理变化与表现的症状不一致。所以张景岳说："气反者，本在此，而标在彼也。"这是说病有标本。"本"是疾病的原发部位，"标"是病理变化所能影响到的部位，病的本在这里，病的标在那里，就是说疾病的原发部位和病理变化影响到的部位是相反的，这就叫作"气反"。那么为什么会有"气反"呢？因为人体部位虽有上下、左右、内外的不同，但在生理功能上有着各方面的相互关系，即经络和经络的关系，脏气与脏气的关系，经络与脏气之间的关系。所以当发生疾病时，它的病理变化，就有可能由疾病的原发部位，影响到与它相反的一面，即病之本在上，而标在下；本在内，而标在外；本在左，而标在右等。古人根据人体在病理变化上的这一特点，认为对于这种"气反"病变，不是一般常法，即病在哪里就治哪里的办法所能治愈的，必须采取从疾病相反的部位去施治，所以张景岳又说"其病既反，其治亦宜反"，就是这个意思。

可是在"气反"病变的发展过程中，有时病之本已见，而标病未显；有时标已见，而本不显。也就是说在病理变化方面，还未能看出"气反"病变的现象时，亦可利用生理功能相互联系的作用，从不病的部位去治疗，以影响已病的部位使它得到恢复。

二、"气反"的治疗原则

（1）"病在上，取之下"：这是说病在上部的，治疗其下部。例如肝肾阴亏，虚阳上扰的头痛，病虽在上部，却不是一般常法专治头部所能治疗的，必须治疗下部，用滋阴潜阳法，才能奏效。又如阴虚阳亢的吐血病，在暴吐不止时用醋或小便浸脚，往往可以立止。

（2）"病在下，取之上"：这是说病在下部的，治疗其上部。例如由于肺气不宣的小便不利，病虽属于下焦，如单从通利膀胱去治疗是不行的，必须开提肺气，小便自然通畅。又如脱肛灸百会穴，子宫暴脱用蓖麻子贴顶门。这都是古人对于"病在下，取之上"的良好经验。

本节的"病在上，取之下；病在下，取之上"和《素问·阴阳应象大论》所说的

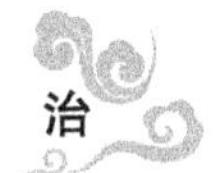

“其高者，因而越之，其下者，引而竭之”不同。那是按疾病所在部位，因势利导的方法，这是从疾病原发部位相反的方面治疗它的变法。

（3）“病在中，傍取之”

王冰：“傍取谓气并于左，则药熨其右，气并于右则熨其左以和之。”这就是说不在发病的部位取穴，例如，胃脘痛针足阳明经之梁门、足三里。

马莳：“盖病在于中，而经脉行于左右，则或灸，或刺，或熨，或按，皆当取之于傍也。”人体的内外左右都是相联的，在治疗上，即“病在中傍取之”。特别是针灸疗法，每每要“从阴引阳，从阳引阴，以左治右，以右治左”（《素问·阴阳应象大论》）。

从本节关于“气反”病变的治疗原则看来，正足以说明中医学整体观念的特点。

三、服药方法

《内经》对治疗法则，除了在用药上指出了正治和反治的法则外，而对药物的服法，亦有反佐和正治的不同法则，从而来提高治疗的效果。如原文说：“治热以寒，温而行之，治寒以热，凉而行之。”这是说明服药的反佐法。“治温以清，冷而行之，治清以温，热而行之。”这是说明服药的正治法。

第一种所讲的，治热病用寒药，要用温服的方法；治寒病用热药，要用凉服的方法。这是病至严重时的一种特殊服药方法（和前面反佐法适用的范围相同），因为寒和热是两种相反的药物性能，当病严重，出现真热假寒或真寒假热时，以寒治热，以热治寒，病气就会和药性格拒，发生呕吐，而使药不能受。为了避免这种格拒现象的发生，就采取了热药凉服和寒药热服的方法，来诱导假寒假热，以缓和病气对药性的格拒。例如李东垣说“姜附寒饮”和“承气热服”的方法，就是指这种特殊的服药方法，亦即《素问·至真要大论》中所说“热因寒用，寒因热用”的从治法，是属于反治法中的服药法，并非说一切热病用寒药就要温服，或一切寒病用热药都要凉服。

第二种是一般常用的服药方法，即治温病用清凉药，要用凉服法，以增强凉性药的性能；清凉的病，用温药要用热服法，以增强温性药的性能。这样便可加速治疗的效果，这是逆治的方法，属于正治法范围，也是常用的服药方法。

四、一般疾病的治法

这里的消、削、吐、下、补、泄等治疗法则，讲义词解里说得很清楚，这几种治法是治疗一般疾病的常用法则，新病固可适用，久病亦可适用，只是在具体运用中，都应掌握"辨证论治"的原则，根据证候不同的情况，按缓急先后来选择应用。例如久病一般多虚，如有实证的存在，亦可使用下法或泻法；新病一般多实，如有虚象的存在，亦应"扶正驱邪"。只有本着辨证论治的原则，分别先后缓急来灵活运用，才能切合病机，绝不能先具成见，以病之久新而印定眼目。

原文　善用针者：从阴引阳，从阳引阴；以右治左，以左治右；以我知彼，以表知里；以观过与不及之理。见微得过，用之不殆。（《素问·阴阳应象大论》）

［**提示**］　针法的治疗原则和早期诊断与早期治疗的重要性。

一、针法的治疗原则

什么叫作"从阴引阳，从阳引阴"呢？原来人体阴阳，一般是平衡的，有了一方面的偏盛偏衰，就要影响另一方面的协调而产生病变。所以《素问·阴阳应象大论》说："阴盛则阳病，阳盛则阴病。"这是说阴阳是相互影响的，因此在针法治疗时，首先必须辨别疾病属阴属阳，病在阳的，就从阴来诱导它；病在阴的，就要从阳来诱导它。在具体应用上，往往有的病在左侧，取右侧的穴位来治疗；病在右侧，取左侧的穴部来治疗。例如口眼㖞斜和半身不遂的病，每每要先针健侧，后针病侧，或者单纯只针健侧，比单针病侧的效果更速；在左右与阴阳的配合上，则左为阳，右为阴。"以右治左，以左治右"是因为经脉有左右交叉的关系，也说明了人体阴阳是相互影响而成为一个统一的整体。推而广之，"病在上，取之下；病在下，取之上；病在中傍取之"（《素问·五常政大论》），也就类似这个道理。

二、在早期诊断的基础上早期治疗

（1）"过与不及"：过是太过，不及是不足，也就是指邪正虚实：疾病的早期治疗是必要的，但早期治疗，又必须在早期诊断的基础上进行，所以医者首先应掌握"以我知彼"这一点。"我"就是医生自己，"彼"是病人，这就是以正常的人来衡量不正常的人，亦即《内经》"揆度奇恒"和"以不病人调病人"的道理。通过这一番的衡量对比，再从病人的外表观察他的异常，因为疾病是"有诸内，必形诸外"的，所以观察外表的异常，即能推测病人内部的病变，同时再分析它邪正虚实的病情，这便能够得出一个正确的诊断。

（2）"见微得过"："微"是不明显的现象，"过"是指一切疾病。

"见微得过"，是说在疾病初起，证状不明显，便能知道病变的所在。正如张隐庵说的："凡病之微萌，而得其过之所在。"治疗疾病，如能像这样得到早期的正确诊断，再根据调节阴阳的法则，选择适当的穴位，来及时针刺，使它的阴阳达到平衡，那么病就可以早愈，而不致发展到危险的地步，这便是早期治疗的重要意义。

本节虽然是说针刺疗法，可是它的原理和法则，对其他各种疗法，都有所启发，而能得到广泛的应用，于此可见《内经》理论的价值了。

原文　病之中外何如？岐伯曰：从内之外者调其内，从外之内者治其外。从内之外而盛于外者，先调其内，而后治其外；从外之内而盛于内者，先治其外，而后调其内；中外不相及，则治主病。（《素问·至真要大论》）

[提示]　说明治病必求于本，并掌握先后缓急的原则。

一、治病求因

人体内部的病，可以影响外部；外部的疾病，也可以影响内部。所以在疾病的过程中，病情的变化，是相当复杂的。但是在治疗上却不能因它复杂而采取见病治病，也就是头痛医头、脚痛医脚的方法，必须探求病因，从根本着手，即所谓"治病必求于本"。

（1）本文所说"从内之外者，调其内"。就是由于内部的病因，影响到外部发生病变，内因是疾病的根源，内部是本，外部是标，只是治疗内部的原因，而外部因受内因影响所发生的病变也就好了。

例如，《伤寒论》阳明篇第 261 条："伤寒身黄发热，栀子柏皮汤主之。"本证的病因，是内部湿热熏蒸，外部出现身黄发热，这是内部病因，影响外部的结果，内部湿热是本，外部身黄发热症是标。所以应该用栀子柏皮汤清利内部的湿热。

（2）至于"从外之内，治其外"，就是外部的原因，影响到内部发生病变。外因是病之本，内部影响是病之标，只须治疗外部，内部的病变也就好了。

例如，《伤寒论》阳明篇第 235 条："阳明病，脉浮，无汗而喘者，发汗则愈，宜麻黄汤。"本证是太阳表邪未解，转属了阳明里证，即是"从外之内"的证候，首句"阳明病"三字，已包括着"胃家实"的里证，但仍脉浮无汗而喘，是表证未解，病源依然存在，所以表邪为病之本。"阳明病"是病之标，用麻黄汤发汗解表，正是治本的办法。

二、治分先后缓急

张隐庵说："从内之外而盛于外者，此内因之病发于外，而与外邪相合，故盛于外也，是当先调其内，而后治其外邪；从外之内而盛于内者，此外因之邪及于内，而与内病相合，故盛于内也，又当先治其外邪，而后调其内病。"这是关于内部疾病和外部疾病的相互关系而分别先后缓急的治疗法则。

（1）"从内之外而盛于外者"：是病由内因而起发展到了外部，恰遇外邪侵入，成了内外合邪的局面，在证状上似乎外部的病较重，其实内因是病之本，外因是病之标，虽然是标病重于本病，但治疗还要先从内因的本病来治疗，然后治外因的标病。

例如，《伤寒论》第 372 条："下利腹胀满，身体疼痛者，先温其里，乃攻其表。温里宜四逆汤，攻表宜桂枝汤。"本证原是脾脏虚寒的内因，所以"下利腹胀满"；又因兼受表邪，所以"身体疼痛"；里证是病之本，表证为病之标，所以先用四逆汤温里，后用桂枝汤攻表。

（2）"从外之内而盛于内者，先治其外，而后治其内"：这是病由外因而起，影响到了内部，同时病人内部，本亦有病，外邪和内病相结合，这时内部见证，反比外部为重，其实外证是病之本，内因是病之标，虽然是标病重于本证，但是治疗还要先治其本，后治其标。

例如，《伤寒论》第 164 条："伤寒大下后，复发汗，心下痞，恶寒者，表未解也，不可攻痞，表解乃可攻痞，解表宜桂枝汤，攻痞宜大黄黄连泻心汤。"本证是由太阳病误治里虚，邪热乘虚内陷所造成的痞证，但表邪未解，表邪是病之本，里证的"心下痞"是病之标，所以先用桂枝汤治表，后用大黄黄连泻心汤治里。

（3）"中外不相及"的治法：所谓中外不相及，是说单纯只有里证或表证，而且发病后，表证的病既未影响到内部，里证的病也未影响到外部。凡是这样"中外不相及"的病，只须根据其现在的主症进行治疗。

总之，本节也是治疗上必须遵循的原则，无论病因属内属外，病情的变化如何复杂，必须要探求发病的根源，掌握先后缓急的治疗步骤。不过，张景岳认为本节经文也是说的病因。张仲景《金匮要略》中的"千般疢难，不越三条"和后世陈无择的"三因"学说，都是从这节经文理论基础上发展的，我们初步体会这里面的确包括病因理论的内容，但是本节的基本精神，还是标本的先后缓急，我们要从治疗原则这一主要方面来领会它的精神实质。

原文　黄帝问曰：病有标本，刺有逆从，奈何？岐伯曰：凡刺之方，必别阴阳，前后相应，逆从得施，标本相移。故曰：有其在标而求之于标，有其在本而求之于本，有其在本而求之于标，有其在标而求之于本。故治有取标而得者，有取本而得者，有逆取而得者，有从取而得者。故知其逆与从，正行无问，知标本者，万举万当；不知标本，是谓妄行。（《素问·标本病传论》）

原文　夫阴阳逆从，标本之为道也，小而大，言一而知百病之害。少而多，浅而博，可以言一而知百也。以浅而知深，察近而知远，言标与本，易而勿及，治反为逆，治得为从。（《素问·标本病传论》）

原文　先病而后逆者治其本，先逆而后病者治其本；先寒而后生病者治其本，先病而后生寒者治其本；先热而后生病者治其本，先热而后生中满者治其标；先病而后泄者治其本，先泄而后生它病者治其本，必且调之，乃治其它病；先病而后生中满者治其标，先中满而后烦心者治其本。人有客气有同气，小大不利治其标，小大利治其本。病发而有余，本而标之，先治其本，后治其标。病发而不足，标而本之，先治其标，后治其本。谨察间甚，以意调之，间者并行，甚者独行。先小大不利而后生病者，治其本。（《素问·标本病传论》）

（为了讲述的方便，把这三条经文合并来进行讨论）

［**提示**］　标本的意义和运用。

一、标本逆从的意义

（1）"标本"：标本这两个字，从字义上讲，标者末也，树的枝末叫标；本者原也，树的根底叫本。应用到医学上，它的意义包括很广（图 7-7）。

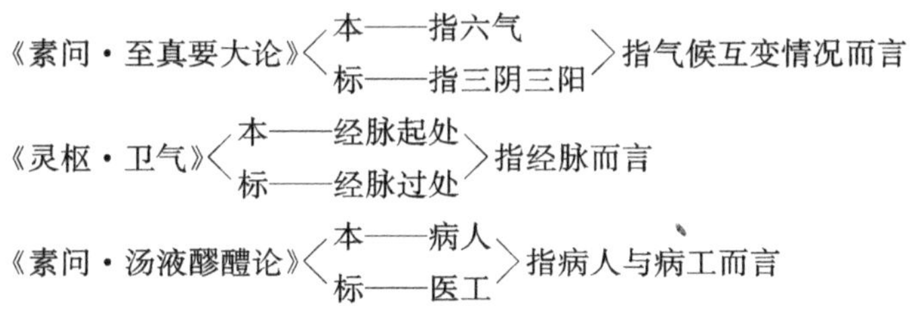

图 7-7　"标本"的意义举例

本文的标本，是专从病理先后缓急来说的，不能混同，现就本文范围内所包括的标本意义，可分为以下四个方面（图 7-8）。

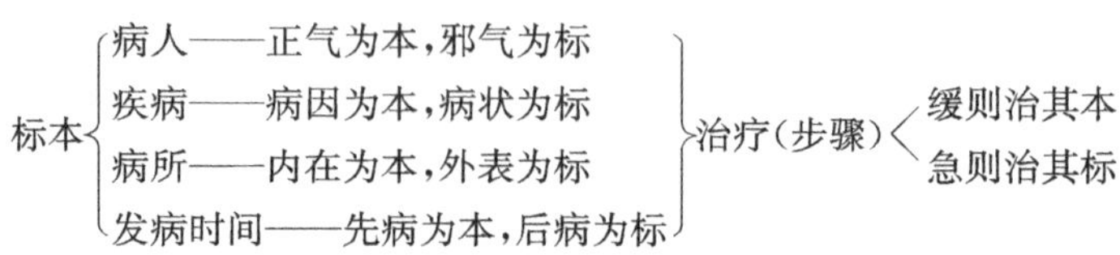

图 7-8　本文所指的"标本"的意义

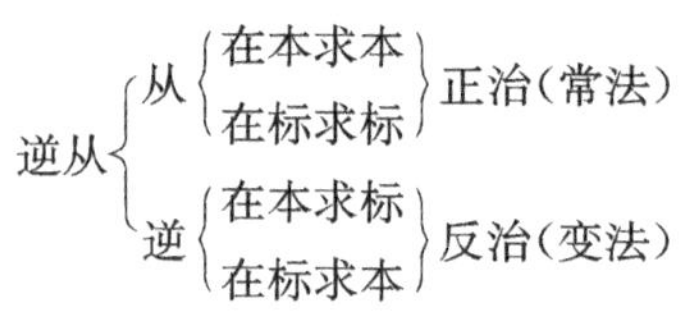

图 7-9　"逆从"的意义

（2）"逆从"：本文所说的逆从，与《素问·至真要大论》上的"微者逆之，甚者从之""逆者正治，从者反治"恰恰相反，前者是以病之微甚来分辨的，本文是以标本为辨别的（图7-9）。

二、治本治标的一般原则

（1）"在标而求之于标"——"小大不利治其标"。无论任何疾病、有大小便不利的情况，不管是原发或是续发的，都应当先通利大小便，因为大小便不利为急，故治其标。

（2）"在本而求之于本"——"先中满而后烦心者，治其本"。中满为本，烦心是由中满而引起的为标。先治中满，则烦心之标病，自可解除。例如《伤寒论》第241条："大下后，六七日不大便，烦不解，腹满痛者，此有燥屎也，所以然者，本有宿食故也，宜大承气汤。"

（3）"在本而求之于标"——"先病而后中满者，治其标"。例如先因脾胃虚弱而发生食不运化，由于食不运化而导致食滞内停，产生中满腹胀、疼痛等症，此时本在脾胃虚弱，标在中满腹胀、疼痛，标证急当先治标，以消导之剂逐其内停之食滞，继以补脾健胃之剂调之，这种治法，即"在本而求之于标"。

（4）"在标而求之于本"——"先病而后泄者，治其本"。例如《伤寒论》第27条："自利不渴者，属太阴，以其脏有寒故也，当温之，宜服四逆辈。"此为因脾脏虚寒而成为泄，故以自利为标，脏有寒是先病为本，用四逆辈温中，是治其本。此即病在标，而求之于本。

（5）"病发而有余，本而标之，先治其本，后治其标"。这是说正气充足的，首治其先病（本），次治其后病（标）。例如《伤寒论》第44条："太阳病，外证未解，不可下也，下之为逆。欲解外者，宜桂枝汤。"此以表不解为本，故当先解表，表解然后根据有里证再治里。

（6）"病发而不足，标而本之，先治其标，后治其本"。这是说正气不足，必先扶正，是正气为标，邪气为本。例如《伤寒论》第 102 条："伤寒二三日，心中悸而烦者，小建中汤主之。"这是未经汗下而有悸烦的，非因误治而来，乃因原来正气不足所致，故悸烦为标，伤寒为本（这个标本是按发病先后而分的）。虽然伤寒已二三日，表证之本病未除，仍当先治其标。

总之，病发而表现有余的，是邪盛所致，邪气为本，其他病证为标，故先治本，后治标；病发而表现不足的，是正虚所致，正气为标，故先治标，后治本。

三、标本的机动性

"小大不利治其标"，"先热而后中满者治其标"。若病人同时出现这两种证状，则合并权衡，再定标本（急者治标，缓者治本）。但还有标本同时兼治的，例如伤寒有寒热无汗的表证，应当发汗；但又有脉搏沉细，四肢不温的里证，这时虽然表证属标，里证属本，而由于标本俱急，得采取温里发表并用的方法，如麻黄附子细辛汤之类，这是标本同治的法则。标本先后的问题，是根据病情决定的，是分析疾病先后缓急的一种纲领，而不是固定的。

这三节，主要是说明标本在治疗上，必须灵活掌握，经文具体说明了标本在临床上的应用，有先治本而标自愈的，有先治标而后治本，有标本同治，不分先后的。一般治本为先，唯有标病在特别严重的时候，就必须先治其标。总之，明确标本的意义，在治疗方面，不致犯乱投之弊。它的范围广泛，应该深刻体会，才能运用自如。

原文　帝曰：有毒无毒，服有约乎？岐伯曰：病有久新，方有大小，有毒无毒，固宜常制矣。大毒治病，十去其六；常毒治病，十去其七；小毒治病，十去其八；无毒治病，十去其九。谷肉果菜，食养尽之，无使过之，伤其正也。不尽，行复如法。（《素问·五常政大论》）

原文　毒药攻邪，五谷为养，五果为助，五畜为益，五菜为充，气味合而服之，以补益精气。（《素问·藏气法时论》）

这两节合并讨论。

[**提示**]　用猛烈药，必须注意正气，并指出食物滋养的重要性。

一、运用猛烈药的原则

病有新感轻浅的，也有久病沉痼的，所以在运用药物上，要掌握原则，必须照顾正气，应该"适可而止"，就是经文所说的"无使过之，伤其正也"。至于大毒、小毒、常毒的问题，王冰说："大毒之性烈，其为伤也多；小毒之性和，其为伤也少。"从这里我们体会，所谓大、小、常毒，是指药石的气味性能，有猛烈、和平之不同（如大黄之泻下，麻黄之发汗，瓜蒂之催吐等均为猛烈之品），所以对十去其六、七、八、九的数字，不能机械地认为是绝对数字。但在运用气味、性能猛烈的药物时，应注意在病去大半的情况下，便应更换性能较为缓和的药物，到病去其九的时候，就要停止使用。所余留的病邪，从饮食上增加营养，来恢复正气以尽余邪，这便是"食养尽之"的意义。

二、药物治疗与食物滋养

治疗疾病，不能单纯依靠药物，特别是对一般慢性病人，在用药攻治的同时，更要注意食物的滋养，用五谷、五果、五菜、五畜来补充五脏的正气，使病人恢复健康。

我们在临床实践中，每每看到一般慢性病人，只要胃气未败，可以饮食营养来进行调治，这也是"扶正驱邪"的一种调治方法。倘或胃气不佳，就必先要注意调理脾胃，使人消化功能恢复而后可以进行饮食调治。但是饮食滋养这一方法，如果遇到急性的温热病，则在病势进展时不能进肉类食物，便是五谷、五果也要选择。《素问·热论》有"热病已愈，食肉则复，多食则遗"之戒。《伤寒论》上也有病后食复的记载，这说明病后饮食调理固然是需要，但也不能太过，在开始时只宜淡稀粥渐为调养，果菜也须选择新鲜而易消化之品，如梨、藕、苹果、香蕉、广柑、莱菔、菠菜之类，待脾胃功能恢复正常时才可进食一些肉类以滋养之。

总之，这两节经文，其总的精神是要照顾正气，反对"唯药观点"，主张配合饮食营养。

原文　帝曰：非调气而得者，治之奈何？ 有毒无毒，何先何后？ 愿闻其道。岐伯曰：有毒无毒，所治为主，适大小为制也。帝曰：请言其制。岐伯曰：君一臣二，制之小也；君一臣三佐五，制之中也；君一臣三佐九，制之大也。（《素问·至真要大论》）

［提示］　根据病情，分别运用大、中、小方。

一、用药必须适合病情

本节上文言治病"以所利而行之，调其气使其平也"。接着言"非调气而得者"。就是说有些疾病，在治疗上不是用调气的方法所能治好的，而必须根据药物的有毒无毒，分别运用大、中、小方。总之，以适合病情为标准。

二、大、中、小方

经文："君一臣二制之小也，君一臣二佐五制之中也，君一臣三佐九制之大也。"这是在制方中，君臣佐使的配合上，又按药味数字多少，来区分大、中、小三种。凡药味多，组织复杂的为大方，用于治复杂或严重的疾病；药味少，组织简单的为中方或小方，用于治疗单纯或轻浅的疾病。所以张隐庵说："病之微者，制小其服，病之甚者，制大其服。"

[**参考资料**]　王冰曰："病生之类有四，……三者不因气动而病生于内，谓留饮癖食，饥饱劳损……四者不因气动而病生于外，谓瘴气贼魅，虫蛇蛊毒……"

原文　方制君臣，何谓也？岐伯曰：主病之谓君，佐君之谓臣，应臣之谓使，非上中下三品之谓也。帝曰：三品何谓？岐伯曰：所以明善恶之殊贯也。（《素问·至真要大论》）

[**提示**]　制方的原则和意义。

一、君臣佐使的意义

（1）君：方剂中之主治药。如治寒则以热药为君，治热则以寒药为君，太阳病有汗则以桂枝为君，无汗则以麻黄为君。

（2）臣：方剂中之辅治药。因主治药在力量上，尚有不足时，故加他药以辅助之。如麻黄汤中之桂枝是其例。

（3）佐：方剂中之监制药。如寒病用热药治疗，但又恐热药过甚为害，则少用寒凉药以监制之，如桂枝汤中之芍药。

（4）使：方剂中之引导药也。脏腑十二经络，各有引导专品，能使药与病相遇而奏效，如少阳经病之用柴胡，阳明经病之用葛根。

二、方剂的来源

单方 ——(发展)——> 方剂 < 由多味药组成 / 含有君臣佐使的意义

图 7 - 10　方剂的来源

三、方剂的作用

（1）提高药物疗效：药物通过配伍组织以后，可以发挥它的综合作用，所以本文所谈的君臣佐使与《神农本草经》上将药物分为上、中、下三品的君臣佐使是

不同的。

（2）减少个别药的副作用：消除和防止有害于人体的不良反应，使用于临床，更加熨帖，切合病情。

原文　帝曰：气有多少，病有盛衰，治有缓急，方有大小，愿闻其约奈何？岐伯曰：气有高下，病有远近，证有中外，治有轻重，适其至所为故也。大要曰：君一臣二，奇之制也；君二臣四，偶之制也；君二臣三，奇之制也；君二臣六，偶之制也。故曰：近者奇之，远者偶之，汗者不以奇，下者不以偶。补上治上，制以缓；补下治下，制以急。急则气味厚；缓则气味薄，适其至所，此之谓也。病所远，而中道气味之者食而过之，无越其制度也。是故平气之道，近而奇偶，制小其服也；远而奇偶，制大其服也。大则数少，小则数多，多则九之，少则二之。奇之不去则偶之，是谓重方；偶之不去，则反佐以取之。所谓寒热温凉，反从其病也。（《素问·至真要大论》）

[**提示**]　治疗中制方的一般规律。

一、奇方偶方

（1）奇偶的意义：奇偶主要是指方剂作用的专一和混合来说的，奇是单数，说明方剂的作用是单纯的。例如麻黄汤，它的作用是单纯发汗，承气汤的作用是单纯攻下，所以都叫作奇方。偶是双数，说明方剂的作用是混合的，例如八珍汤，它的作用是气血双补，所以叫作偶方。

（2）奇偶的应用：经文上说："近者奇之，远者偶之，汗者不以奇，下者不以偶。"现在我们把它归纳一下（图 7-11）。

奇 ⎰ 近者——指病程较短，病势较轻
　　⎱ 下者——病位在下在里
偶 ⎰ 远者——指病程较远，病热较重
　　⎱ 汗者——病位在上在表

图 7-11　奇偶的应用

这里所讲的"汗者不以奇，下者不以偶"是根据王冰本原文。而王冰注释，却作"汗者不以偶，下者不以奇"。张景岳的《类经》、李念莪的《内经知要》、薛生白的《医经原旨》，都有相同看法。对这两种说法，我们不能拘泥于药味的双数或单数。如前所举的麻黄汤、承气汤都是由四味药组成，对两种说法都不相合，所以不能机械地来看奇偶，应灵活看待。

二、缓方、急方

缓急是指作用的和缓和峻利，在疾病来说，有慢性和急性的区别；在治疗上当分缓急来适当处理，这是一般性的。这里着重在病灶的远近和深浅，认为病在上焦,药力宜缓;病在下焦,药力宜急(图 7 - 12)。

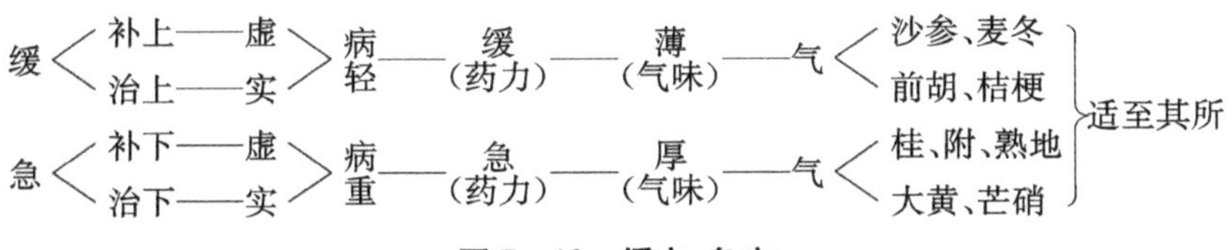

图 7 - 12　缓方、急方

三、重方及反佐

在治疗过程中,如果用单纯的奇方不能见效时,可改为复杂的偶方来治疗,这种方法,叫作重方。倘使偶方还不能见效时,可以用反佐的方法来解决,这是临床上由简入繁的治疗方法。

总的精神,就是治病的方法有常有变,我们掌握原则,既要知常又要达变,才能运用于临床,所谓"寒热温凉,反从其病也"就是这个意思。

[参考资料]　张景岳说:"此示人以圆融通变也,如始也用奇,奇之而病不去,此其必有未合,乃当变而为偶,奇偶迭用,是曰重方,而后世所谓复方也。若偶之而又不去,则当求其微甚真假而反佐以取之,反佐者谓药同于病,而顺其性也。如以热治寒,而寒拒热,则反佐以寒而入之;以寒治热,而热格寒,则反佐以热而入之。又如寒药热用,借热以行寒;热药寒用,借寒以行热。是皆反佐变通之妙用,盖欲因其势而利导之耳。"

原文　服寒而反热,服热而反寒,其故何也? 岐伯曰:治其王气,是以反也。帝曰:不治王而然者,何也? 岐伯曰:悉乎哉问也,不治五味属也,夫五味入胃,各归所喜攻,酸先入肝,苦先入心,甘先入脾,辛先入肺,咸先入肾,久而增气,物化之常也,气增而久,天之由也。(《素问·至真要大论》)

[提示]　使用药物气味不当的后果。

本文紧接着"诸寒之而热者取之阴,热之而寒者取之阳,所谓求其属也"。前文是从寒热病机方面去分析治法的,本节是从药物气味方面来讲使用不当的后果。

一、"治其王气"的后果

"王"读去声,"王气"就是亢盛之气,"治其王气"就是用药物来治疾病的亢盛之气。药物本有寒热温凉四气,一般讲来是治寒以热,治热以寒,治温以凉,治凉以温。可是在实际应用上，并不是这样简单，因为疾病有阴阳虚实的不同，功能有亢盛和虚衰的两面，如果用药专治亢盛之气，而忽略了虚衰的一面，那就要有相反的结果。

（1）服寒而反热：那是阴虚阳盛的火王，是由于阴虚导致阳亢而发生的虚火，即所谓"阴虚生内热"，这与实火不同，用药应该补阴以配阳。如果专用苦寒药来治火王之气，因为苦寒药物性多沉降，沉降就要伤阴，阴愈伤，就火愈盛，所以服寒药反而增热的，是因为阴虚不宜用苦寒药的缘故（图7-13）。

（宜补阴配阳） （治王气）
阴虚——→阳亢（火王）——→ 服寒 苦寒药 ——→伤阴——→火愈盛 反热

图7-13 服寒而反热

（2）服热而反寒：那是阳衰阴盛的虚寒（寒王），是由于阳衰导致阴盛的虚寒。即所谓"气弱生寒"和"阳虚生外寒"，这不是外感六淫的真寒，应该补阳以配阴，假如专用辛温的药来治阴气之王，因为辛热药多耗散，耗散就能亡阳，阳愈亡，就寒愈盛，所以服热药而反增寒，是因阳虚不宜耗散的缘故（图7-14）。

（宜补阳消阴） （治王气）
阳衰——→阴盛（寒王）——→ 服热 辛热药 ——→亡阳——→寒愈盛 反寒

图7-14 服热而反寒

再拿四时气候来讲，例如夏天本热，而伏阴在内，所以每多中寒；冬令本寒，而伏阳在内，所以每多内热。假如夏天专用寒药，来治火的王气，在冬天专用热药来治寒的王气，那么夏天有中寒的人，因为中寒隔阳，就要服寒药而反热了；冬天有中热的人，因为中热隔阴，就可服热药而反寒了。

这些都是从"治其王气"来说明对于药物四气使用不当的不良后果。

二、五味过食所导致的后果

"五味"有两个含意：一是指一切食物药物；一是指酸苦甘辛咸。因为五味入胃以后，对于五脏直接所起的作用，各有不同，如果不了解五味和五脏的关系，而使用不当，亦可导致"服寒反热，服热反寒"的不良后果。所以本文先把它配合起来，即"酸先入肝，苦先入心，甘先入脾，辛先入肺，咸先入肾"。这便是五味归属五脏的一般规律。

但是五味对于人体五脏虽各有所归，而它所起的作用，都各有其两面性，即对于五脏有利的一面和有害的一面。本文所说的"各归其所喜攻"和《素问·生气通天论》上说的"阴之所生，本在五味，阴之五宫，伤在五味"是有同样意思。

"喜"就是指对五脏有利作用的一面，"攻"就是指对五脏有害，即有克伐作用的一面。例如《素问·阴阳应象大论》说的"酸生肝"是五味对五脏有利的作用，而同篇中所说的"酸伤筋"，是因为筋生于肝，伤筋是由伤肝来的，这又是五味太过对五脏的危害。

所以《灵枢·九针论》说："病在筋，无食酸，病在气，无食辛，病在骨，无食咸，病在血，无食苦，病在肉，无食甘。"也无非是古人从实践中体会到五味克伐五脏的有害作用，总结出来的经验。如果医生临床用药不明白这一点，只看到五味对于五脏有利的一面，而忽视了它有害的一面，见到某脏有病，就用某一种药味来治，不但达不到治愈的目的，还会得到相反的结果，这便是所谓"不治五味属也"。也就是说不能全面了解五味和五脏的关系，而妄用药味治疗，亦能出现"服寒反热，服热反寒"的后果。

三、"久而增气"和"气增而久"的意义

（1）"久而增气，物化之常也"。这是说五味对于五脏各有所喜攻，而五脏亦各有其本脏之气，五味作用于五脏，就能增加五脏的本气。所以某一种药味久服之后，就会由某一脏气的增加而引起偏胜。例如：黄连的苦寒，能泻心热，可是久服反能生热，这种本泻热而反能生热的道理，就黄连性寒来说，是物极则变，就黄连的苦味来说，是"增其味而益其气"。这都是事物变化的必然规律，所以说是"物化之常"。

（2）"气增而久，夭之由也"。人体某一脏气，由于五味的偏嗜，或长期服用而发生偏胜，因为某一脏气的偏胜而导致五脏之间失去平衡，即会产生疾病，所以说"气增而久，夭之由也"。例如《素问·生气通天论》说"味过于酸，肝气以津，脾气乃绝"，就是这个意思。

上面的"久而增气"是第一步，脏气受害还浅，犹可及时挽回，这里的"气增而久"是又进了一步，脏气受害已深，便难挽回。总之，五味的偏嗜，或长期服用，它的危害性是很大的，所以我们在处方时必须了解药物的气味功能，并要符合病机，同时还必须理解"久而增气"的危害性，这样在治疗中，才不致有用药的偏差。

原文　五味阴阳之用何如？岐伯曰：辛甘发散为阳，酸苦涌泄为阴，咸味涌泄为阴，淡味渗泄为阳。六者，或收，或散，或缓，或急，或燥，或润，或软，或坚，以

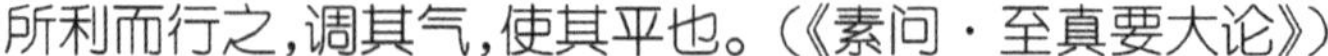

所利而行之，调其气，使其平也。（《素问·至真要大论》）

[**提示**]　药物的性味和功用。

一、药物的性味

酸、苦、甘、辛、咸是药物的五味，还有一种淡而无味的药，一般称为药味。因此，所谓五味，实际确有六味，在《本草》上往往甘淡并称，金元时代王好古则直接说是淡附于甘，故虽有淡味之名，而一般仍称为五味。

《内经》在药物学这一方面的理论，是古人从临床实践中，根据药物的作用，于机体所发生的反应，并以阳阴五行的思想体系为指导，总结出来的。

本节首先把药物按它味道的不同，分为阴阳两大类，即辛、甘、淡三味属阳，酸、苦、咸三味属阴。因为吃了辛味和甘味的药，可以起发散作用，吃了淡味的药，可以起到利小便和通窍的作用，从而体会到这三种药味，是比较轻薄的，就把它归纳为阳性。又因吃了酸味、苦味或咸味的药，每能起到呕吐或泻下的作用，从而体会到这三种药味是比较厚重的，就把它归纳为阴性。所以《素问·阴阳应象大论》说："味厚者为阴，薄为阴之阳，味厚则泄，薄则通。"这又是进一步根据五味的厚薄来分析其为阴中之阳，阴中之阴，与本文可以互参。

二、药物的作用

上文所讲的药物有发散、涌泄、渗泄三种作用，那只是初步的归纳。这里又从治疗功用上来进一步地加以分析六种药味的功用，有收敛、疏散、缓和、急下、燥湿、润燥、软坚、坚补、渗泄的不同。（此处原文未说渗泄是省文）

一般说来，辛味之散，酸味主收，苦味之坚，咸味主软。即《素问·藏气法时论》中说的："辛散、酸收、甘缓、苦坚、咸软。"其实一种性味的药物，并非只有某一种功用。例如大黄味苦能泻下，黄连味苦能止泻，黄芩味苦能清热，这就证明苦味药并不限于一种涌泄的作用。

以上是《内经》对于药物性能，作了一些原则性的指示，便是后世药物学上分别性味功用（四气五味、七情和药效归经等）的理论渊源。

三、药物治疗的目的——调节平衡

古人认为药性多偏，药物治病，原是用以补偏救弊的，唐容川说："设人身之气，偏胜偏衰则生疾病，又借药物一气之偏，以调吾人之盛衰，而使归于和平，则无病矣。"所以药物治疗的目的，就是根据不同病情的所宜来选择不同的药物，以调整人体功能的偏盛偏衰,使达到生理的平衡(图 7-15)。

[**参考资料**] "各归所喜攻"的"攻"字,吴崑认为是"故"字,作"各归所喜,故酸先入肝……"

```
          ┌ 辛 ┌ 散
          │    └ 润 ┐ 发散
      阳 ┤ 甘 —— 缓
          │    └ 润
          └ 淡 —— 渗泄
药物 ┤
          ┌ 咸 —— 软
          │    ┌ 降
      阴 ┤ 苦 ┤ 燥 ┐ 涌泄
          │    └ 坚
          └ 酸 —— 收
```

图 7-15 药 性

原文 黄帝问曰:妇人重身,毒之何如? 岐伯曰:有故无殒,亦无殒也。帝曰:愿闻其故何谓也? 岐伯曰:大积大聚,其可犯也,衰其大半而止,过者死。(《素问·六元正纪大论》)

[**提示**] 对孕妇疾病的治疗原则。

(1)"有故无殒,亦无殒也。"王冰:"上无殒,言母必全,亦无殒,言子亦不死也。"这是说孕妇患了疾病,就应该用药物治疗,甚至大积大聚,必须使用攻下药的,也得随证使用,既不损伤母体,也不损伤胎儿。例如:图 7-16。

```
            ┌ 妊娠呕吐不止——干姜人参半夏丸(半夏犯胎)
《金匮要略》┤
            └ 妊娠有癥痼害——桂枝茯苓丸(内有丹皮、桃仁都能破血)
```

图 7-16 孕妇疾病用药举例

在临床上,往往见到孕妇出现阳明腑实证时,同样以承气汤去治疗,只要根据病理用药是适合的。所谓"有病则病当之",即本文"有故无殒,亦无殒也"的意思。

(2)"大积大聚,其可犯也。"怎样叫作积聚呢? 根据《难经·五十五难》说:"积者阴气也,其始发有常处,其痛不离其部,聚者阳气也,其始发无根本,其痛无常处,故以别知积聚也。"

"犯"是"攻"的意思,为什么孕妇有了大积大聚,可以用猛峻药攻治呢? 根据王冰的解释:"大坚癥瘕,痛甚不堪,则治以破积愈癥之药,是谓不救必乃尽死,救之盖存其大也,虽服毒药不死也。"

(3)"衰其大半而止,过者死。"上文虽然说孕妇有积聚的病,可以用猛峻药攻治,但应照顾正气适可而止,不使药量过度,有伤正气,正如《素问·五常政大论》所指出的"大毒治病,十去其六……"所以我们在用药剂量上,必须很好地掌握好,不仅对孕妇要注意,不宜过剂,即使对一般病人,也应慎重考虑,特别是使用猛烈药物,要有一定的原则。

但是"衰其大半"以后,并不等于不治疗,而是要采用比较和缓的药物来治疗或食物调理的方法来增加营养。即《素问·五常政大论》所说的"食养尽之"以帮助正气的恢复，增加抗病的力量，最后达到愈病不伤正的目的。

原文 治痿者，独取阳明，何也？岐伯曰：阳明者五藏六府之海也，主闰宗筋，宗筋主束骨而利机关也。（《素问·痿论》）

[**提示**] 治痿独阴阳明的意义。

本节经文所谓的痿证，是由五脏气热而生的，病属虚，和"湿热不攘，大筋缦短，小筋弛长"为痿的实证不同。

一、宗筋和前阴的关系

"宗筋主束骨而利机关也。"

《素问·厥论》："前阴者，宗筋之所聚。"

张景岳："宗筋聚于前阴，前阴者，足之三阴、阳明、少阳及冲、任、督、蹻九脉之所会也。"

根据以上两说：宗筋聚于前阴，当然宗筋和前阴有密切关系，而九脉亦会于前阴，所以宗筋也和九脉有密切关系，因而九脉所过之处，包括了人身上下左右、四肢百节。

二、阳明和宗筋的关系

"阳明者，五藏六府之海，主闰宗筋。"

同篇《素问·痿论》："阴阳总宗筋之会，会于气街，而阳明为之长。"这是说宗筋为九脉之所会，而阳明又为九脉之长，同时本文中又说到"阳明者，五藏六府之海"，有"主闰宗筋"的功能，所以"宗筋主束骨而利机关"的作用，还要依赖阳明对它的濡养。

三、治痿和阳明的关系

"治痿独取阳明。"（图 7 - 17）

阳明（胃）〈 正常 ——→ 润宗筋 ——→ 束骨利机关 ——→ 筋骨劲强
　　　　　　病变 ——→ 宗筋失养 ——→ 不能束骨利机关 ——→ 足痿

图 7 - 17　治痿独取阳明

同篇《素问·痿论》："故阳明虚，则宗筋纵，带脉不引，故足痿不用也。"

本节"治痿独取阳明"，原是指针灸疗法。在临床运用时，古人多取阳明经解溪、冲阳等穴，但是这一治疗痿证的原则，也可运用到药物治疗上去。因为手足气血充沛，才能筋骨劲强，运用自如，而气血的来源，又待水谷的补充，所以胃强善啖的人，每多气血旺盛，筋骨劲强，所以古人说："胃为水谷之海"又为"多气多血之乡"。病痿的人，不管病的原因怎样，只要胃气尚旺，治疗就比较容易，这是古人从临床实践中体会得来的，所以说治痿应该"独取阳明"。

本节经文，虽然是阐述了"治痿独取阳明"的意义，由此也可以看出足阳明胃在全身功能中的重要性，治疗任何疾病，都应该照顾到病人的胃气，所以前人说"胃为后天之本"就是这个道理。

结　语

（1）论治的理论，是建立在阴阳五行学说的整体观念和辨证论治的基础上，其目的是燮理阴阳，协调平衡。

（2）治疗方法，是随着病理而来的。在治疗前要有正确的诊断，首先必须探求病因，辨别虚实，了解当地的风俗习惯，和掌握气候的常变。其次医生与病人必须取得密切合作，在早期诊断的基础上，进行早期治疗。

（3）治疗必求于本，因为病情有轻重缓急的不同，在治疗步骤上，须从疾病的标本关系来决定治疗的先后，即"缓则治其本，急则治其标"。

（4）《内经》中治法，归纳起来，可分为正治和反治两大法。正治法又叫逆治法，适用于疾病反映真象的时候，这是临床所用的常法。如果在病情严重时，人体功能紊乱而出现假象，就应从疾病的本质来治疗，也就是反治法的应用范畴。另有所谓从治法，其实也是反治法的一类。

（5）扶正驱邪，也是一种治疗法则，在运用药物治疗时，应注意维护正气，掌握适可而止的原则，不使药过于病，同时反对唯药观点，并指出用饮食疗养的方法来恢复正气。

（6）方剂的组成，是以君臣佐使为配伍法度的，方剂中的大小缓急奇偶等，是根据方剂的治疗作用的单纯和复杂而划分的，不能机械于药物数字的多少或单双数目来领会。

（7）五味对人体五脏，虽各有所归，但所起的作用，都各有其两面性，即对五脏有利的一面和有害的一面，所以临床施用，应注意和估计其中的两面性。

（8）另外关于痿证的治疗和孕妇疾患的治疗等，都作了原则性指示。

第 八 章

五 运 六 气

一、概述

五运六气，简称"运气"，亦即通常所称的"运气学说"。它是古代解释自然界气候变化，以及气候对宇宙万物，特别对人类影响的一种学说。这一学说，是以阴阳五行为核心，在天人相应、整体观念的思想基础上建立起来的。

"五运"就是土、金、水、木、火五行上各配以天干，来推测每年的岁运。"六气"是风、暑、火、湿、燥、寒六种气候，各配以地支，来推测每年的岁气。五运与六气两者结合起来，便成为执简驭繁，演绎变化的论理工具，用它来说明天时、地理、历学等方面和医学上的种种关系。

医学上研究运气学说的目的，主要是在于掌握自然环境、天时、气候的变化规律，用以预测每年的气候变化和发病情况，以便于研究六淫外感的致病因素，有利于临床诊断和治疗上的参考。

《内经》中专题论述运气学说的有：天元纪、五运行、六微旨、气交变、五常政、六元正纪、至真要等七篇大论，以及刺法、本病两篇补遗。

《内经辑要》五运六气一章，是择要挑选了有关经文共二十一小节作为研究运气学说入门的阶梯。

这里讨论的方式，是重点介绍运气学说的概念和一般运用规律，为进一步研究《素问》运气学说打下基础。其中牵涉到原文范围的就结合起来讲解。

在学习运气学说之前，首先必须了解两个问题：①掌握它的理论核心——阴阳五行学说。其中尤以五行生克为要。②掌握它的代表符号——干支的运用。

前者在第二章已经介绍，兹不重复。这里仅谈一谈关于干支的运用问题。

干支是天干、地支的简称。天干有十，即甲、乙、丙、丁、戊、己、庚、辛、壬、癸；地支有十二，即子、丑、寅、卯、辰、巳、午、未、申、酉、戌、亥。十天干、十二地支，均是用以推算五运六气变化的一套代表符号。

（一）干支阴阳属性

天干、地支都有阴阳不同的属性。干与支合起来看，则天干为阳，地支为阴；如果干支分开来看，则天干中有阴阳，地支中亦有阴阳（图8-1）。

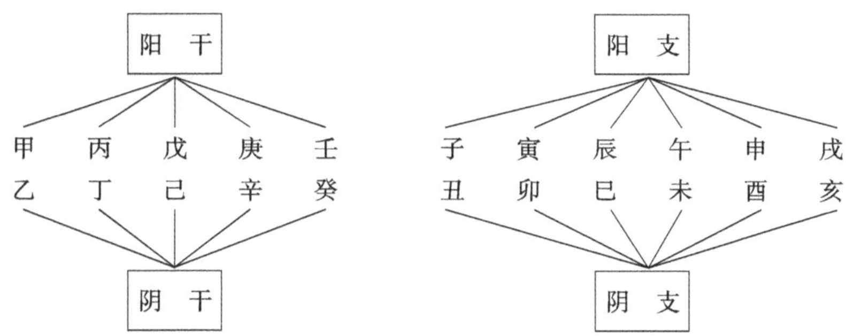

图8-1　天干地支的阴阳属性

总的说，按干支顺序排列推数、单数为阳，双数为阴。

（二）干支在运气学说上的运用

干支运用到运气学说上，即所谓"天干取运，地支取气"。更具体一些说，"五运"主要是将天干配五行来运用；而"六气"主要是以地支配合三阴三阳来运用。其配合方式，一般常用有如下三种。

（1）天干配五行：如图8-2。

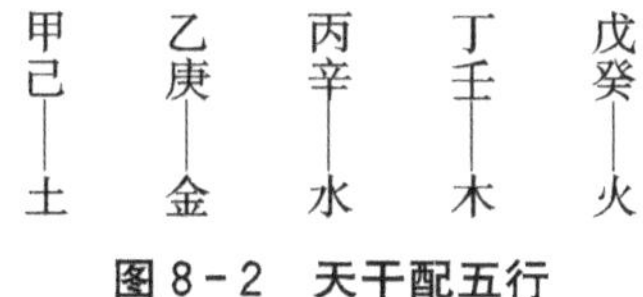

图8-2　天干配五行

（2）地支配五行：如图8-3。

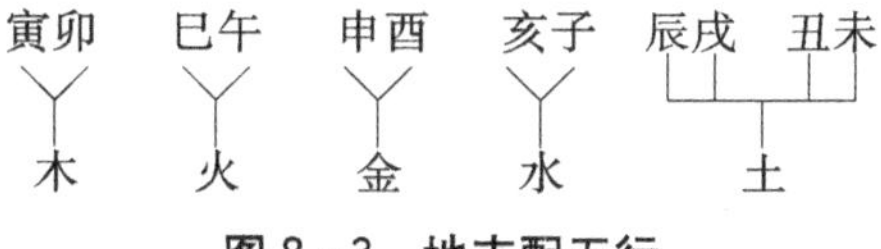

图8-3　地支配五行

（3）地支配三阴三阳之六气：如图8-4。

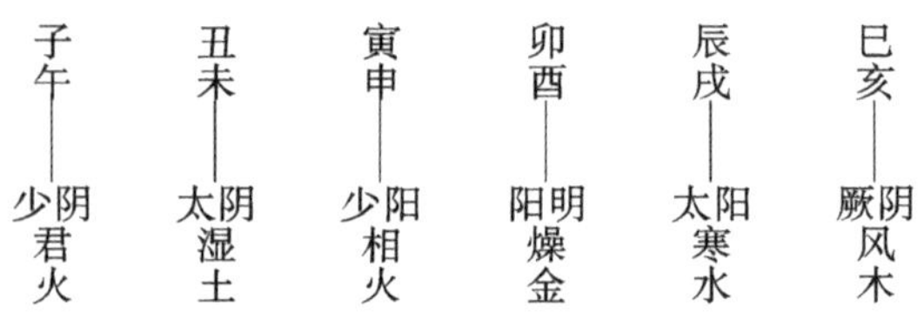

图8-4　地支配三阴三阳之六气

（三）干支结合纪年法

古人用天干和地支配合，作为纪年的符号。每年的年号，都有一个天干和一个地支组成，如"甲子""乙丑"等。其中"甲""乙"是天干，"子""丑"是地支。这种年号，从"甲子"年依次推算到"癸亥"年，共有六十次，便称为一周，过完六十年后（癸亥止），又复从头纪起（甲子起）。如此交递轮转运用，在六十年中，共计整个一轮用天干六次，地支五次，计算如下式：

10干×6次＝60年（一周）

12支×5次＝60年（一周）

干支纪年配合的方式如下表（表8-1）。

表8-1　六十年干支结合纪年表

天干	甲	乙	丙	丁	戊	己	庚	辛	壬	癸
地	子	丑	寅	卯	辰	巳	午	未	申	酉
	戌	亥	子	丑	寅	卯	辰	巳	午	未
	申	酉	戌	亥	子	丑	寅	卯	辰	巳
	午	未	申	酉	戌	亥	子	丑	寅	卯
支	辰	巳	午	未	申	酉	戌	亥	子	丑
	寅	卯	辰	巳	午	未	申	酉	戌	亥

从上表可以看出干支配合纪年有两个定式：①阳干配阳支，阴干配阴支；②天干为阳在上，地支为阴在下。这两个定式是固定不变的。

二、五运

什么是"运"？运者，转也、动也，有运动，转动之义。

什么是"五运"？五运即土运、金运、水运、木运、火运的简称。五运是轮转运动、往来不息，故以立名。

《素问·天元纪大论》说："论言，五运相袭，而皆治之，终朞之日，周而复始。"这是指土、金、水、木、火五运结合纪年的天干，则成为甲土、乙金、丙水、丁木、戊火、己土、庚金、辛水、壬木、癸火。依照这个次序，五年一转，每运各主一年，周而复始，顺次推算下去，故叫"五运相袭，而皆治之，终朞之日，周而复始"。（"朞"是三百六十日。即是一年的日期终了，重又开始推算。"治"是指值运之年而言）

五运的运转顺序是从五行相生的顺序而来的。

大运从土运开始起算。如：土→金→水→木→火→土。

主运则是从木运开始起算。如：木→火→土→金→水。

五运是以五行配合天干来综合分析每年气候变化的正常和异常现象。在理论方法上，有大运、主运、客运三种，简要分述于下。

（一）大运

大运又称"中运"，统主每年的岁运。用它来代表全年的气象变化，它是五运的基础。主运、客运都是以大运作为推论气候变化（运之太过，不及）的依据。

1. 推算法　大运的推算方法，正如《素问·天元纪大论》所说："甲己之岁，土运统之；乙庚之岁，金运统之；丙辛之岁，水运统之；丁壬之岁，木运统之；戊癸之岁，火运统之。"一般称："甲己化土，乙庚化金，丙辛化水，丁壬化木，戊癸化火。"（歌诀：甲己化土乙庚金，丙辛水运木丁壬，戊癸化火为客运，五音太少阴阳分）

这就是推算大运值年的基本规律，亦即前面介绍过的天干配五行公式。这是说每年的年号，凡是逢到天干甲和己年，不论地支是什么，大运都属土运，乙和庚年是金运……余可类推。这种推算方法，是以五年一循环。在五年中，每运值一年，三十年称一纪，每纪每运共值六年，六十年称一周，每运共值十二年。

2. 大运值年与气候的关系　大运值年，代表了每年不同的气候变化。一般说来，凡是逢土运值年，湿气较重；金运值年，燥气较重；水运值年，寒气较重；木运值年，风气较重；火运值年，暑气较重。《素问·五运行大论》曾说明气候对自然环境的影响："燥胜则地干，暑胜则地热，风胜则地动，湿胜则地泥，寒胜则地裂，火胜则地固。"综上所述，概括如下表（表 8-2）。

表 8-2　大运值年与气候的关系

年　干	大　运	气　候	气候对自然环境的影响
甲·己	土	湿胜	地泥
乙·庚	金	燥胜	地干
丙·辛	水	寒胜	地裂
丁·壬	木	风胜	地动
戊·癸	火	暑胜、火胜	地热、地固

3. 大运太过不及与气候的关系　　大运值年，有太过不及之别，如甲、己同属土运值年，而甲则为土运的太过年，己则为土运的不及年。年运的太过不及，是根据天干的阴阳来区别，以五行配五音来说明的。即阳干为太过年，阴干为不及年。在五音方面，则是用每一音分为太少（音为太少，即音调的高低），即太音为太过，少音为不及。

五运为什么要配五音？五音是古代的声韵：宫、商、角、徵、羽五种音律。它和五行配合的原则是：木配角音，火配徵音，水配羽音，金配商音，土配宫音。天干之配五运，是以阴阳分析五行，故以五音的太少相生来推数五运和建立五运中的阴阳。这样就能进一步说明运气的太过不及。用五音的建运方法，是以阳年配太音，阴年配少音。运用五音的太和少来分析运的太过和不及，亦说明运的有余不足（可参考后附大运客运配音表）。

年运的太过不及，可以推测气候的偏胜与否，如戊年为火运太过年，一般是热气偏胜；癸年为火运不及年，火不及则水来克火，气候反而偏寒。余可类推。

[**参考资料**]　　五运是以五行土、金、水、木、火相生相克的理论，配合天干阴阳来分析综合每岁气候的正常和异常，得出五种不同气候的顺序。古人研究的方法，开始是从观察天文星象，定出四时不同方位。这不同方位的拟定，又是观察了五星上临空间方位的转移，结合时序，下合地面时间方位，同时体验气象的变化，从而得出经验，掌握了气象不同变化的规律。所以《内经》上有：苍天之气，经于危室柳鬼四宿之上，下临丁壬之位，立为木运；丹天之气，经于牛女奎壁四宿之上，下临戊癸之位，立为火运；黅天之气，经于心尾角轸四宿之上，下临甲己之位，立为土运；素天之气，经于亢氐昴毕四宿之上，下临乙庚之位，立为金运；玄天之气，经于张翼娄胃四宿之上，下临丙辛之位，立为水运（按：详见《素问·五运行大论》）。这

是所谓五气分流于其上，经于列宿，下合方隅，所以命归五运（图8-5）。

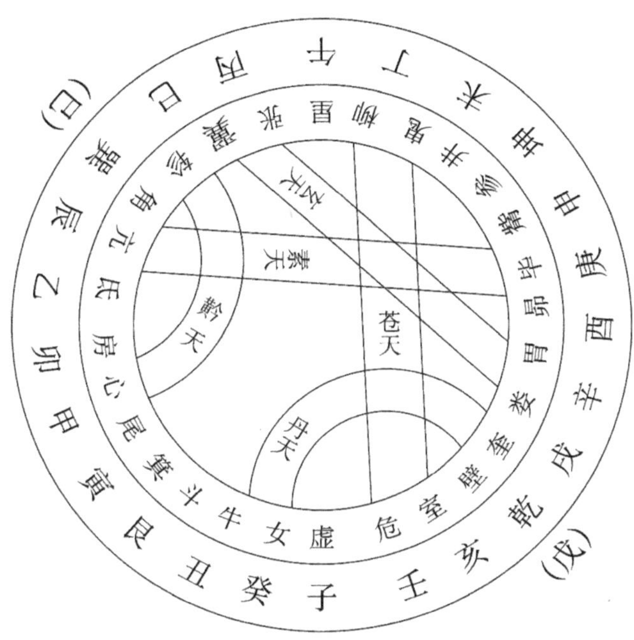

图8-5　五天气图

说明：五天之气，是出现在天上的五色之气。这些气似云非云，似雾非雾，实为云气的余烟，名叫丹天、素天、黅天、玄天、苍天。这个五行的天气经二十八宿，临于十干的位置。古人便占候这五种天气，从而分定每岁的五运。此图源出《太始天元册》，亦载《素问·五运行大论》。图中内圆所列，为五个天气。第二圆内，列记奎、壁、室、危等二十八宿。第三圆内的十干、十二支，是五个天气所临的方隅。土居中宫，应于四隅而不偏于一方，故以乾、巽、坤、艮表示四隅的卦爻（作为罗盘针定的方位）。古人占天，据丹天所属的火气，从二十八宿中的奎、壁二宿开始，经牛、女二宿为止，因奎、壁、女、牛以下是戊癸的位置，故推定戊癸之岁为火运。其余依次类推。（节录《运气论奥谚解》，详细可参阅该书）

（二）主运

主运是一年五季（春、夏、秋、冬加长夏）的常令，指出一年五季气候变化的常规。春、夏、长夏、秋、冬年年都一样，而这五季的气候也有固定不移的常规，正因为它具有这种固定性，故称"主运"。

1. 推算法　主运的推算，是按五季的顺序，再以五行配合，从木运起算，按五行相生的规律推下去。如：木为初运、火为二运、土为三运、金为四运、水为终运。表示如下（表8-3）。

表8-3　主运运序配音表

运　序	初	二	三	四	终
主　运	木	火	土	金	水
五　音	角	徵	宫	商	羽
季　令	春	夏	长夏	秋	冬

至于起初运的日期，客运、主运都由大寒日起，至春分后十三日交二运；至芒种后十日交三运；至处暑日七日交四运；至立冬后四日交终运。每运的时间为七十三日七刻。

[**参考资料**]　各年五运交司时日。

申子辰年：

初运大寒日寅初初刻起，

二运春分后十三日寅正一刻起，

三运芒种后十日卯初二刻起，

四运处暑后七日卯正三刻起，

终运立冬后四日辰初三刻起。

巳酉丑年：

初运大寒日巳初初刻起，

二运春分后十三日巳正一刻起，

三运芒种后十日午初二刻起，

四运处暑后七日午正三刻起，

终运立冬后四日未初三刻起。

寅午戌年：

初运大寒日申初初刻起，

二运春分后十三日申正一刻起，

三运芒种后十日酉初二刻起，

四运处暑后七日酉正三刻起，

终运立冬后四日戌初三刻起。

亥卯未年：

初运大寒日亥初初刻，

二之春分后十三日亥正一刻起，

三运芒种后十日夜子初二刻起，

四运处暑后七日子正三刻起，

终运立冬后四日丑初三刻起。

主运配太少音的推算法：一岁的主运，亦有太少之异，因主运每年不变。初运木，必须起角，至于太角还是少角，是根据大运推算而决定太少。如大运甲年为太宫，其主运从太宫上生，太宫土之上为火，因火生土，故知火是生土之母，因此太宫上为少徵，少徵上因木生火，故知木为生火之母，因此少徵上名为太角。是以此年主运自太角起，以太角为初运，次第由少徵、太宫、少商、太羽顺序相生，至终运为太羽。余可类推。

2. 主运的气候常规　　大运说明整个一年的气候，而主运则是说明一年之内，五年运季的气候常规。如：

初运：(春)属木，多风。

二运：(夏)属火，多暑热。

三运：(长夏)属土，多湿。

四运：(秋)属金，多燥。

终运：(冬)属水，多寒。

主运在《内经》里找不到具体的记载，仅有"天有五行御五位，以生寒、暑、燥、湿、风"(《素问·天元纪大论》)。同时，主运与主气的规律是一致的，唯火有君相之区别(见后)。

（三）客运

客运指一年之内异常的气候变化，与主运的正常气候情况不同，因它每岁有变更，如客之往来，故谓之"客运"。主运与客运的区别是：主运年年固定不移，用以说明五时正常的气候变化；客运年年有所变换，用以说明五时同中有异的气候变化。

1. 推算法　　客运是按大运值年的年干而推算的，亦即按一年五个运季的变化而以五步推算。以大运的年运，作为客运的初运，如甲己年大运为土，那么客运就从土运起算，再按五行相生的顺序推下去，二为金运、三为水运、四为木运、终为火运(表8-4)。所以客运只管一年之内的气候变化，具有很大的灵活性。

表 8-4　逐年推算客运表

运序\年干	初	二	三	四	终
甲己	土	金	水	木	火
乙庚	金	水	木	火	土
丙辛	水	木	火	土	金
丁壬	木	火	土	金	水
戊癸	火	土	金	水	木

2. 客运的太过不及　客运的太过不及，与大运同样是以五音的太少来代表的。它的推算方法，亦是根据大运的配五音太少而来的，但应在同一个五行序列之内。如戊年大运为太徵（火运太过），那么客运的初运即配太徵，根据角、徵、宫、商、羽的排列顺序推算，又按太生少，少又生太的规律，那就是太徵生少宫，少宫生太商，太商生少羽，按在同一五行序列内推算原则，太徵向前推应为少角，即少角生太徵。所以戊年的二运配少宫、三运配太商、四运配少羽、终运配少角（表8-5）。客运的太过不及，也代表了不同的气候变化。

表 8-5　大运、客运运序配音表

大运			客运				
五运	年干	五音	初运	二运	三运	四运	终运
土	甲	太宫	太宫	少商	太羽	少角	太徵
	己	少宫	少宫	太商	少羽	太角	少徵
金	乙	少商	少商	太羽	少角	太徵	少宫
	庚	太商	太商	少羽	太角	少徵	太宫
水	丙	太羽	太羽	少角	太徵	少宫	太商
	辛	少羽	少羽	太角	少徵	太宫	少商
木	丁	少角	少角	太徵	少宫	太商	少羽
	壬	太角	太角	少徵	太宫	少商	太羽
火	戊	太徵	太徵	少宫	太商	少羽	太角
	癸	少徵	少徵	太宫	少商	太羽	少角

总的来讲，大运、主运、客运，都利用天干五行进行推算，而其推算顺序，均是按五行相生规律进行的，三者都是说明自然界气候变化的情况，但它们之间各有

不同的特点。

（1）在配合五音方面：主运、客运的太过不及之分比较常用，而大运则一般不甚使用。

（2）在推算方面：大运从土运起算；主运从木运起算；客运则不固定，它是随大运逐步转移。

（3）在说明气候变化方面：大运是推算六十年的气象变化，以及一年之中气候变化的太过不及；主运是推算一年五个季节的正常气象变化；客运则是推算六十年中每年五个季节的异常气象变化。

为了更好地理解大运、主运、客运的应用，我们不妨拿一年来算一算，例如戊戌年，戊为天干，以天干取运，前面谈过"戊癸化火"，那么这年的大运是属火，戊为阳干，故这年又是火运的太过年。客运是应从火运算起，配合五音则初运为太徵，再以五行和太少相生的顺序推下去，则二运为少宫、三运为太商、四运为少羽、终运为少角。至于主运，仍是年年固定，如春为木运、夏为火运等。

三、六气

六气是"风、暑、火、湿、燥、寒"的统称。它是结合地支，用以说明一年中的正常气候变化，以及各年气候的异常变化。

每年的六气，分主气、客气两种，主气用以测常，客气用以测变。同时客气加在主气的上面，称"客主加临"。

（一）主气

"主气"即是"主时之气"，用来说明四时二十四节气候的正常规律。六气主时，简称六步，分属于每年各季节中，固定不变，所以称为"主气"。

1. 推算法　主气从大寒日开始推算，四个节气转一步，把二十四节气分为三阴三阳的六步，它的次序是初之气为厥阴风木，二之气为少阴君火，三之气为少阳上相火，四之气为太阴湿土，五之气为阳明燥金，终之气为太阳寒水。基本上也是按五行相生的顺序推算的，与主运相同，不过其中火分为二，君火属少阴，相火属少阳，所以气有六而运只有五（其中君火主宰神明，本身不主运，只有相火代为主运）。

主气推步的简单口诀是："厥少少，太阳太。"

《素问·六微旨大论》："愿闻地理之应六节气位何如？岐伯曰：显明之右，君火之位也。君火之右，退行一步，相火治之。复行一步，土气治之。复行一步，金气治之。复行一步，水气治之。复行一步，木气治之。复行一步，君火治之。"

这一节总的精神，是指六气主时的位置。"显明"是指春分节，依次向下推算，它是处于厥阴与少阴的交界线上。"之右"是指右旋的方向（这里的左右，是以南面而立为依据）。"退行一步"，古代臣见君，以退为出，向右退行之意。"复行一步"就是复退一步。

这节经文也就是说明每年之内六节治时，推算主气的方法，每气各主四个节气，四六二十四节气为一年（节气是古代划节测时的办法，把一年分为二十四节气，每节十五日。总的推算是：五日为一候，三候为一节，六节为一季，四季为一年，五年为一转，六十年为一周）。

[**参考资料**]

（1）六气交节推算方法：古人是按照周天三百六十五度用六分计算（即以六除之），六气每步各主以六十日又八十七刻半，每年计时刻皆起于大寒节。

古人计时，用的是铜壶滴漏法，每一昼夜为五刻。计算方法，例如甲子年，甲子时大寒节寅时计算为初刻，也就交初运初气，但是在计算方法中，两者犹有区别，建运以五计，定气以六计，循行无间，其中参差，成为计算运与气分五、六的关键。

（2）六气计气时刻法

1）从大寒节日寅初刻起算，至二月半子时五刻，计时六十日又八十七刻半，为第一步，亦即六气中的初之气，余下十二刻半，便并入二之气。

2）二之气：将初气余下的十二刻半，再加上七十五刻，亦为八十七刻半，二之气从子时六刻起，六十日又八十七刻半计算，适时戌时四刻，二气之尾刻实余二十五刻，余下二十五刻，再并入三之气计算。

3）三之气：将二之气余下的二十五刻再加上六十二刻半，亦成为八十七刻半，起气时由戌时五刻起到六十日又六十二刻半，值酉时五刻，余下三十七刻半，并入四之气计算。

4）四之气：将三之气余下三十七刻半，再加上五十刻，亦成八十七刻半，从酉时六刻计四之气，至六十日又五十刻，值未时四刻，余下五十刻，并入五之气计算。

5）五之气：将上余的五十刻，再加上三十七刻半，亦成八十七刻半，六十日又三十七刻半，从未时五刻算起至三十七刻半，值午时五刻，余下六十二刻半，并入终之气计算。

6）终之气：将以上余下的六十二刻半，再加上二十五刻，至六十日又八十七刻半，值辰时四刻，从午时之六刻算到六十日又二十五刻，余下七十五刻，则可纳入下年(乙丑年)的岁内。

以上是六气循环的一周时刻。

2. **主气的气候常规**　用主气说明一年之中气候的正常变化,与春、夏、秋、冬四季的意义相同,同时也与五运的主运意义相同,但六气推步则更为细致,如四季气候,一般是春温、夏热、秋凉、冬寒。如果用六气的风、暑、湿、火、燥、寒,以说明一年的气候正常变化,则更较具体。如表8-6。

表8-6　用六气说明一年的气候变化

六气(步)	初	二	三	四	五	终
节气	大立雨惊 寒春水蛰	春清谷立 分明雨夏	小夏芒小 满至种暑	大立处白 暑秋暑露	秋寒霜立 分露降冬	小大冬小 雪雪至寒
六气(位)	厥阴风木	少阴君火	少阳相火	太阴湿土	阳明燥金	太阳寒水
气候常规	多风	转热	炎热如火	雨湿浸淫	凉燥	水冰地坼

(二) 客气

客气是指时令气候的异常变化(如应冷反热,应热反冷),它是年年有变化,与主气的固定不移者有区别,它和客运一样,年年如客之往来无常,故称"客气"。

1. **推算法**　客气的循行,是以阴阳先后为次序,即是:厥阴→少阴→太阴→少阳→阳明→太阳。

简单的口诀是:"厥少太,少阳太。"总的说是起于厥阴,终于太阳,和主气循行,按五运主运之五行相生的推演,有着根本性的不同。

推算客气,首先要算出每年的司天在泉。因为客气的初之气,常起于在泉的左间。"司天""在泉"为决定每岁客气的三之气与终之气的标准。"司天"为三之气,"在泉"为终之气,终气之左间气,为初气。这是客气的循行和简单的推步方法。

什么叫司天? 通俗地讲,就是当令的气候。即三阴三阳主气时所表现的天气变化,也就是将"风、寒、暑、湿、燥、火"六气,用司天位置来论其阴阳的属性。在每年的上半年的天时气象,名为"司天"。

什么叫在泉? 在泉在五运之化行于地气,形气相感以后,也就是地气感于不同的岁运而产生不同的气候。每年下半年以地气为主,故曰"在泉"。

《素问·六元正纪大论》:"岁半以前,天气主之,岁半以后,地气主之。"这就是说上半年的客气,称为司天,下半年的客气,称为在泉。

司天在泉的推算方法,就是根据每年的地支符号,按前述地支配五行的规律而决定的。如表8-7。

表8-7　司天在泉的推算方法

年　支	司　天	在　泉
子　午	少阴君火	阳明燥金
丑　未	太阴湿土	太阳寒水
寅　申	少阳相火	厥阴风木
卯　酉	阳明燥金	少阴君火
辰　戌	太阳寒水	太阴湿土
己　亥	厥阴风木	少阳相火

司天在泉（客气）的六步推算法：简单地说，是用一二三和三二一，这是推步司天在泉的主要依据（一二三的一是一阴，即厥阴。二是二阴，即少阴。三是三阴，即太阴。三二一的三是三阳，即太阳。二是二阳，即阳明。一是一阳，即少阳）。每年司天在泉的推演方法，如子午之岁，君火司天，君火为少阴，少阴为二阴，二阴对二阳，则在泉为阳明。二阳生三阳，故阳明的左间为太阳（阳明生太阳）。其余各年司天在泉的气化，亦同此类推。

一年之中的司天在泉，有阴阳之不同，如阳司天，则阴在泉，阴司天，则阳在泉，而其中少阴与阳明，太阴与太阳，厥阴与少阳，又是相互配合的，如戊戌年，戌为太阳寒水司天，太阴湿土在泉，上半年阳司天，下半年阴在泉，如果到次年是己亥年，则是厥阴司天，少阳在泉，上半年阴司天，下半年阳在泉。

一年有六气，即司天在泉加四步间气，分属于三阴三阳，这是将一年中的客气分为六个阶段，所以讨论了司天在泉以后，还要继续讨论四步间气的问题，而四步间气又必须在司天在泉固定下来以后，才能推算，因为它是随着司天在泉的转移而转移的。什么是四步间气呢？四步间气就是司天两旁的左间右间，加上在泉两旁的左间右间（图8-6）。

为什么同是东或西的一个方向，而一为左间，一为右间呢？这是因为看司天在泉图时，所向的方向有所不同的缘故。

《素问·五运行大论》："论言，天地者……面北而命其位……帝曰：何谓下……面南而命其位。"所

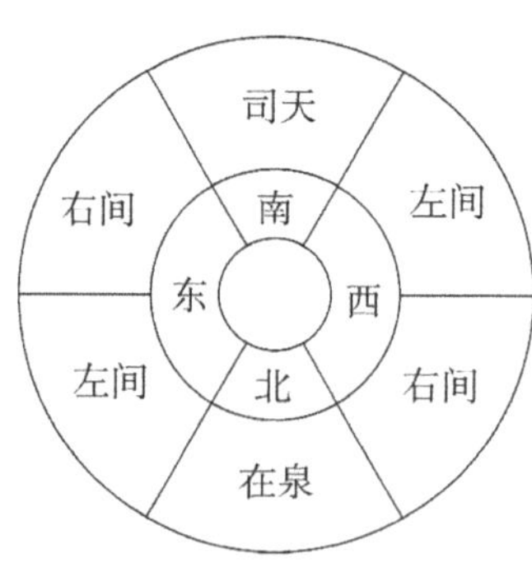

图8-6　客气的六个阶段

谓"面北而命其位"，是看司天的方向，因在泉在北居下，故看司天必面向在泉，确定了这个方向以后，那就知道在司天两旁的间气，东是右间，西是左间。所谓"面南而命其位"，是看在泉的方向，因司天在南居上，故看在泉必面向司天，确定了这个方向以后，那就知道"在泉"两旁的间气，东是左间，西是右间。

为什么说四步间气是跟随每年的司天在泉的转移而转移的呢？例如戊戌年为太阳寒水司天，太阴湿土在泉，在司天两旁的间气是阳明为右间，厥阴为左间；在在泉两旁的间气是少阴为右间，少阳为左间（图 8-7）。

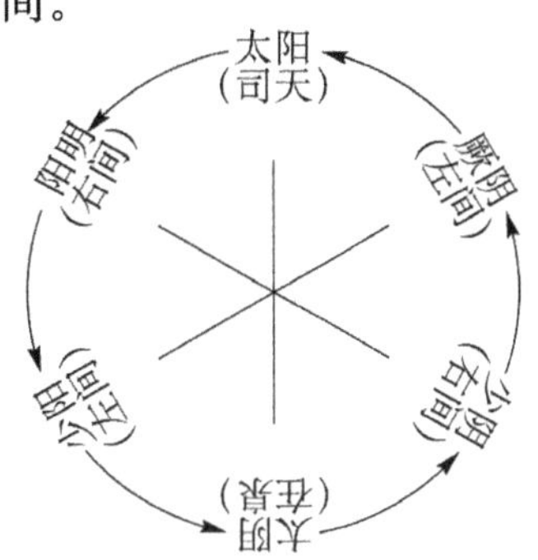

图 8-7　辰戌年的司天在泉和四步间气图

到了明年己亥年，司天在泉之气转移，它是厥阴风木司天而少阳相火在泉。那么，在司天两旁的间气是太阳为右间，少阴为左间；在在泉两旁的间气是太阴为右间，阳明为左间了。

四步间气随着司天在泉的转移，还包含了阴阳升降的道理。四步间气的转移说明阴升则阳降、阳升则阴降。

《素问·五运大论》："左右者，阴阳之道路。"亦即是这个意思。如太阳司天转移为厥阴司天，则少阴升到左间，而右间的阳明则下降，这就成为阴升则阳降的情况。其余可类推。

[**参考资料**]　如表 8-8。

表 8-8　逐年客气司天在泉间气六步表解

年支	子午	丑未	寅申	卯酉	辰戌	巳亥
司天	少阴	太阴	少阳	阳明	太阳	厥阴
四步间气	三 二右左 厥阴太阴 四 左右 初太少 阳阳 五 终	三 二右左 少少 四 阴阳 左右 初厥阳 阴明 五 终	三 二右左 太阳 四 阴明 左右 初少太 阴阳 五 终	三 二右左 少太 四 阳阳 左右 初太厥 阴阴 五 终	三 二右左 阳厥 四 明阴 左右 初少少 阳明 五 终	三 二右左 太少 四 阳明 左右 初阳太 明阴 五 终
在泉	阳明	太阳	厥阴	少阴	太阴	少阳

张介宾司天在泉,并客气要诀一首:子午少阴为君火,丑未太阴临湿土,寅申少阳相火旺,卯酉阳明燥金所,辰戌太阳寒水边,巳亥厥阴风木主。初气起地之左间,司天在泉对面数。

2. 客气的气化规律 司天在泉与四步间气所主气化在时间上有区别。《素问·至真要大论》:"司左右者是谓间气也……主岁者纪岁,间气者纪岁也。"这就是说司天在泉是主一年的气化,而四步间气,每步只主 60.875 日的气化。(6 步合计 365.25 日,即一年)

(1) 客气司天的一般规律:《素问·至真要大论》中明确指出,"厥阴司天其化以风,少阴司天其化以热,太阴司天其化以湿,少阳司天其化以火,阳明司天其化以燥,太阳司天其化以寒。"这就是客气司天的气化规律。

(2) 客气的胜复变化:什么是胜复? 胜是主动的,作强胜解。复是被动的,作报复解。所谓"胜复之气",即上半年有超常的胜气,下半年随之而发生相反的复气,如上半年热气偏胜,则下半年寒气来复等。

《素问·天元纪大论》:"物极谓之变。"用后世的话来说,即物极必反——寒极生热,热极生寒之意。前面谈过,上半年为司天之气主政,下半年为在泉之气主攻,所以这里实际上是说:司天之气有胜,则在泉之气有复。

《素问·至真要大论》:"帝曰,胜复之动,则有常乎? 气有必乎? 岐伯曰:时有常位,而气无必也。帝曰:愿闻其道也。岐伯曰:初气终三气,天气主之,胜之常也;四气尽终气,地气主之,复之常也,有胜则复,无胜则否。帝曰:若复已而胜何如? 岐伯曰:胜至则复,无常数也,衰乃止耳,复已而胜,不复则害,此伤生也。"这一节经文说明了如下四个问题。

1) 说明胜复之气在时序上是有一定的规律——初气到三气是上半年司天主政,发生了超常的气候叫胜气,四气到终年为下半年在泉之气主政,发生与上半年相反的气候叫复气。

2) 说明胜复之气每年有无,没有一定的规律——上半年有胜气,下半年才有复气,如无胜气,则无复气。

3) 说明有胜气,不一定有复气——如有胜无复,就会产生灾害,以致人体真气衰竭,生机受伤。

4) 复后又胜,并不等于循环不变,因胜气不只是一种,它随气候变化的具体情况而定。

3. 客气的不迁正、不退位　客气的司天在泉,虽然每年转换一次,但亦有气候反常,不按一般规律推移的。这就是《素问·遗篇刺法论》所谓"不迁正""不退位""升不前""降不下"的问题。

所谓"不退位",如今年应该是太阳寒水司天,如果去年的阳明燥金司天之气有余,复作布政,留而不去,因而影响了今年太阳司天不得"迁正"就位,相应的也影响了左右间气的升降——"升不前,降不下"了。所以"不退位"也可以说是岁气司天的"至而不去"。"不迁正"也可以说是岁气司天的"至而不至"。

总之,客气司天的气化规律,虽有以上三种,但归纳之,第一种是说明客气司天气化的一般规律,而第二种客气的胜复和第三种不迁正、不退位,则是说明客气司天气化的异常变化。

(三) 客主加临

每年轮转的客气,加在固定的主气之上,便称为"客主加临"。客主两气结合起来,主要是为了便于观察主气的常序和分析客气的变化。客气加在主气之上,有三种情况。

(1) 属顺——顺则代表本年气候的异常变化尚不太大,对人体来说,发病轻而缓。

(2) 属逆——逆则代表本年气候异常变化较大,对人体来说,发病重而急。

(3) 属同气——同气则代表本年气候变化剧烈,对人体来说,发病也剧烈(图 8-8)。

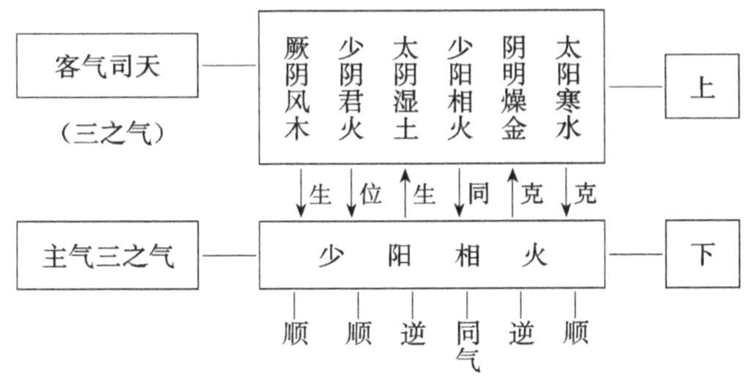

图 8-8　客主加临

从上图所示,可以看出,客主加临气化的顺逆,是根据两个原则决定的。

(1) 根据五行生克——即客气司天生或克主气司天为顺,相反则有逆。

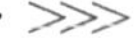

（2）根据君臣位置——如客气的少阴君火，加于主气的少阳相火之上，两者都属火，用生克无法解释，必用君臣的位置来区别。

《素问·六微旨大论》："君位臣则顺，臣位君则逆。"今君火加于相火，是君为臣，故属顺；反之则属逆。

总之，气化的顺逆，虽有以上两种算法，但两者有一个共同点，即客气的力量，胜过主气为顺（上胜下）相反，主气的力量胜过客气的力量为逆（下胜上）。

《素问·至真要大论》："主胜逆，客胜从。"也就是这个意思。

如客气的少阳相火，加于主气的少阳相火之上，既无生克，亦无君臣之异，两者性质完全相同，故称"同气"。

总的来讲，在六气这一节内讨论了主气、客气、客主加临三个问题。主客二气的区别：

（1）主气用以说明一年二十四节气气候的正常规律，年年不变。客气用以说明一年时令气候的异常变化，年年不同。所以主气用以察常，客气用以测变。

（2）主气推步顺序的口诀是："厥少少，太阳太。"客气推步顺序的口诀是："厥少太，少阳太。"

（3）三之气，在客主加临中，客胜主为顺，主胜客为逆，客主的五行属性相同者为同气。

以上是主气和客气的基本特点，但主气与客气在应用上，又是互相结合而不可分割的，这一点表现在"客主加临"的问题上，把客气和主气加起来，就能更具体地推测一年气候的逆顺等情况，从而预测它对人体的影响。

四、五运六气结合运用

五运六气在运用时是相结合的，而且也是运气学说中重要的一环。其配合方式，是以干支为基础。前面已经讲过："天干取运，地支取气。"所以天干与地支的配合，实际是代表了运与气的结合，每年的年号都有一个天干和地支组成，要推测这一年的运气情况，必须把两者结合起来，进行全面的综合分析。

（一）运气相临的顺逆

五运六气与干支结合起来，根据运气相临的逆顺情况，用以推测运与气的盛衰及相互制约的关系，就可以进一步说明气候的复杂变化以及影响人体发病的情况。运气相临的顺逆情况，是以五运六气五行属性的生克关系来说明的，共有如下几种不同的名称（六十年中每一个名称占十二年）：①顺化——气生运。

②天刑——气克运。③小逆——运生气。④不和——运克气。⑤天符——运气相同。

至于哪些年是顺化、天刑……那就要根据年号的干支及五行生克情况或属性相同与否来推算的(图 8-9)。

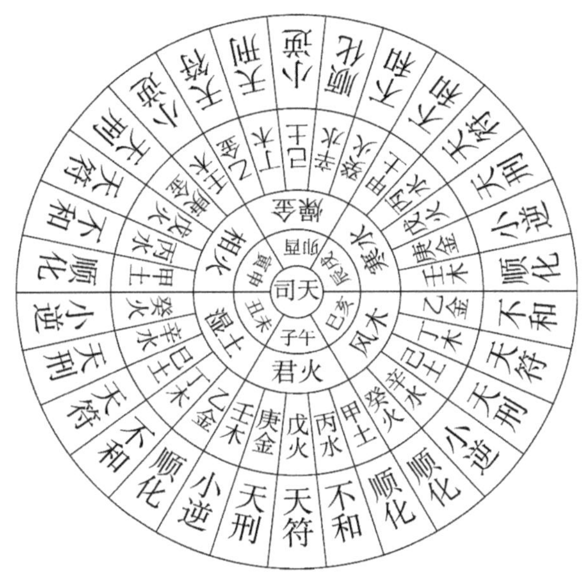

图 8-9　六十年运气相临顺逆图

总之,我们只要掌握前面谈过的公式,对任何一年运气相临的顺逆情况,都可以推算出来,如戊戌年,天干的戊属火(运),地支的戌属水,为太阳寒水司天(气),水克火,即气克运,所以这年是天刑年,气候变化以六气为主。又如己亥年,天干的己属土(运),地支的亥属木,为厥阴风木司天(气),木克土,即气克运,所以仍是天刑年。

(二) 天符与岁会

在平气年份中,又根据运与气结合的不同情况,分出天符、岁会、太乙天符、同天符、同岁会五种不同的年份,其基本精神如下。

(1) 天符:凡岁运与司天之气相合(即大运值年天干与客气司天地支的属性相同),便称为"天符"。

《素问·六微旨大论》说:"土运之岁,上见太阴;火运之岁,上见少阴;金运之岁,上见阳明;木运之岁,上见厥阴;水运之岁,上见太阳。"在一周六十年中,逢天

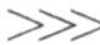

符年共计有十二年，见下表（表 8 - 9）。

表 8 - 9　天　符

年　号	大　运	司　天
己 丑未	土	太阴湿土
乙 卯酉	金	阳明燥金
丙 辰戌	水	太阳寒水
丁 巳亥	木	厥阴风木
戊 子午	火	少阴君火
戊 寅申	火	少阳相火

（2）岁会：凡岁运与年支相合，同时又得五方之正位，便称为"岁会"。

《素问·六微旨大论》说："木运临卯，火运临午，土运临四季，金运临酉，水运临子，所谓岁会，气之平也。"在一周六十年中，逢岁会年共计有八年。见下表（表 8 - 10）。

表 8 - 10　岁　会

年　号	属　性	方　位
甲 辰戌 己 丑未	干支同属土	土居中央
乙　酉	干支同属金	金居西方
丁　卯	干支同属木	木居东方
戊　午	干支同属火	火居南方
丙　子	干支同属水	水居北方

（3）太乙天符：凡既逢天符，又为岁会，便称为"太乙天符"。

《素问·天元纪大论》称作"三合为治"。《素问·六微旨大论》叫作"天符岁会，太乙天符之会也"。在一周六十年中，逢太乙天符年共计有四年。见下表（表 8 - 11）。

表 8 - 11　太乙天符

年　号	大　运	司　天	年　支
己 丑未	土	太阴湿土	土
乙　酉	金	阳明燥金	金
戊　午	火	少阴君火	火

（4）同天符：凡岁运（大运年干）与年支均属太过（干支均属阳），同时岁运的属性又与在泉之气的属性相同者，即为"同天符"，《素问·六元正纪大论》说："太过而加同天符。"在一周六十年中，逢同天符年共计有六年，见下表（表 8 - 12）。

表 8 - 12　同天符

年号干支均属阳	岁运年干属性	在泉属性
甲辰	土	土
甲戌	土	土
庚子	金	金
庚午	金	金
壬寅	木	木
壬申	木	木

（5）同岁会：凡岁运与年支均属不及（干支均属阴），同时岁运的属性又与在泉之气的属性相同者，即为"同岁会"。《素问·六元正纪大论》说："不及而加同岁会。"在一周六十年中，逢同岁会年共计有六年，见下表（表 8 - 13）。

表 8 - 13　同岁会

年号干支均属阴	岁运年干属性	在泉属性
辛未	水	水
辛丑	水	水
癸卯	火	君火
癸酉	火	君火
癸巳	火	相火
癸亥	火	相火

关于天符、岁会等,总的说,是用以区别运气相合的不同年份,进一步分析气候的常变。在六十年中,计有天符年十二,岁会年八,太乙天符年四,同天符年六,同岁会年六,合计三十六年,除掉重复者十年外,实得二十六年。兹将此五种不同年份的基本精神简要归纳如下(图 8 - 10)。

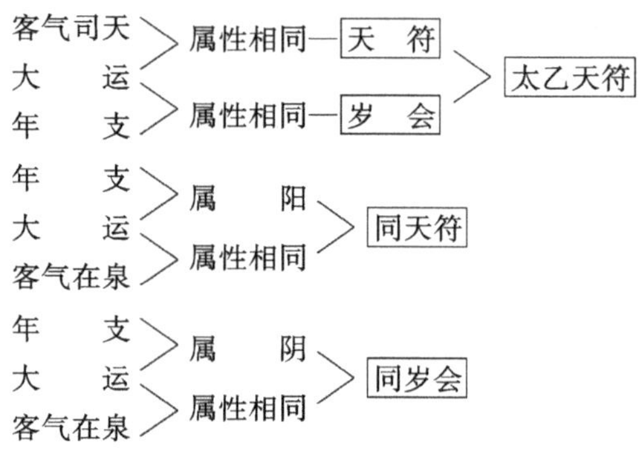

图 8 - 10　天符、岁会等五种年份的简要归纳

五、运气学说在医学上的应用

运气学说运用在医学上,首先是说明外在自然气候对人体的影响,其中主要是提出了六淫的致病因素,并运用五行学说的原理,以说明发病情况,在临床上,可以帮助诊断和确定治疗的参考。

从发病的规律来看,由于五运变化、六气变化、五运六气相结合的变化,各有不同的气候,所以影响人体发病情况亦有不同,兹分述如下。

(一) 五运发病

五运的太过不及(大运值年天干的阴阳),都能引起人体发病。如丁年壬年均属木运,丁为岁木不及,壬为岁木太过,就代表了气候的两种反常变化。因岁木不及则燥气流行(燥金克木),以致肝木易于发病;相反的,岁木太过则风气流行,脾土易于受邪(木克土)。《素问·气交变大论》:"岁木不及,燥乃大行,生气失应,草木晚荣……民病中清胠胁痛,少腹痛,肠鸣溏泄。"又"岁木太过,风气流行,脾土受邪,民病飧泄,食减体重……烦冤,肠鸣,腹支满。"

[**参考资料**]　五运的气化变迁,另外又有平气、不及,太过三气的纪名,凡五运主岁之气候正常的,便叫作"平气之纪"。例如水运平气,名叫"静顺"(按:五运三气之纪,可参考《素问·五常政大论》),就是指这年水行的德性正常,表现雨水调和,对生物的生长有利。若水行不及之时,则雨水少而火必来克,便成旱年,这

时沟渠干涸,草木枯死,所以称之为"涸流之纪"。相反的如果水行太过,则大雨连绵而水行泛滥成灾。这便叫作"流行之纪"。因此,其对生物的影响则各有不同(表 8 - 14、表 8 - 15)。

表 8 - 14　五运三气之纪表(据《素问·五常政大论》)

三气 ＼ 五运	木	火	土	金	水
平　气	敷和	升明	备化	审平	静顺
不　及	委和	伏明	卑监	从革	涸流
太　过	发生	赫曦	敦阜	坚成	流行

表 8 - 15　五运三气之纪发病规律表(据《素问·五常政大论》)

三气 ＼ 五运	木	火	土	金	水
平　气	里急支满	瞤、瘛	痞	咳	厥
不　及	缫戾拘缓,惊骇,摇动注恐,肢废痈肿,疮疡	痛、昏、惑、悲、忘	疡涌,分溃,痈肿,濡滞,留满痞塞,飧泄	咳喘,嚏咳,鼽衄	燥槁,痿厥坚下,癃闭
太　过	掉眩,巅疾,怒,吐利	炎灼妄扰,笑,疟,疮疡,血流,狂妄,目赤,痓	濡积并动,腹满,四肢不举	暴折疡疰,喘喝,胸凭仰息,咳	胀

　　从上表可以看出:五运三气之纪的发病是古代的一种归纳方法,没有其规律性,而又含有举例示范的意思,所以我们不能认作固定不变的公式。从发病的症状来看,又必须联系五脏来理解。如金运之纪,不管平气太过或不及,其发病总不离乎肺、土运又不离乎脾等,不过在发病程度上的不同而已,其所以有此不同,除决定于人体正气外,又与邪气的强弱密切有关。

　　(二) 六气发病

　　(1) 司天在泉胜气发病:司天胜气发病,如子午年是少阴君火司天,火旺则克金,那么肺病较多。《素问·至真要大论》:"少阴司天,热淫所胜,怫热至,火行其政,民病胸中烦热,嗌干,右胠满,皮肤痛,寒热咳喘,大雨且至,唾血血泄,鼽衄嚏呕……病本于肺。"这是上半年发病。少阴司天则阳明在泉,阳明在泉之燥气太过则克木,故肝病较多。本节经文又说:"岁阳明在泉,燥淫所胜……善太息,心胁痛。"这是下半年发病概况。

[**参考资料**]《素问·五常政大论》:"其岁有不病,而脏气不应不用者,何也? 岐伯曰:天气制之,气有所从也。"此节经文说明人之发病,有不因岁运的太过不及关系,而是由于司天六气的影响。从而我们更可以体会到人与自然变化关系的密切。此节经文下面则岐伯详细叙述六气司天引起自然变化及人体发病的情况,原文较冗长,今选择关于发病规律方面的原文归纳列表如下,以资参考(表 8 - 16)。

表 8 - 16　三阴三阳司天、六气下临、脏气上从与发病关系表

三阴三阳司天	六气下临	脏气上从	发病规律
少阳	火气	肺气	咳嚏,鼽衄,鼻窒,疡,寒热胕肿;心痛,胃脘痛,厥逆,鬲不通
阳明	燥气	肝气	胁痛目赤,掉振鼓栗,筋痿不能久立;小便变,寒热如疟,甚则心痛
太阳	寒气	心气	心热烦,嗌干,善渴,鼽嚏,喜悲,数欠;善忘,甚则心痛;水饮内积,中满不食,皮䐝肉苛,筋脉不利,甚则胕肿,身后痛
厥阴	风气	脾气	体重,肌肉萎,食减口爽,目转耳鸣;赤沃下
少阴	热气	肺气	喘,呕,寒热,嚏,鼽,衄,鼻窒;甚则疮疡;胁痛,善太息
太阴	湿气	肾气	胸中不利,阴痿,气大衰;反腰脽痛,动转不便,厥逆;心下痞痛;少腹痛,时害于食

根据上表,由于三阴三阳司天在泉不同,自然现象中六气变化各异,因此引起人体不同脏气的发病,其中是贯穿着五行相克的理论,如火气下临,则引起肺脏发病,及由火克金的缘故,其余诸脏发病与此同义。

（2）司天在泉主胜客胜发病：这就是前面谈过的客主加临问题，按加临的情况判定，属顺则情况轻而缓，属逆则发病重而急，属客主同气则发病倍剧。

[**参考资料**]　如表8－17。（《素问·至真要大论》）

表8－17　三阴三阳司天在泉、客胜主胜的发病情况

司天在泉　三阴三阳	司　　天		在　　泉	
	客　胜	主　胜	客　胜	主　胜
厥阴	耳鸣掉眩，甚则咳	胸胁痛，舌难以言	大关节不利，内为痉强拘瘛，外为不便	筋骨繇并，腰腹时痛
少阴	鼽嚏，颈项强，肩背瞀热，头痛少气，发热耳聋目瞑，甚则胕肿血溢，疮疡咳喘	心热烦躁，甚则胁痛支满	腰痛，尻股膝髀腨胻足病，瞀热以酸，胕肿不能久立，溲便变	厥气上行，心痛发热，膈中，众痹皆作，发于胠胁，魄汗不藏，四逆而起
太阴	首面胕肿，呼吸气喘	胸腹满，食已而瞀	足痿下重，便溲不时，湿客下焦，发而濡泻，及为肿，隐曲之疾	寒气逆满，食饮不下，甚则为疝
少阳	丹胗外发，及为丹熛疮疡，呕逆喉痹，头痛嗌肿，耳聋血溢，内为瘛疭	胸满咳仰息甚而有血，手热	腰腹痛而反恶寒，甚则下白溺血	热反上行而客于心，心痛发热，格中而呕
阳明	清复内余，咳衄嗌塞，心膈中热，咳不止而白血出者死		清气动下，少腹坚满，而数便泻	腰重腹痛，少腹生寒，下为鹜溏，则寒厥于肠，上冲胸中，甚则喘不能久立
太阳	胸中不利，出清涕，感寒则咳	喉嗌中鸣	寒复内余，股胫足膝中痛	腰尻痛，屈伸不痛

（三）五运六气结合的发病

上面所谈是五运发病与六气发病的两个方面。因五运发病脱离不了六气的变化，而六气的变化，又必须按五行的规律来推移，所以五运六气发病，仍是用五行生克的方法来推测六气的变化，及其对人体的发病的影响。

五运六气结合发病，是以运气相临的顺逆为标准的；气生运的"顺化"与运气相同的"天符"，则发病较重。气克运的"天刑"、运生气的"小逆"和运克气的"不和"，则发病较轻。

其次，在平气年中，发病情况也各有不同，一般说，天符年得病急剧而危险；岁会年，得病较慢而病程较长；太乙天符年得病，多急暴死亡。正如《素问·六微旨大论》说："天符为执法，岁会为行令，大乙天符为贵人。帝曰：邪之中也奈何？岐伯曰：中执法者，其病速而危；中行会者，其病徐而持；中贵人者，其病暴而死。"

再从运气发病的治法来看，一般在治疗上，结合运气学说的运用原则，一方面是根据外因的性质及病情特点；另一方面是掌握药物的性能和气味，其基本法则亦脱离不了正治与反治的范畴。《素问·至真要大论》说："风淫于内，治以辛凉；热淫于内，治以咸寒；湿淫于内，治以苦热；火淫于内，治以咸冷；燥淫于内，治以苦温；寒淫于内，治以甘热。"这是以六淫为病作为治疗依据的。

另外，关于六淫胜复的发病，《素问·至真要大论》总结的治法规律是："治诸胜复，寒者热之，热者寒之，温者清之，清者温之，散者收之，抑者散之，燥者润之，急者缓之，坚者软之，脆者坚之，衰者补之，强者泻之，各安其气，必清必静，则病气衰去，归其所宗，此治之大体也。"

总之，六气太过为病的治疗方法，在《内经》中都是叙述一般的治疗规律，只言其常而未及其变。因此，我们在临床上就必须灵活掌握，而不能拘泥。虽然发病因素是确定治疗的主要根据，但病人的体质、证状等，是辨证的关键。因此，对六气发病的治疗，必须要结合四诊八纲，才能制订出正确的治疗方针。所以对上述的治疗法则，我们不能以机械的观点去领会它。

结　语

五运六气是古代天文气象学说中的一部分,运用到医学中来,就成为研究自然气候变化及其影响人体发病的一种理论。这种理论的建立,是以阴阳五行为核心,和天人相应整体观念的主导思想为基础。所以它是一种"天地人三者合一"的论理工具。在医学上用它来推测外感病因,作为诊断、治疗以及预防等方面的参考。

前面所讨论的内容,概括之有下列几个方面。

(一) 五运

(1) 大运:以五年一小转,六十年一大转(甲子一周),用以说明每年的气候变化。每年的岁运,有太过不及之异,以十天干配合五行,阳干代表太过年,阴干代表不及年。分别以五音的太少来代表说明之。

(2) 主运:用以说明一年四季气候变化的常规,和四季的意义相似,主运客运都从大寒日起,每运的时间为七十三日七刻。

(3) 客运:用以说明一年之中异常的气候变化,年年有异,按大运年干而推移。

(二) 六气

(1) 主气:说明一年中气候的正常变化,与四季的意义相似,但较之更为细致。主气与主运的规律是一致的,但气有火,分君相之区别。六气亦从大寒日开始,按二十四节,每气各主四个节气,分为六步,主气循行次序为厥、少、少、太、阳、太。

(2) 客气:说明每年气候的反常变化,年年变换不定。其循行次序为"厥、少、太、少、阳、太"与主气不同。

由于主气固定不变,而客气则年年推移,因此,客气加在主气之上,便称为"客主加临"。用以观察和分析气候的正常和异常变化。

(3) 司天在泉及四步间气:是将客气分为六步,分属于每年二十四节气中,六年循环,一年转移一次,按步推移,每步只主 60.875 日的气化,而司天在泉则分主每年上半年和下半年的气候变化。

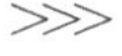

（三）运气相合

运与气的相合，根据其相临的顺逆情况，分为"顺化、天刑、小逆、不和、天符"等名称。而在平气中又分"天符、岁会、太乙天符"，这是以岁运、年支、司天之气五行属性来计算的。另外又有"同天符、同岁会"，这是以岁运与年支的太过不及（属阴属阳）和岁运与在泉之气的属性而确定的。这些都是用以归纳和分析气候异常变化的方法。

（四）运气学说在医学上的运用

（1）运气变化的发病概况：运气变化的发病，皆以六淫为主，因此，五运六气发病的规律与六淫相关，并以六气和五脏的五行属性，从其相克的关系来说明。这种规律，实质上就是用五运六气来总结归纳疾病发生的一种方法。在临床运用时，要灵活掌握，对运气公式，不能以机械的观点去领会它。

（2）运气发病的治疗：司天在泉，胜气为病的治疗和六气胜复为病的治法，可说是一般外感疾病的治疗常规。在临床上，应当以六淫之邪的性质、发病特点以及药物的性能等，并根据"辨证论治"的原则来确定治法和选用药物，这样才能获得应手之效。